中国临床案例

泌尿外科病例精解

主编　吴登龙　李　铮

上海科学技术文献出版社
Shanghai Scientific and Technological Literature Press

图书在版编目（CIP）数据

泌尿外科病例精解 / 吴登龙，李铮主编 . -- 上海：
上海科学技术文献出版社，2022
（中国临床案例）
ISBN 978-7-5439-8631-2

Ⅰ . ①泌… Ⅱ . ①吴… ②李… Ⅲ . ①泌尿外科学—
病案—分析 Ⅳ . ① R69

中国版本图书馆 CIP 数据核字（2022）第 136132 号

策划编辑：张　树
责任编辑：应丽春
封面设计：李　楠

泌尿外科病例精解

MINIAO WAIKE BINGLI JINGJIE

主　　编：吴登龙　李　铮
出版发行：上海科学技术文献出版社
地　　址：上海市长乐路 746 号
邮政编码：200040
经　　销：全国新华书店
印　　刷：朗翔印刷（天津）有限公司
开　　本：787mm×1092mm　1/16
印　　张：16.75
版　　次：2022 年 8 月第 1 版　2022 年 8 月第 1 次印刷
书　　号：ISBN 978-7-5439-8631-2
定　　价：218.00 元

http://www.sstlp.com

主编简介

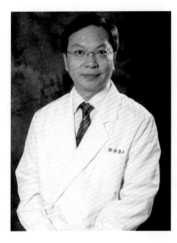

吴登龙，医学博士，主任医师，教授，博士生导师，同济大学附属同济医院党委副书记，泌尿外科学科带头人。日本国虎门医院、东海大学医院、美国纽约州罗切斯特大学高级访问学者。

中国医师协会男科与性医学医师分会常务委员、中国医师协会泌尿外科分会委员、上海市医师协会男科分会副会长、上海市医学会泌尿外科分会委员、中国康复医学会产后康复专业委员会泌尿康复学组副主任委员、上海市介入医疗器械工程技术研究中心泌尿男科医学工程专业委员会副主任委员、中国激光学会上海分会泌尿外科学专业委员会副主任委员、中西医结合学会上海泌尿男科学分会副主任委员。

先后入选"上海市科委青年启明星计划""上海市科委青年启明星跟踪计划""上海市科委白玉兰科技人才基金""上海市优秀学术带头人"（2018）等人才培养计划和上海市教卫党委"创先争优"优秀共产党员"（2012）、"上海市激光协会成立五十周年个人贡献奖"（2020）等多项荣誉称号。

近5年以项目负责人主持科技部重点研发计划专项课题、国家自然科学基金面上项目、上海申康重大创新项目等国家和省部级项目10余项，累计经费达500余万元。发表 SCI 等收录论文 80 余篇，其中包括 *Molecular Cell*、*European Urology*、*Clinical Cancer Research* 等 SCI 收录论文。作为第一完成人和主要完成人荣获中华医学科技奖二等奖、上海市科学技术进步奖二等奖、上海市医学科技三等奖等科技奖励。

主编简介

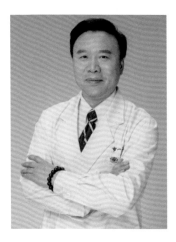

李铮，医学博士，教授，博士生导师，上海交通大学附属第一人民医院泌尿中心副主任、男科主任、辅助生殖科副主任。

中国医师协会男科与性医学分会常务委员兼总干事长、中华泌尿外科学会男科学组副组长、亚洲男科学协会秘书长、中国男性健康联盟副主席兼秘书长、中国泌尿男科医学技术与装备创新联盟秘书长、中国医师学会男科医师分会中国 Y 染色体微缺失检查质控联盟会长、上海市医学会男科分会前任青年委员会主任委员、国家 / 上海市卫生健康委员会辅助生殖技术评审专家、上海市医师协会生殖医学医师分会副会长、全国科学技术名词审定委员会生殖医学名词编写委员会委员、国家司法部司法鉴定标准制定（男性不育与男性性功能评估检测）专家、上海市科技专家库评审成员、美国生殖医学学会（ASRM/SMRU）会员。美国康奈尔大学、香港中文大学、加拿大渥太华大学访问学者。担任多本国内外男性生殖领域重要期刊如 *Asian Journal of Andrology* 等编委或特邀编辑。

长期从事泌尿男科学与生殖医学临床、科学研究与教学工作，尤其致力于男性不育显微外科治疗 / 精子发生机制与干细胞向精子诱导分化等转化医学研究。作为项目第一完成人，荣获国家高等学校科学研究优秀成果奖（科学技术）科学技术进步奖二等奖（2019）一项、中华医学科技奖三等奖（2019）一项、上海医学科技奖一等奖一项（2018）、上海科技进步奖二等奖一项（2012）、华夏医学科技奖三等奖一项（2013）；学会任职期间荣获亚洲男科学协会杰出学术贡献奖（2019）、上海市医学会泌尿外科分会男科分会 2019 领军人物（2019）、中华医学会泌尿外科分会男科专项奖伏羲奖（2018）；荣获上海交通大学医学院 2019 年首届"临床教学示范卓越教师奖"。

序

道阻且长，行则将至；行而不辍，未来可期。

同济大学医科，有着悠久的历史，保持着"同舟济世，博医精诚"的初心。同济医院泌尿外科是同济大学特色学科，同济大学博士、硕士学位授予点，有着一大批知名专家教授。同济泌尿外科从成立起便具有自己的鲜明特色，形成了泌尿系统肿瘤、泌尿系统结石、尿道修复重建、男科等亚专业，在各方面都获得了不少的成绩。

医学即是一门科学也是一门艺术，既严谨复杂，又求真务实。想成为一名合格优秀的泌尿外科医生，不仅需要长期的大量的临床积累，同时还需要有高尚的情怀和职业道德素养。同济医院泌尿外科团队高度重视临床教学工作，其中典型病例教学对培养医学生和年轻医生的临床思维能力具有重要意义。同济医院泌尿外科同仁与国内包括上海市第一人民医院、承德医学院附属医院、太原市人民医院、金山区亭林医院的泌尿外科同仁一起收集了泌尿外科的40多个典型病例，为了避免以管窥天、以偏概全，作者中有德高望重的专家，也有脱颖而出的新秀，他们都是该领域的的专家，有着丰富的临床教学经验，为本书撰写了许多优秀的典型病例点评供大家学习。

本书病例内容丰富，图文生动，覆盖面广。本书中所有的病例，汇集了大量的影像学、病理学及术中影像资料，病例从病史整理到明确诊断并实施治疗，最后专家点评对整个病例进行总结提炼，每一项都凝聚着每一位编者无私的分享和奉献，让读者们可以基本了解泌尿外科疾病的全貌。不论是对于医学生还是泌尿外科年轻医生均具有较高的参考价值，大家在临床工作遇到困难时可以作为参考，在工作之余也可以仔细阅读，定会获益良多。

医路漫漫其修远兮，吾辈将上下而求索！共勉！

上海市第一人民医院

2021 年 7 月 1 日于上海

前言

近年来，随着我国踏入全面小康社会的步伐，人民生活方式改变和老龄化带来的健康问题逐渐显现，泌尿系统疾病的发病率也呈相应的增长趋势，患者的就医需求明显提高。有鉴于此，我们组织了众多泌尿外科专家搜集泌尿外科经典病例汇编成《泌尿外科病例精解》，以期能给泌尿外科和男科医师诊疗工作带来一定的启发和思考，以提高临床诊疗水平，实现"全民小康、全民健康"的目标。

在本书的汇编过程中，在征询泌尿外科前辈和专家意见的基础上，我们根据泌尿系统疾病特点，将本书分列泌尿系感染、泌尿系结石、男科疾病、膀胱疾病、肾和肾上腺疾病、前列腺疾病和尿路修复与整形共七个章节，系统性介绍了包括病历摘要、病例分析、疾病介绍、病例点评等内容。本书以实际经验为主，结合疾病诊疗技术研究最新进展，图文并茂，旨在较为全面、深入地介绍和分析病例及疾病特点。

本书编写和参编工作者众多，编者搜集的病例具有一定的代表性，同时也体现自身对疾病认识和诊疗思维的经验性，加之国内外泌尿系统疾病诊疗技术的发展和指南更新速度之快，难免存在一定的局限和不足，诚恳地期望广大参阅本书的泌尿男科专业医师及研究生今后能进一步提出宝贵建议。

最后，衷心感谢为编写本书作出贡献的各位编者和提出宝贵建议的前辈、专家。

同济大学附属同济医院

吴登龙

2021 年 7 月 1 日于上海

目录

第一章　泌尿系感染

病例1　多囊肾合并感染

一、病历摘要

（一）基本信息

患者：唐某，男，39 岁，汉族，已婚。

主诉：多囊肾间断出血 2 年余，加重半个月余。

现病史：患者于 10 年前肾区疼痛难忍，至当地医院就诊，诊断为"左肾结石、多囊肾"，行经皮肾镜取石好转后出院，5 年前复查肌酐大于 400μmol/L（具体数值不详），行腹膜透析置管术后规律腹膜透析。2 年前无明显诱因出现肾脏囊肿破裂出血，当地医院予止血针处理后出血停止，此后每 2～3 个月发作一次，止血针处理后症状可缓解。2020 年 1 月起，患者肾脏出血频繁，至当地医院就诊，未能有效解决肾脏破裂出血问题。因肾脏囊肿体积较大，于 5 月份更换腹膜透析，行血液透析。半个月前，再次因腹痛至当地医院住院治疗，诊断为"慢性肾脏病 5 期、肾囊肿破裂伴出血、肾性贫血"，入院查血红蛋白 51g/L，予输 O 型 Rh 阳性去白红细胞悬液、抗感染、维持水电解质平衡、止血、CRRT 等对症治疗，今日为求进一步诊治来我院，以"多囊肾"收入我科。患者自发病以来，无咳嗽、咳痰，无胸闷、心慌、气短，无尿频、尿急、尿痛，无排尿困难、肉眼血尿，精神及食欲欠佳，睡眠可，大便正常，尿量减少，近期体重无明显消瘦等。

既往史：高血压病史 9 年余，现口服"苯磺酸氨氯地平、可乐定"，血压控制可。乙肝"小三阳"病史。否认心脏病、糖尿病、脑血管疾病、精神疾病病史。否认结核、疟疾病史。预防接种史随当地。2010 年行经皮肾镜取石术，2015 年行腹膜透析置管术，2020 行动静脉内瘘成形术。否认输血史。否认食物、药物过敏史。

个人及婚育史：已婚已育，久居当地，无疫源接触史，无粉尘及毒化学物品接触史，无吸烟、饮酒史。

家族史：否认家族性遗传性及传染病病史。

（二）体格检查

体温 38.1℃，脉搏 87 次 / 分，呼吸 18 次 / 分，血压 111/67mmHg。发育正常，营养良好，慢性病容，表情正常，自动体位，神志清楚，精神一般，查体合作。腹平坦，无腹壁静脉曲张，腹部柔软，无压痛、反跳痛，腹部无包块。肝脏肋下未触及，脾脏肋下未触及，墨菲征（–），肠鸣音未见异常，5 次 / 分。双侧肾区对称，无隆起，双侧肾区叩击痛（+/–），两侧输尿管走行区无明显压痛，耻骨上区未触及肿块，阴毛呈男性分布，阴茎发育正常。

（三）辅助检查

生化检查：白蛋白 25.5g/L（参考值 35 ~ 50g/L），肌酐 1226μmol/L（参考值 58 ~ 110μmol/L），钾 4.72mmol/L（参考值 3.5 ~ 5.1mmol/L），钠 139.5mmol/L（参考值 137 ~ 145mmol/L），总蛋白 56.4g/L（参考值 63 ~ 82g/L）。

血常规：C- 反应蛋白 102.8mg/L（正常值 < 10mg/L），血细胞比容 18.5%（参考值 40% ~ 50%），血红蛋白 58g/L（参考值 130 ~ 175g/L），淋巴细胞计数 0.45×10⁹/L ［参考值（1.1 ~ 3.2）×10⁹/L］，中性粒细胞计数 4.60×10⁹/L ［参考值（1.8 ~ 6.3）×10⁹/L］，中性粒细胞百分比 82.2%（参考值 40% ~ 75%），血小板计数 159×10⁹/L ［参考值（125 ~ 350）×10⁹/L］，红细胞计数 1.96×10¹²/L ［参考值（4.3 ~ 5.8）×10¹²/L］，白细胞计数 5.60×10⁹/L ［参考值（3.5 ~ 9.5）×10⁹/L］，降钙素原 2.180ng/ml（正常值 < 0.05ng/ml）。

泌尿系 CT（病例 1 图 1）：①两肾多囊肾改变，请结合临床，必要时增强 CT 检查；②肝脏多发囊肿；③胆囊结石、胆囊炎。

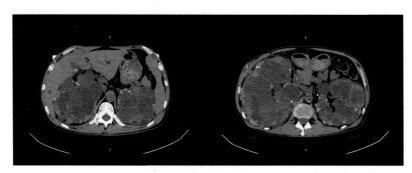

病例1图1　泌尿系CT

（四）诊断

1. 常染色体显性遗传性多囊肾病（autosomal dominant polycystic kidney disease，ADPKD）。

2. 肝脏多发囊肿。

3. 胆囊结石、胆囊炎。

4. 尿毒症。

（五）诊疗经过

患者入院后在肾内科行三次血液透析治疗，并输 O 型 Rh 阳性去白红细胞悬液、抗感染、维持水电解质平衡、止血、CRRT 等对症治疗。复查血常规：C- 反应蛋白 237.43mg/L，血细胞比容 20.6%，血红蛋白 101g/L，淋巴细胞计数 0.40×10^9/L，淋巴细胞百分比 9.4%（参考值 20% ~ 50%），单核细胞百分比 10.8%（3% ~ 10%），中性粒细胞计数 3.38×10^9/L，中性粒细胞百分比 78.6%，血小板计数 176×10^9/L，红细胞计数 2.23×10^{12}/L，白细胞计数 4.30×10^9/L。感染指标仍未控制。

经过科室讨论，决定行双侧肾囊肿切除术，术中出血约 500ml，麻醉满意，术后患者转入 SICU。术后复查降钙素原 7.70ng/ml，总钙 1.86mmol/L（参考值 2.10 ~ 2.60mmol/L），肌酐 857μmol/L，钾 6.37mmol/L，钠 138.7mmol/L，总胆红素 17.9μmol/L（参考值 3 ~ 22μmol/L），C- 反应蛋白 168.23mg/L，嗜酸性粒细胞计数 0.04×10^9/L［参考值（0.0 ~ 0.5）$\times 10^9$/L］，嗜酸性粒细胞百分比 0.5%（参考值 0.4% ~ 8.0%），血细胞比容 25.0%，血红蛋白 82g/L，红细胞计数 2.81×10^{12}/L，白细胞计数 8.77×10^9/L。病情稳定，一般生命体征可，在 SICU 予以美罗培南抗感染治疗，予以抑酸、补液等对症支持治疗。后续继续行血液透析治疗。

（六）随访

目前患者一般生命体征稳定，感染得到控制。

二、病例分析

患者多囊肾，尿毒症晚期，故先考虑行血液透析治疗。我科主要处理因多囊肾出血引发的感染问题，考虑患者双侧肾脏均无功能，且排除恶性肿瘤的可能后，行双侧多囊肾切除术，术后转 SICU 抗感染和血液透析治疗，目前患者一般生命体征稳定，感染得到控制。

三、疾病介绍

常染色体显性遗传性多囊肾病（ADPKD）是临床最常见的遗传性肾脏疾病，常在 40 ~ 70 岁进展为终末期肾病[1]。大量的肾囊肿、肝囊肿是 ADPKD 最显著的特征。ADPKD 的临床表现常有疼痛、血尿，也可出现胃肠道症状或高血压。肾囊肿感染是 ADPKD 的常见并发症，也是加重肾功能损害的重要因素，其临床特征和影像学表现不典型，故使诊断面临挑战[2, 3]。ADPKD 的发病与三个基因（PKD1、PKD2、PKD3）的突变有关，其中 PKD1 基因位于 16 号染色体短臂，其突变发生率约 85%，PKD2 基因位于 4 号染色体长臂，其突变率约 15%，PKD3 突变仅在极少数病例中发生，目前未能定位[4]。

ADPKD 合并肾囊肿感染的临床表现不典型，与上尿路感染症状类似，表现为腰痛伴高热，甚至感染性休克，若并发肾周脓肿，全身症状更重。目前，ADPKD 发生肾囊肿感染的机制不明，可能与囊肿局部血流量减少、细胞和激素免疫效应物降低囊壁的通透性、囊肿引流不畅和环境中细菌污染等因素有关[5]。ADPKD 引流囊液发现细菌和白细胞时可确诊肾囊肿感染。当无法获取囊液时，基于以下三个临床标准中的两个可认为肾囊肿感染：①高热＞ 38℃，至少 3 天；②腰腹痛和血 C- 反应蛋白＞ 50mg/L[6]。CT 诊断肾囊肿感染主要基于囊壁增厚和囊内成分不均匀。

ADPKD 合并肾囊肿感染的诊断标准：①囊肿抽吸物显示感染迹象（中性粒细胞碎片和（或）微生物，可确诊；②存在以下所有特征，临床可确诊：发热（体温＞ 38℃，持续 3 天）、腰痛、C- 反应蛋白＞ 50mg/L，以及近期没有显著的囊内出血或其他发热原因；③至少一个肾囊肿中检测到具有厚壁和（或）超声学增强的碎片时，可能存在肾囊肿感染；④ CT 和 MRI 至少一个肾囊肿中检测到壁增厚和（或）病变周围炎症时，可能存在肾囊肿感染；⑤抗菌药物治疗有效和感染根除，有效和感染根除定义为发热消失、C- 反应蛋白水平恢复正常及至少两次血液和（或）尿液培养阴性[7]。

治疗包括保守治疗和手术治疗。保守治疗一般作为多囊肾合并感染的第一步，应用抗菌药物应遵循的原则：①及时根据细菌培养选择敏感抗菌药物；②选择对肾功能无损害或损害较小的药物；③应用经肾脏滤过和分泌的、能在囊内达到较高浓度的抗菌药物；④联合应用抗菌药物。保守治疗的失败率高，约有 75% 的患者在经保守治疗后转手术治疗。经皮肾囊肿穿刺引流术被公认为能有效治疗 ADPKD 肾囊肿感染[8]。引流术对直径大于 5cm 的感染性囊肿有利，尤其是抗菌药物治疗效果差，更需要引流。如果发热持续 1 ~ 2 周，适当的抗菌药物治疗无效，推荐在超声或 CT 引导下行肾囊肿穿刺引流，将带侧孔的导管置入靶囊肿，并将内容物完全抽吸送培养。对于不适宜穿刺或双侧多发多囊肾的患者，考虑进一步手术治疗，可行肾囊肿去顶减压术或者患侧多囊肾切除术。

四、病例点评

多囊肾常为常染色体显性遗传病，好发于中青年。多数患者在疾病早期未有明显症状，因此忽视了该病的治疗与控制。晚期多囊肾患者会有肾区疼痛、肿大，囊肿破裂出血时会伴有血尿，如不及时处理，可能引发休克和腹腔内感染。目前多囊肾的治疗以手术治疗为主，肾囊肿去顶减压术可以有效缓解囊肿对肾组织的压迫，组织血流得以恢复。对于一侧多发囊肿且肾功能检查提示患侧肾无功能、对侧肾功能良好的患者，可选择患侧多囊肾切除术。对于多囊肾的患者，应当长期监测其肾功能，并控制血压，预防外源性的感染和出血。

参考文献

[1]Grantham JJ，Mulamalla S，Swenson-Fields KI.Why kidneys fail in autosomal dominant polycystic kidney disease[J].Nat Rev Nephrol，2011，7（10）：556-566.

[2]Tkachenko O，Helal I，Shchekochikhin D，et al.Renin-Angiotensin-aldosterone system in autosomal dominant polycystic kidney disease[J].Curr Hypertens Rev，2013，9（1）：12-20.

[3]Kamboj M，Zeng X，Koratala A.Renal cyst infection：a diagnostic dilemma[J].Clin Case Rep，2018，6（4）：762-763.

[4]Fujimaru T，Mori T，Sekine A，et al.Kidney enlargement and multiple liver cyst formation implicate mutations in PKD1/2 in adult sporadic polycystic kidney disease[J].Clin Genet，2018，94（1）：125-131.

[5]Suwabe T，Ubara Y，Hayami N，et al.Factors influencing cyst infection in autosomal dominant polycystic kidney disease[J].Nephron，2019，141（2）：75-86.

[6]Jouret F，Lhommel R，Devuyst O，et al.Diagnosis of cyst infection in patients with autosomal dominant polycystic kidney disease：attributes and limitations of the current modalities[J].Nephrol Dial Transplant，2012，27（10）：3746-3751.

[7]Sallee M，Rafat C，Zahar JR，et al.Cyst infections in patients with autosomal dominant polycystic kidney disease[J].Clin J Am Soc Nephrol，2009，4（7）：1183-1189.

[8]Lantinga MA，de Sevaux RGL，Gevers TJG，et al.Clinical predictors of escalating care in hepatic and renal cyst infection in autosomal dominant polycystic kidney and liver disease[J].Neth J Med，2018，76（5）：226-234.

病例2 急性前列腺炎

一、病历摘要

（一）基本信息

患者：尹某某，男，64岁，汉族，已婚。

主诉：排尿困难伴发热2天余。

现病史：患者诉2天前着凉后，出现尿频、尿急、尿痛，伴下腹部胀痛不适，后出现排尿困难，就诊于外院，留置导尿管，并予以青霉素抗感染治疗，症状好转后出院。今患者出现发热，体温最高40℃，外院查血常规白细胞计数15×10⁹/L，遂来我院就诊，门诊拟以"急性前列腺炎"收治入院。患者自起病以来，胃纳尚可，睡眠可，大便未解，近期体重无明显增减。

既往史：否认高血压、心脏病病史，否认糖尿病、脑血管疾病、精神疾病病史；否认肝炎、结核、疟疾等传染病病史；预防接种史随当地；否认手术外伤史；否认输血史；否认食物、药物过敏史。

个人及婚育史：已婚已育。久居当地，无疫源接触史，无粉尘及毒化学物品接触史，无吸烟、饮酒史。

家族史：父母已故，具体死因不详。否认家族性遗传性及传染病病史。

（二）体格检查

体温38.9℃，脉搏95次/分，呼吸20次/分，血压130/90mmHg。发育正常，营养良好，正常面容，表情自如，自动体位，神志清楚，精神状态良好，查体合作。双侧肾区对称，无隆起，无压痛及叩击痛，两侧输尿管走行区无明显压痛，耻骨上区未触及肿块，阴毛呈男性分布，外阴未见明显异常。

直肠指诊：前列腺Ⅰ度增大，硬度适中，表面光滑，未触及明显结节硬块，无压痛，中央沟存在，稍变浅。

（三）辅助检查

CT示：前列腺饱满伴钙化，盆腔积液（病例2图1）。

血常规：C-反应蛋白160.87mg/L（参考值<10mg/L），降钙素原0.684ng/ml（正常值<0.05ng/ml），中性粒细胞百分比87.8%（参考值40%～75%），白细胞计数4.26×10⁹/L［参考值（3.5～9.5）×10⁹/L］。

尿常规：红细胞664/μl，白细胞56/μl，细菌372/μl。

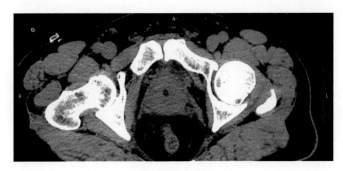

病例2图1 CT

前列腺特异抗原：53.48ng/ml。

（四）诊断

急性前列腺炎。

（五）诊疗经过

泌尿外科常规护理，予留置导尿管，抗感染、补液治疗，患者体温正常，情况稳定，予以出院。

（六）随访

患者目前体温正常，情况稳定。

二、病例分析

患者为老年男性，主因"排尿困难伴发热2天余"入院。患者体温升高，血常规结果支持细菌感染，尿常规中感染指标升高明显，排除其他感染源可能，确定是尿路感染。CT检查提示前列腺饱满伴钙化，同时伴有盆腔积液，偏向炎性渗出，前列腺特异抗原示53.48ng/ml，基本确定是急性前列腺炎。

同时需要与神经源性膀胱、尿道狭窄相鉴别。①神经源性膀胱：可引起排尿困难、尿潴留或泌尿系感染等与前列腺增生相似的症状，但神经源性膀胱患者常有明显的神经系统损害的病史和体征，如下肢感觉和运动障碍、便秘、大便失禁、会阴部感觉减退或丧失，肛门括约肌松弛、收缩力减弱或消失。直肠指诊前列腺并不增大。②尿道狭窄：有排尿困难、尿流细或尿潴留等症状，但有尿道损伤、尿道感染的病史；直肠指诊前列腺不增大，且明显向上移位；尿道探子检查，狭窄处探子受阻，膀胱尿道造影检查能显示狭窄，患者症状与体征不符。

三、疾病介绍

前列腺炎是成年男性的常见病之一，虽然不是一种直接威胁生命的疾病，但严重影响患者的生活质量。美国国立卫生研究院（National Institutes of Health，NIH）根据对前列腺炎的基础和临床研究情况，将前列腺炎分为四型（Ⅰ~Ⅳ）。急性前列腺炎属Ⅰ型，起病急，可表现为突发的高热，伴有持续和明显的下尿路感染症状，尿液中白细胞数升高，血液或尿液中的细菌培养阳性。病原体感染为主要致病因素。由于机体抵抗力低下，毒力较强的细菌或其他病原体感染前列腺并迅速大量生长繁殖而引起，多为血行感染、经尿道逆行感染[1]。病原体主要为大肠埃希菌，其次为肺炎克雷伯菌、变形杆菌、假单胞菌、金黄色葡萄球菌等，绝大多数为单一病原菌感染[2]。

急性前列腺炎的诊断主要依靠病史、体格检查和血、尿的细菌培养结果。急性前列腺炎主要表现为：突然发病，有寒战、发热、疲乏无力等全身症状，伴有会阴部和耻骨上疼痛，尿路刺激症状和排尿困难甚至急性尿潴留。体检时可发现耻骨上压痛、不适感，有尿潴留者可触及耻骨上膨隆的膀胱。直肠指检可发现前列腺肿大、触痛、局部温度升高和外形不规则等，禁忌进行前列腺按摩。正常的前列腺液检查中白细胞<10个/HP，卵磷脂小体均匀分布于整个视野，pH 6.3~6.5，红细胞和上皮细胞不存在或偶见。当白细胞>10个/HP，卵磷脂小体数量减少，有诊断意义，白细胞的多少与症状的严重程度不相关[3]。如前列腺按摩后收集不到前列腺液，不宜多次重复按摩，可让患者留取前列腺按摩后尿液进行分析。在明确诊断后应进行中段尿的染色镜检、细菌培养与药敏试验，以及血培养与药敏试验，以选择敏感抗生素。B超检查可发现前列腺结石或钙化，且其大小与症状成正相关[4]。CT和MRI：对除外泌尿系统其他器质性病变，鉴别精囊、射精管等盆腔器官病变有潜在应用价值，对于持续发热或药物治疗效果不佳的前列腺炎患者，CT或MRI即有助于诊断前列腺脓肿[5]。

急性前列腺炎治疗包括运用广谱抗生素、对症治疗和支持治疗。一旦临床确诊可立即使用抗生素治疗，治疗前留取血尿标本进行菌培养，待培养结果后，再选用敏感抗生素治疗。推荐开始时经静脉应用抗生素，如广谱青霉素、三代头孢菌素、氨基糖苷类等。待患者的发热等症状改善后，推荐使用口服药物（如氟喹诺酮），疗程至少4周。症状较轻的患者也应使用抗生素2~4周[6]。急性细菌性前列腺炎伴尿潴留者可采用耻骨上膀胱穿刺造瘘引流尿液，也可采用细管导尿，但留置尿管时间不宜超过12小时。伴脓肿形成者可采取经直肠超声引导下细针穿刺引流、经尿道切开前列腺脓肿引流或经会阴穿刺引流[7]。

四、病例点评

急性前列腺炎是成年男性常见疾病。它的全身症状有突然发热、寒战、乏力、全身不适、关节痛、肌肉痛等，同时伴有尿频、尿急、尿道灼痛，排尿困难或引起急性尿潴留，直肠指检可发现前列腺肿胀、触痛明显，质软，表面光滑，脓肿形成即有波动感。急性前列腺炎的治疗主要通过药物治疗为主，物理治疗为辅。采取抗生素类药物或抗炎镇痛类药物进行治疗，消除炎症，使症状得到缓解，控制病情。也可通过微波、按摩等物理方法进行辅助治疗，也有利于促进体内炎症的消除。

参考文献

[1]Millan-Rodriguez F，Palou J，Bujons-Tur A，et al.Acute bacterial prostatitis：two different sub-categories according to a previous manipulation of the lower urinary tract[J].World J Urol，2006，24（1）：45-50.

[2]Andreu A，Stapleton AE，Fennell C，et al.Urovirulence determinants in escherichia coli strains causing prostatitis[J].J Infect Dis，1997，176（2）：464-469.

[3]Schaeffer AJ，Knauss JS，Landis JR，et al.Leukocyte and bacterial counts do not correlate with severity of symptoms in men with chronic prostatitis：the national institutes of health chronic prostatitis cohort study[J].J Urol，2002，168（3）：1048-1053.

[4]Geramoutsos L，Gyftopoulos K，Perimenis P，et al.Clinical correlation of prostatic lithiasis with chronic pelvic pain syndromes in young adults[J].Eur Urol，2004，45（3）：333-338.

[5]Sharp VJ，Takacs EB，Powell CR.Prostatitis：diagnosis and treatment[J].Am Fam Physician，2010，82（4）：397-406.

[6]Naber KG.Antimicrobial treatment of bacterial prostatitis[J].European Urology Supplements，2003，2（2）：23-26.

[7]Lowe FC.Three-dimensional ultrasound guidance for percutaneous drainage of prostatic abscesses-Editorial comment[J].Urology，2004，63（6）：1020-1020.

病例3　急性肾盂肾炎

一、病历摘要

（一）基本信息

患者：葛某某，女，62岁，汉族，已婚。

主诉：反复右侧腰部酸痛3天，加重伴高热半天。

现病史：患者于3天前无明显诱因出现右侧腰部及右中下腹疼痛不适，初未在意，未就诊。半天前出现腰腹痛加剧，伴发热，体温最高达39℃，无明显恶心呕吐、腹胀，无明显尿频、尿急、尿痛，无肉眼血尿及脓尿。初来我院急诊内科就诊，查血常规白细胞计数 24.5×10^9/L，中性粒细胞百分比94.5%，C- 反应蛋白287.51mg/L，降钙素原25.55ng/ml，肌酐155μmol/L；查CT提示右肾周围渗出性改变，右肾盂输尿管扩张积水，右输尿管盆段结石。在急诊予以补液、抗感染等对症支持治疗，现为进一步诊治，门诊以"右侧肾盂肾炎，右输尿管结石"收住入院。患者发病以来，精神欠佳，食欲欠佳，睡眠欠佳，大小便可，近期体重无明显消瘦等。

既往史：否认高血压、心脏病病史，否认糖尿病、脑血管疾病、精神疾病病史，否认肝炎、结核、疟疾等传染病病史，预防接种史随当地。否认手术外伤史，否认输血史，否认食物、药物过敏史。

个人及婚育史：已婚已育；久居当地，无疫源接触史，无粉尘及毒化学物品接触史，无吸烟、饮酒史。

家族史：父母已故，具体死因不详。否认家族性遗传性及传染病病史。

（二）体格检查

体温38.4℃，脉搏110次/分，呼吸18次/分，血压130/80mmHg。发育正常，营养良好，急性面容，表情痛苦，被动体位，神志清楚，精神较差，查体欠合作。腹平坦，无腹壁静脉曲张，腹部柔软，无压痛、反跳痛，腹部无包块。肝脾脏肋下未触及，墨菲征（-），肠鸣音未见异常（4次/分）。双侧肾区对称，无隆起，右肾区叩击痛（+），两侧输尿管走行区无明显压痛，耻骨上区未触及肿块，阴毛呈女性分布，外阴未见明显异常。

（三）辅助检查

CT：两肺下叶及左肺上舌段少许炎症；右肾周围渗出性改变，右肾盂输尿管扩张积水，右输尿管盆段结石，请结合临床。

血常规：白细胞计数 $24.5 \times 10^9/L$，中性粒细胞百分比 94.5%，C- 反应蛋白 287.51mg/L，降钙素原 25.55ng/ml，肌酐 155μmol/L。

（四）诊断

1. 右侧肾盂肾炎。

2. 右输尿管结石伴梗阻。

3. 脓毒血症。

（五）诊疗经过

患者入院后积极完善各项检查，急诊行全麻下右输尿管镜检查＋输尿管内支架置入，术中见膀胱内尿液浑浊，可见多个黄白色絮状物、沉淀物漂浮，右侧输尿管内尿液非常浑浊，输尿管中上段略扩张，到近肾盂输尿管连接部（UPJ）处未见明显结石和新生物。患者全身感染症状重，感染性休克代偿期，予地塞米松 5mg 静脉推注；患者术中血压较低、心率持续较快，予去氧肾上腺素 1 支对症处理。术后转 SICU，接心电监护，持续吸氧。

术后第一天查血示：C- 反应蛋白 244.45mg/L（正常值＜ 10mg/L），血红蛋白 99g/L（参考值 115 ～ 150g/L），中性粒细胞百分比 96.2%（参考值 40% ～ 75%），白细胞计数 $19.73 \times 10^9/L$［参考值（3.5 ～ 9.5）$\times 10^9/L$］，白蛋白 24.2g/L（参考值 35 ～ 50g/L），尿素 14.5mmol/L（参考值 2.5 ～ 6.1mmol/L），氯 99.6mmol/L（参考值 98 ～ 107mmol/L），肌酐 179μmol/L（参考值 46 ～ 92μmol/L），钾 3.35mmol/L（参考值 3.5 ～ 5.1mmol/L），乳酸 1.6mmol/L（参考值 0.7 ～ 2.1mmol/L），钠 131.1mmol/L（参考值 137 ～ 145mmol/L），部分凝血活酶时间 36.3 秒（参考值 25.0 ～ 36.2 秒），D- 二聚体 2.55mg/L（正常值＜ 1mg/L FEU），纤维蛋白原 4.78g/L（参考值 2 ～ 4.5g/L），降钙素原 28.200ng/ml（正常值＜ 0.05ng/ml）。患者存在泌尿系感染，脓毒血症，继续抗炎支持治疗，美罗培南 1g、1 次 /8 小时，加用血必净协同抗炎治疗。同时警惕感染导致多脏器功能不全的发生，肾功能不全，监测尿量，动态观察肾功能变化，纠正低蛋白及低钾血症，维持电解质内环境稳定。

转出 SICU 时，复查 C- 反应蛋白 202.97mg/L，血红蛋白 110g/L，白细胞计数 $13.50 \times 10^9/L$，肌红蛋白 120.7ng/ml（＜70ng/ml），降钙素原 13.020ng/ml，白蛋白 28.1g/L，尿素 9.8mmol/L，总钙 2.08mmol/L（2.1 ～ 2.6mmol/L），氯 109.2mmol/L，肌酐 155μmol/L，钾 3.43mmol/L，总蛋白 61.2g/L（63 ～ 82g/L）。继续在我科予以莫西沙星抗感染、解痉、补液等对症治疗。

经过积极治疗 1 周后，患者肌钙蛋白 I（高敏）：0.011ng/ml（＜ 0.03ng/ml），脑利钠肽前体 1081.0pg/ml（＜ 300pg/ml），C- 反应蛋白 84.73mg/L，血红蛋白 103g/L，中性粒细胞计数 $7.8 \times 10^9/L$［（1.8 ～ 6.3）$\times 10^9/L$］，中性粒细胞百分比 79.9%，红细胞计

数 $3.47 \times 10^{12}/L$ [（$3.8 \sim 5.1$）$\times 10^{12}/L$]，白细胞计数 $9.81 \times 10^{9}/L$，肌酐 103μmol/L，钠 146.5mmol/L。患者神清，精神可，无发热、头晕、胸闷、心慌等不适，查体腹软，无明显压痛及反跳痛；患者现留置导尿接袋引流畅，尿色清，一般情况尚可，予以出院。

（六）随访

目前患者健康状况可，各项生命体征稳定。

二、病例分析

患者为老年女性，主因"反复右侧腰部酸痛 3 天，加重伴高热半天"入院。入院时体温最高 40℃，查血常规白细胞计数 $24.5 \times 10^{9}/L$，中性粒细胞百分比 94.5%，C- 反应蛋白 287.51mg/L，降钙素原 25.55ng/ml，肌酐 155μmol/L；查 CT 提示右肾周围渗出性改变，右肾盂输尿管扩张积水，右输尿管盆段结石。患者体温升高，血常规结果支持细菌感染，CT 提示右肾周围渗出性改变，右侧输尿管梗阻性扩张，有盆端结石，既往无手术外伤史，因此考虑右侧输尿管结石梗阻引起的急性肾盂肾炎。同时需要与输尿管肿瘤、输尿管狭窄相鉴别：①输尿管肿瘤，表现为无痛性肉眼血尿，伴有条索状血块，血尿可自行缓解，可引起肾积水导致腰酸腰痛，CT 可发现输尿管内占位，与结石影像不同，该患者情况目前暂不考虑该诊断。待进一步检查 CTU 或输尿管镜检查明确。②输尿管狭窄，可引起肾积水，表现为腰酸腰痛，病程较长，起病缓慢，多继发于输尿管腔内手术后或外源性病变压迫输尿管，CT 多无结石影像，静脉肾盂尿路造影有助于鉴别，该患者无外伤或手术史，暂不考虑该诊断，待进一步检查明确，必要时输尿管镜检查。

患者治疗的第一步是急诊行全麻下右输尿管镜检查＋输尿管内支架置入，解除右侧输尿管存在的梗阻，引流浑浊尿液。患者当时全身感染症状重，感染性休克代偿期，因此转入 SICU 病房，严密监测各项生命体征，保持呼吸通畅，积极控制感染，预防全身多器官的功能衰竭。在 SCIU 和我科精心的治疗和呵护下，各项生命体征好转，予以出院。

三、疾病介绍

急性肾盂肾炎是肾盂和肾实质的急性细菌性炎症，致病菌主要为大肠埃希菌和其他肠杆菌及革兰阳性细菌，如副大肠埃希菌、变形杆菌、粪链球菌、葡萄球菌等。极少数为真菌、病毒等病原体。多由尿道进入膀胱，上行感染经输尿管到达肾，或由血行感染散播到肾脏。女性发病率高于男性。女性在儿童期、新婚期、妊娠期和老年期更易发生。尿路梗阻、膀胱输尿管反流及尿潴留等情况下可造成继发性肾盂肾炎[1]。

临床表现主要为发热，突然发生寒战、高热，体温上升至 39℃以上，伴有头痛、全身痛及恶心、呕吐等。热型类似于脓毒症，大汗淋漓后体温下降，以后又可上升，持续 1 周左右。腰痛，单侧或者双侧，有明显的肾区压痛及肋脊角叩击痛。膀胱刺激症，由上行感染所致的急性肾盂肾炎起病时即出现尿频、尿急、尿痛、血尿，以后出现全身症状。血行感染者常由高热开始，而膀胱刺激症状随后出现或不明显[2, 3]。尿液检查有白细胞、红细胞、蛋白、管型和细菌，尿培养每毫升尿液有菌落 10^5 以上，血常规检查以中性粒细胞增多为主的白细胞升高，老年人常不典型。对于急性肾盂肾炎的患者，在控制症状的同时，应对患者做进一步检查，查明有无泌尿系梗阻、膀胱输尿管反流等解剖异常，以便进一步治疗。

急性肾盂肾炎的治疗包括以下几方面：全身治疗，卧床休息，输液、退热、多饮水，维持每日尿量在 1.5L 以上，有利于炎性物质的排出。注意饮食易消化、富含热量和维生素的食物。抗生素的运用，在培养和敏感性实验结果未出来前，以广谱抗生素治疗为主。抗菌药物的选择有：① SMZ-TMP 对除铜绿假单胞菌以外的革兰阳性及阴性菌有效；②喹诺酮类药物，抗菌谱广，作用强，毒性小，不宜运用于儿童及孕妇；③青霉素类药物；④第一、二代头孢用于产酶葡萄球菌的感染，第二、三代头孢运用于严重的革兰阴性菌感染。⑤去甲万古霉素适用于耐甲氧西林的葡萄球菌、多重耐药的肠球菌感染。⑥亚胺培南抗菌谱广，对革兰阴性菌杀菌效果好，尤适用于难治性院内感染及免疫缺陷者的肾盂肾炎[4]。疗程为 7 ~ 14 天，静脉用药者可在体温正常，临床症状改善，尿培养转阴后改口服维持治疗。对症治疗，应用碱性药物如碳酸氢钠、枸橼酸钾，降低酸碱尿液对膀胱的刺激，以缓解膀胱刺激症状。

四、病例点评

急性肾盂肾炎是泌尿系最常见的感染之一。患者往往有发热、尿频、尿急、尿痛等显著的尿路刺激症状。轻症的肾盂肾炎患者通过对症治疗后，可以及早痊愈，一般休息 7 ~ 10 天，待症状完全消失后可恢复工作。发热、全身症状明显者，每天饮水量应充分，多饮水，多排尿，加速尿路冲洗，促使细菌及炎性分泌物的排出，并降低肾髓质及乳头部的高渗性，减少细菌的生长繁殖。临床上常根据药敏结果选择敏感抗生素对症治疗，及早治疗可预防进一步发成为脓毒血症的可能。

参考文献

[1]Malaisri C，Phuphuakrat A，Wibulpolprasert A，et al.A randomized controlled trial of sitafloxacin vs.ertapenem as a switch therapy after treatment for acute pyelonephritis caused by extended-spectrum beta-lactamase-producing Escherichia coli : a pilot study[J].J Infect

Chemother，2017，23（8）：556-562.

[2]Liu J，Xu H，Shen Q，et al.Urinary microprotein concentrations in the long-term follow-up of dilating vesicoureteral reflux patients who underwent medical or surgical treatment[J].Int Urol Nephrol，2016，48（1）：5-11.

[3]Wu XM，Zhang YY，Zhang MC，et al.Significance of mast cell renal infiltration in patients with anti-GBM nephritis[J].Ren Fail，2016，38（6）：906-913.

[4] 张海谱，梁霞，贾克然，等 . 肾盂肾炎患者经验用抗菌药物与药敏结果符合率[J]. 中国感染控制杂志，2016，（1）：22-25.

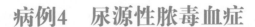

病例4 尿源性脓毒血症

一、病历摘要

（一）基本信息

患者：侯某某，男，65岁，汉族，已婚。

主诉：发热3天。

现病史：患者于入院3天前开始出现发热，体温最高40.5℃，伴有4～5次畏寒、寒战。近来患者有咳嗽，无痰，无咽痛、流涕，无恶心呕吐，腹痛、腹泻，无尿频、尿痛，无意识障碍。1天前曾于急诊内科就诊，予以"头孢美唑、热毒宁"静脉滴注后仍有反复高热，家属叫救护车送入我院急诊。入院后，查泌尿系CT示左侧输尿管腹段结石伴左肾盂及上段输尿管积水，和家属说明病情，告病危。患者发病以来，食欲差，睡眠差，大小便可，近期体重无明显消瘦等。

既往史：否认高血压、心脏病病史，否认糖尿病、脑血管疾病、精神疾病病史，否认肝炎、结核、疟疾等传染病病史，预防接种史随当地。10年前曾于上海市某医院行左下肢手术，具体术式不详。否认输血史，否认食物、药物过敏史。

个人史：久居当地，无疫源接触史，无粉尘及毒化学物品接触史，无吸烟、饮酒史。

家族史：否认家族遗传性及传染病病史。

（二）体格检查

体温39.5℃，心率113次/分，血压87/49mmHg。发育正常，营养良好，急性病容，表情自如，被动体位，神志欠清晰，精神状态一般，查体欠合作。双侧肾区对称，无隆起，左侧肾区轻度叩击痛，两侧输尿管走行区无明显压痛，耻骨上区未触及肿块，阴毛呈男性分布，外阴未见明显异常。直肠指诊未查。

（三）辅助检查

泌尿系CT平扫：左侧输尿管腹段结石伴左肾盂及上段输尿管积水（病例4图1）。

血常规：白细胞计数 11.33×10^9/L、中性粒细胞百分比92.7%、C-反应蛋白165.42mg/L。

尿常规：隐血阳性（++++）；酮体阳性（+++）；白细胞酯酶阳性（+）；蛋白质阳性（++）；红细胞（镜检）7110个/μl（＜5个/μl）；白细胞（镜检）29个/μl（＜9个/μl）。

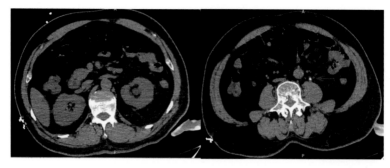

病例4图1　泌尿系CT平扫

胸部 CT：右肺下叶慢性炎症，右侧胸膜增厚，请结合临床随访。

（四）诊断

尿源性脓毒血症。

（五）诊疗经过

患者入院后给予积极术前准备，于全麻下行左侧输尿管镜检查＋输尿管支架管置入术，术后转入 SICU 病房积极监测，同时予以抗炎支持治疗。患者术后体温恢复正常，各项生命体征良好，予以出院。

（六）随访

目前患者健康状况可，各项生命体征稳定。

二、病例分析

患者为老年男性，主因"发热3天"入院。入院时，体温 39.5 ℃，血压 87/49mmHg，心率 113 次 / 分。双侧肾区对称，无隆起，左侧肾区轻度叩击痛，两侧输尿管走行区无明显压痛。血常规示白细胞计数 11.33×10^9/L，中性粒细胞百分比 92.7%，C- 反应蛋白 165.42mg/L。尿常规示隐血阳性（++++），酮体阳性（+++），白细胞酯酶阳性（+），蛋白质阳性（++），红细胞（镜检）7110 个 /μl(正常值＜ 5 个 /μl)，白细胞（镜检）29 个 /μl（正常值＜ 9 个 /μl）。泌尿系 CT 平扫示左侧输尿管腹段结石伴左肾盂及上段输尿管积水。考虑尿路梗阻感染引起的脓毒血症休克。需与输尿管肿瘤、呼吸道感染相鉴别：①输尿管肿瘤：肿瘤表现为无痛性肉眼血尿，伴有条索状血块，血尿可自行缓解，可引起肾积水导致腰酸腰痛，CT 可发现输尿管内占位，与结石影像不同，该患者情况目前暂不考虑该诊断。待进一步检查 CTU 或输尿管镜检查明确。②呼吸道感染：患者诉近些天有咳嗽，无痰，且胸部 CT 示右肺下叶慢性炎症，右侧胸膜增厚，不符合呼吸道急性炎症的表现，故排除。

三、疾病介绍

尿源性脓毒血症是由泌尿生殖系感染所引起的脓毒血症。常见的可能导致尿源性脓毒血症的疾患包括泌尿系统的梗阻性疾病，如输尿管结石，先天畸形、狭窄或者肿瘤，前列腺增生；一些泌尿系统有创介入操作或治疗，如经皮肾镜取石术（percutaneous nephrolithotomy，PNL）、输尿管镜（ureteroscopy，URS）、尿道扩张或者经直肠前列腺穿刺等[1]。2016年欧洲重症监护医学协会指定19位国际专家组成专家组修订了脓毒症的定义和诊断标准，将脓毒血症定义为"因感染而引起宿主反应失调进而导致危及生命的器官功能障碍"；并采用序贯器官衰竭（SOFA）评分对脓毒血症进行评价，认为当SOFA评分≥2分时，预示存在脓毒血症，即脓毒血症＝感染＋SOFA评分≥2分[2]。

脓毒血症是病原菌侵入体内并在体内繁殖，引起全身炎性反应的一种疾病，其发病与大量炎性细胞因子的失控性释放有关，如机体炎性反应不断加剧、持续恶化，可出现严重脓毒血症，影响患者预后，甚至危及生命。泌尿系腔内操作导致尿源性脓毒血症发生的原因是腔内操作中肾盂压力增高，致肾盏穹窿部发生破裂，细菌及毒素释放进入灌注液，通过肾盏穹窿部静脉、肾小管、淋巴管及间质逆流等途径重吸收进入循环系统，导致术中或术后寒战、高热等症状，甚至发生脓毒血症。目前认为其机制是细菌、毒素通过逆行或血行感染，短时间内引发大量的非特异性抗菌物质（如白细胞、巨噬细胞、免疫球蛋白等）的消耗，出现全身炎症介质瀑布样释放，导致血管内皮细胞损伤，血管内抗凝/凝血功能失调，进而导致微循环障碍，最后导致全身多器官功能障碍并衰竭[3]。

泌尿感染的脓毒血症的治疗，主要包括以下几个方面。

1. 解除梗阻　泌尿系结石相关性脓毒血症大多由结石梗阻引起，解除梗阻是首要的目标，充分的引流是基础，是治疗梗阻性脓毒血症的关键。解决梗阻的方式主要有两种：经皮肾穿刺造瘘术和输尿管镜或膀胱镜下双"J"管留置术。解除梗阻并引流可极大减少细菌及毒素的吸收，同时可将引流液进行培养，得到更确切的细菌培养结果用于指导用药。另外，术后导管堵塞也会导致感染加重、不易控制，必要时可调整或重置肾造瘘管和双"J"管，保证引流通畅，防止术后感染及脓毒血症的发生[4]。

2. 抗感染治疗　血培养是感染诊断的金标准，但诊断滞后，控制感染强调尽早，在抗感染治疗同时行血、尿细菌培养加药敏实验，后期可根据病原学检查结果选用敏感抗菌药物。泌尿系感染大多以大肠埃希菌最为常见，重点选择对革兰阴性杆菌敏感的抗菌药物。早期可首先选择抗菌谱广、覆盖面大、抗菌力强的抗菌药物治疗，如亚胺培南/美罗培南0.8g，1次/8小时静脉滴注，可有效控制感染，防止病情恶化，有效降低患者的病死率[5]。

3. 抗休克治疗　6 小时内血流动力学的支持是抗休克中最重要的措施，低血压出现的 6 小时内，每延迟 1 小时，患者生存率降低 8%；维持血流稳定、改善灌注，逆转器官功能损害，保持中心静脉压在 8 ~ 12mmHg，平均动脉压 65 ~ 90mmHg，尿量 ≥ 0.5ml/（kg·h），血红蛋白＞ 100g/L，血细胞比容 30% ~ 35%，血氧饱和度＞ 70%。近年来强调通过动态指标预测液体反应性来指导液体复苏，如被动抬腿试验和每搏变异度、补液试验（观察心输出量是否增加），以及机械通气导致的胸内压变化引起收缩压、脉压或每搏量的变化等[6]。

4. 血管活性药物及糖皮质激素的应用　经抗休克治疗，患者血压仍不能纠正，多考虑扩容不足或酸中毒未解除所致，应用血管活性药物（如肾上腺素、去甲肾上腺素、多巴胺及多巴羟丁胺等）来维持有效血容量以保持血压稳定，促使器官能够得到有效的血液灌注。另外，部分患者应用皮质激素可提高机体应激能力、减轻机体炎性反应、促进机体对升压药的反应，感染性休克复苏早期应用小剂量糖皮质激素可以缩短升压药的使用时间，降低血浆中白介素 –6 等炎症介质的含量，改善休克症状，可能降低病死率。但最近研究发现，应用糖皮质激素不能降低病死率，反而会增加消化道出血等并发症的发病率。因此，不推荐常规使用糖皮质激素治疗脓毒性休克[7]。

5. 积极处理并发症　感染性休克常伴有不同程度的心、脑、肺、肝、肾等重要脏器功能不全并发症，抗休克、抗感染的同时积极处理并发症，保护重要脏器功能，避免多器官功能衰竭和弥散性血管内凝血的发生。

四、病例点评

尿源性脓毒血症是由泌尿道感染引起的脓毒血症，其病程短，病情重，处理不及时可危及生命。泌尿系梗阻是引起尿源性脓毒血症的首要原因，解除泌尿系梗阻，在治疗过程中尤为重要，在一期治疗中可暂时放置输尿管支架或经皮肾穿刺造瘘。同时，在血培养的基础上，选用敏感抗生素抗感染治疗，维持血流稳定、改善灌注，解除患者休克症状，逆转器官功能损害。血管活性药物及糖皮质激素的应用也同样重要，通常应用于患者休克早期。在治疗过程中，积极处理感染性休克常伴有不同程度的心、脑、肺、肝功能的损害，避免多脏器功能衰竭和血管内凝血的发生。

参考文献

[1]Wagenlehner FM，Lichtenstern C，Rolfes C，et al.Diagnosis and management for urosepsis[J].Int J Urol，2013，20（10）：963–970.

[2]Vincent JL，Marshall JC，Namendys-Silva SA，et al.Assessment of the worldwide

burden of critical illness : the intensive care over nations (ICON) audit[J].Lancet Respir Med，2014，2（5）：380-386.

[3]Rashid AO，Fakhulddin SS.Risk factors for fever and sepsis after percutaneous nephrolithotomy[J].Asian J Urol，2016，3（2）：82-87.

[4]Zhong W，Zeng GH，Wu KJ，et al.Does a smaller tract in percutaneous nephrolithotomy contribute to high renal pelvic pressure and postoperative fever？ [J]Journal of Endourology，2008，22（9）：2147-2151.

[5]Kumar A，Roberts D，Wood KE.Duration of hypotension before initiation of effective antimicrobial therapy is the critical determinant of survival in human septic shock[J].Annals of Internal Medicine，2007，147（6）：413.

[6] 谢圣陶，陈广瑜，汤尧，等 . 尿源性脓毒血症的相关因素分析及早期诊断和治疗 [J]. 国际泌尿系统杂志，2017，37（4）：546-549.

[7] 李熙鸿 . 关于脓毒症 3.0 的争议 [J]. 中国小儿急救医学，2017，24（7）：481-485.

病例5 脓毒血症（泌尿系感染）

一、病历摘要

（一）基本信息

患者：女，67岁，汉族。

主诉：左侧腰部酸痛5天，加重伴寒战高热1天。

现病史：患者于5天前无明显诱因出现突发性左侧腰部绞痛，疼痛为持续性，当时无发热，无尿频、尿急、尿痛，无明显肉眼血尿，于上海市某医院就诊，查腹部CT提示左肾、肾盂结石，左肾积水，右侧输尿管上段结石，右输尿管上段扩张，右肾积水，予补液、抗感染、解痉等治疗后有所好转。1天前患者出现寒战、高热，最高体温40℃，伴食欲不振、尿量减少，由120救护车送至我院就诊，查体温40.3℃，血压90/50mmHg，心率150次/分。血常规：白细胞计数30.3×10⁹/L，中性粒细胞百分比92.7%，C-反应蛋白307.67mg/L，降钙素原＞100ng/ml。尿常规：白细胞1710个/μl，红细胞18个/μl。血液生化：肌酐491μmol/L，D-二聚体10.35mg/L，予留置导尿、补液扩容、抗感染（亚胺培南西司他丁）、增强免疫力（免疫球蛋白）、升压（去甲肾上腺素）、解痉止痛等治疗。补液后血压有所回升，达110/70mmHg，心率150次/分左右，复查泌尿系CT提示左肾多发结石，右输尿管中段结石伴积水，为进一步治疗拟"感染性休克，尿源性脓毒血症，右输尿管结石伴积水和感染，左肾多发结石、左肾积水"收住入院。

既往史：患者平素身体状况一般；否认高血压、糖尿病、脑血管疾病及精神疾病病史；否认肝炎、结核及疟疾病史；预防接种史不详；否认外伤手术史；否认输血史；否认药物及食物过敏史。

个人及婚育史：久居当地，无疫源接触史，无粉尘及毒化学物品接触史无吸烟、饮酒史；无冶游史。已婚已育，育有一女，配偶子女均健康。

家族史：否认家族性遗传病史。

（二）体格检查

体温39℃，血压110/70mmHg，呼吸18次/分，心率150次/分。肺无殊，腹部平软，无压痛，无反跳痛，未触及肿块，两侧肾区对称，双侧肾区叩击痛，外生殖器无异常。

（三）辅助检查

血常规（入院前急诊）：白细胞计数 30.3×10⁹/L，中性粒细胞百分比 92.7%，C-反应蛋白 307.67mg/L，降钙素原＞100ng/ml。

尿常规：白细胞 1710 个/μl，红细胞 18 个/μl。

CT（入院前急诊）：左肾多发结石；左侧肾盂及输尿管扩张；右输尿管及肾盂扩张，两肾周渗出性改变。

（四）诊断

1. 脓毒性休克。

2. 泌尿系感染，急性肾损伤。

3. 输尿管结石伴有积水和感染（右侧）。

4. 肾结石伴有积水和感染（左侧）。

（五）诊疗经过

患者入院时出现寒战高热，精神萎靡，尿量少，查体温 40.3℃，血压 90/50mmHg，心率 150 次/分，予扩容补液抗感染（亚胺培南西司他丁）、增强免疫力（免疫球蛋白）、升压（去甲肾上腺素）等对症支持治疗的同时完善各项检查，经过充分液体复苏、抗休克，患者循环能够维持稳定，经过术前讨论，急诊局麻下行双侧输尿管支架植入术，术中见膀胱内尿液浑浊，植入双"J"管后见浑浊尿液自双侧输尿管内流出，结束手术，术中患者心率 142 次/分左右，血压 100/60mmHg［去甲肾 4μg/（kg·min）维持］，考虑患者危重，术后转入 SICU，转科时患者体温 36.9℃，血压 104/41mmHg［去甲肾 4μg/（kg·min）维持］，心率 150 次/分，同时患者出现低钾、低钙、低钠血症，血钾 2.7mmol/L，立即开放右侧股静脉，快速补液（监测心功能）维持循环稳定加强组织灌注、补充电解质、监测血气变化等。

术后第 1 天复查白细胞计数 42.34×10⁹/L，降钙素原＞100mg/L，C-反应蛋白 270.31mg/L，肌酐 405μmol/L，考虑 AHI，肌酐持续较高，立即予 CRRT 治疗（8h，1 次/日×3），首次 CRRT 后患者心率 125 次/分，血压 125/60mmHg。术后第 2 天复查肌钙蛋白 6.557ng/ml，肌酐 157μmol/L，血压、心率仍需去甲肾维持。术后第 3 天，经连续 CRRT、充分抗感染、充分液体复苏、保证组织灌注及维持内环境平衡等综合治疗，患者感染指标明显下降，但血压仍需去甲肾维持。术后第 4 天患者心率 105 次/分，血压 125/65mmHg［去甲肾 2μg/（kg·min）维持］。术后第 5 天心率 90 次/分，血压 127/72mmHg（去甲肾已停用），感染指标及脏器功能基本无异常，转回普通病房继续予抗感染、维持水电解质平衡等对症治疗，术后 2 周患者炎症指标正常，病情平稳后出院。出院后第 1、第 2、第 3 周分别再次出现高热（体温最高 39.2℃），急查血常规、肾功能均未见明显异常，均予以留置导尿，防止尿液反流导致逆行性感染，充分抗感染（左氧氟沙星＋头孢米诺）及静脉补液患者症状缓解。患者1个月后再次因高热入院，予万古霉素、美罗培南充分抗感染并取出输尿管支架，患者体温下降，经充分术前准备，完全控制感染后，行输尿管镜下取石术，术后第6天患者病情平稳，予出院休养，至今无不适（病例5图1至病例5图4）。

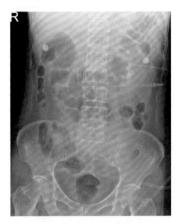

病例5图1　术前KUB

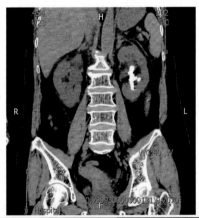

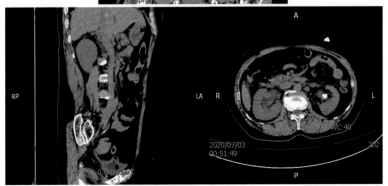

病例5图2　术前CT

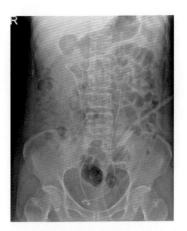

病例5图3　术后KUB

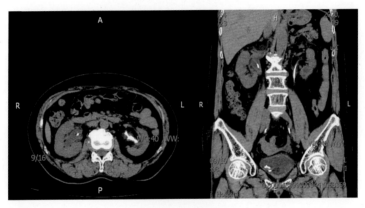

病例5图4　术后CT

（六）随访

现患者体温正常，各项生命体征平稳。

二、病例分析

患者为老年女性，因反复寒战高热入院。首次入院CT明确左肾多发结石；左侧肾盂及输尿管扩张；右输尿管及肾盂扩张，两肾周渗出性改变，实验室检查及患者全身状况表现提示患者存在尿源性脓毒血症、感染性休克，排除其他原因导致的脓毒血症后，予急诊局部麻醉下行双侧输尿管支架植入术，以通畅引流，迅速解除梗阻，考虑患者病情危重，予重症监护室监护治疗5天，经充分液体复苏、抗感染、清除炎症介质、CRRT等治疗后患者病情平稳，出院休养。出院后再次出现4次高热，前3次均经留置导尿、防止反流逆行性感染、充分抗感染治疗后患者症状缓解；第4次经感染得到完全控制后，行输尿管镜下取石术，术后恢复良好。

该病例起病急、病情重，入院时即感染性休克状态，随时可能出现生命危险，整个治疗过程延续近 2 个月，每次急诊就诊，每个环节的治疗方法选择得当，治疗比较及时，治疗效果理想，患者最终获得痊愈，无并发症，治疗结局较好。

尿路梗阻是导致尿源性脓毒血症的常见原因。梗阻导致尿液反流，通过反流，代谢产物可再次回流到循环系统，再经正常肾脏排泄，同时细菌也可进入循环导致菌血症，此时如处理不及时极易导致感染性休克危及患者生命；老年女性合并糖尿病或免疫力低下也是导致尿源性脓毒血症的常见原因；其次是各种泌尿生殖道腔内手术。而本例患者无糖尿病等基础疾病；无免疫低下等表现；CT 检查右侧输尿管盆段小结石，大小约 0.5cm，肾盂输尿管轻度扩张、积水不明显，尿路梗阻不明显；发病后及时诊治，无延误治疗；患者没有常见引起脓毒血症的危险因素，但患者却出现感染性休克（尿源性）此种急危重症，且发病迅速，临床少见，这提示泌尿外科医生对于泌尿系统结石，不论结石大小、梗阻及积水严重程度，患者都有可能出现尿源性脓毒血症严重并发症。在处理相关问题时，应时刻警惕尿源性脓毒血症的发生，按照诊治原则及时、准确、迅速地做出病情判断并采取恰当的治疗措施，任何一点小的失误或不及时，都有可能造成灾难性的后果。该病例属于泌尿系感染导致脓毒血症病例，病例特点不典型，但整个治疗的过程，思路清晰，诊治及时，取得了较好的结局。同时该患者在第一次通畅引流及及时准确的综合治疗后，再次反复出现高热，均行留置导尿、补液抗感染治疗后好转，经输尿管支架引流后患者再次反复出现感染症状，提醒我们导管相关性感染（输尿管支架）可能。

三、疾病介绍

1. 概述　由泌尿生殖道感染引起的尿源性脓毒血症是泌尿外科常见的急危重症之一，约占脓毒血症的 9%，泌尿系梗阻是其主要原因，其次是上尿路内镜手术导致[1]；梗阻性尿源性脓毒血症死亡率高达 27%，无梗阻的约为 11%[2]，虽然随着医疗技术的飞速发展、治疗措施改善及临床医生对尿源性脓毒血症的重视，尿源性脓毒血症的死亡率较前有所下降，但因其发病急、进展快、早期无特异性症状，无特异性治疗方法，目前仍是泌尿外科常见危重症之一，也是泌尿外科医生比较棘手的一种疾病。目前尚无特异性诊断尿源性脓毒血症的手段，主要依靠患者临床症状、影像学、实验室检查等来确诊。有效解除梗阻，及时的通畅引流（包括输尿管内支架植入、肾穿刺造瘘术等）是治疗梗阻性尿源性脓毒血症的关键[3, 4]。

脓毒血症早期临床表现不明显，临床上如遇到可能会发生脓毒血症的患者，应早期监测患者基本生命指标包括检测感染指标（血常规、C- 反应蛋白、降钙素原等），监测血压、心率、呼吸、体温等，如条件允许可监测 CVP，如果患者出现脉搏快而有力、四肢温暖甚至发热，脉压差降低，心率、呼吸加快、表情淡漠等高动力循环表现，就应该考虑可能发生尿源性脓毒血症[5]。有学者提出：一旦怀疑脓毒血症发生，应在最短时间内予广谱抗生素充分抗感染，首选碳青霉烯类（亚胺培南等）[6, 7]；多数研究表明，如怀疑尿源性脓毒血症，每延误抗感染 1 小时，患者死亡率增加 8%[8, 9]。

尿源性脓毒血症分三个阶段[10, 11]：第一阶段，全身炎症反应综合征（systematic inflammatory response syndrome，SIRS）。SIRS 是各种不同损伤的临床反应，满足以下 2 个或以上条件即可诊断为 SIRS：①体温＞ 38℃或＜ 36℃；②心率＞ 90 次 / 分；③呼吸频率＞ 90 次 / 分或 $PaCO_2$ ＜ 32mmHg（＜ 4.3kPa）；④白细胞计数＞ 12×10^9/L 或＜ 4×10^9/L 或未成熟细胞＞ 10%；第二阶段，脓毒血症。由于感染导致炎症反应进一步扩大或加重而出现危及生命的器官功能障碍，如呼吸＞ 22 次 / 分，意识改变，收缩压低于 100mmHg。第三阶段，感染性休克。感染性休克是指在脓毒血症的基础上合并严重的循环、细胞、代谢紊乱，死亡率远高于脓毒血症。临床特征为动脉血压需在血管加压药物维持下才能达到 65mmHg，血清乳酸水平＞ 2mmol/L 或 18mg/dl，有效血容量减少、组织器官灌注异常。

2. 治疗原则[12]

（1）病因治疗：泌尿系感染细菌、毒素等进入血液循环是导致尿源性脓毒血症的主要原因，泌尿系统梗阻是其重要的诱因，结石、肿瘤、畸形、外在压迫容易导致泌尿系不全性或完全性梗阻，若患者合并糖尿病及自身免疫力较低，则感染概率大大增加，当患者出现尿源性脓毒血症、感染性休克表现时，及时有效地解除梗阻（合并梗阻尿源性脓毒血症推荐 12 小时内进行引流）、充分通畅引流对治疗及患者预后极为重要，肾穿刺造瘘或输尿管导管植入是常用解除梗阻的方法，对于解除梗阻方法的选择，应综合考虑患者梗阻程度、患者一般状况、术者自身状况等，以最短时间、最小的损伤达到最佳的引流效果。对于下尿路引起的脓毒血症，应及时留置导尿管，必要时应行膀胱穿刺造瘘降低膀胱内压。对于手术可能引起的尿源性脓毒血症，应注意控制局部压力，控制手术时间，术前术后充分抗感染。

（2）抗感染的治疗：一旦确诊脓毒血症，不论有无病原学证据，都应及时应用抗菌药物，无病原学证据时，应首选光谱抗菌药、耐药低、易代谢、足量，在应用抗菌药之前应进行血培养（需氧和厌氧）、尿培养或分泌物培养等。后期可根据培养结果及药敏结果，及时调整抗菌药。

（3）生命体征维持（呼吸、循环等）：脓毒血症进展较快，极易导致器官及组织灌注不足。出现脓毒血症后，应尽早充分进行液体复苏，做好在发病 6 小时内进行液体复苏，早期以晶体液为主，后期可改为平衡盐；当进行充分的液体复苏后，患者血压、循环仍不能维持时（血压或平均动脉压低 65mmHg），需加用血管活性药物维持循环稳定，首选去甲肾上腺素 6 ~ 12μg/（kg·h）微量泵泵入，必要时可输注血浆及红悬液；动态监测患者临床指标，如血压、心率、尿量、呼吸、氧饱和等，乳酸可反映组织灌注情况、监测患者乳酸变化、可指导后续治疗。基本生命体征维持应达到以下指标：中心静脉压 8 ~ 12mmHg、平均动脉压 65 ~ 90mmHg、中心静脉氧饱和度＞ 70%、尿量＞ 30ml/kg。

（4）激素的应用：激素可稳定细胞溶酶体膜，提高机体对细菌的耐受能力，具有抗炎、抗休克等作用，在感染性休克患者中，使用激素能抑制炎症因子产生，减轻 SIRS 及组织损伤，同时可增强心肌收缩力，改善微循环及血流动力学，改善休克；所以在充分液体复苏及血管活性药物使用后平均动脉压仍低于 65mmHg 时，可考虑适当应用激素。

（5）其他治疗：包括血液净化治疗、免疫支持治疗及内环境稳定治疗等。对于脓毒血症合并急性肾功能不全，血液净化治疗具有较好的效果。注意纠正脓毒血症患者的贫血及低蛋白血症，血红蛋白低于 7 ~ 9g/dl 时可输注血液制品，改善组织携氧功能。适当应用增强免疫力及清除炎症介质药物，如胸腺肽、乌司他丁等对患者快速康复有益；注意控制患者血糖水平，血糖控制目标＜ 10mmol/L；注意监测凝血功能变化，防止 DIC 的发生，可适当考虑应用低分子肝素，预防深静脉血栓；及时纠正酸碱电解质紊乱、保护胃黏膜防治应激性消化道出血。

四、病例点评

尿源性脓毒血症是泌尿科最常见急危重症之一，病情发展迅速，致死率较高，及时地解除梗阻、通畅引流及充分的抗感染在治疗中起关键作用。对于存在泌尿系统梗阻因素（肿瘤、结石、狭窄、畸形等），病程较长、反复出现泌尿系感染的患者，应高度警惕尿源性脓毒血症发生。注重多学科诊治，制订全面的治疗方案，避免严重后果的出现。

参考文献

[1]Wagenlehner FM，Tandogdu Z，Bjerklund Johansen TE.An update on classification and management of urosepsis[J].Curr Opin Urol，2017，27（2）：133-137.

[2]Reyner K，Heffner AC，Karvetski CH.Urinary obstruction is an important complicating factor in patients with septic shock due to urinary infection[J].Am J Emerg Med，2016，34（4）：694-696.

[3]G.Bonkat（Chair）RB，F.Bruy è re，T.Cai，S.E.Geerlings，B. Köves，S.Schubert，

F.Wagenlehner，Guidelines Associates：T.Mezei AP，B.Pradere，R.Veeratterapillay.EAU guidelines on Urological Infections，2020.

[4] 李同海，张白羽，郭彩芬，等 . 尿源性脓毒血症的治疗进展 [J]. 医学综述，2019，25（9）：1756-1760.

[5] 黄洁夫，湛海伦，刘小彭，等 . 尿源性脓毒血症的防治 [J]. 中华临床医师杂志（电子版），2012，6（7）：1897-1899.

[6] 于管天，于永刚，廖松柏，等 . 尿源性脓毒血症的诊治体会 [J]. 华南国防医学杂志，2016，30（5）：350-352.

[7]Mariappan P，Smith G，Bariol SV，et al.Stone and pelvic urine culture and sensitivity are better than bladder urine as predictors of urosepsis following percutaneous nephrolithotomy：a prospective clinical study[J].J Urol，2005，173（5）：1610-1614.

[8]Bag S，Kumar S，Taneja N，et al.One week of nitrofurantoin before percutaneous nephrolithotomy significantly reduces upper tract infection and urosepsis：a prospective controlled study[J].Urology，2011，77（1）：45-49.

[9]Kumar A，Roberts D，Wood KE，et al.Duration of hypotension before initiation of effective antimicrobial therapy is the critical determinant of survival in human septic shock[J].Crit Care Med，2006，34（6）：1589-1596.

[10]Bonkat G，Cai T，Veeratterapillay R，et al.Management of Urosepsis in 2018[J].Eur Urol Focus，2019，5（1）：5-9.

[11]Dreger NM，Degener S，Ahmad-Nejad P，et al.Urosepsis——Etiology，diagnosis，and treatment[J].Dtsch Arztebl Int，2015，112（49）：837-847.

[12]Wagenlehner FM，Alidjanov J，Pilatz A.Urosepsis.Update on diagnosis and treatment[J].Urologe A，2016，55（4）：454-459.

第二章 泌尿系结石

病例6 输尿管结石

一、病历摘要

（一）基本信息

患者：马某某，男性，48岁。

主诉：反复右腰部酸痛1周。

现病史：患者于入院前1周无明显诱因出现突发性右腰部酸胀绞痛，疼痛为持续性，无法自行缓解，无寒战、发热，无尿频、尿急、尿痛，无血尿，伴有恶心呕吐间歇性发作，遂来我院急诊就诊，检查CT示"右肾积水伴小结石，右输尿管上段结石"，给予解痉止痛对症治疗后症状缓解。保守治疗1周期间，患者右侧腰部酸痛反复发作，无发热，今日来我院门诊就诊，复查CT发现右输尿管结石未排出，门诊拟以"右肾积水伴输尿管结石"收入住院进一步治疗。患者病程中，食欲差，睡眠尚可，大小便正常，近期体重无明显变化。

既往史：平素身体状况一般，有高血压病史1个月余，血压最高200/100mmHg，口服培哚普利吲达帕胺每日1片，血压控制一般（160/90mmHg）；否认糖尿病、脑血管疾病及精神疾病病史；否认肝炎、结核、疟疾等传染病病史；预防接种史不详；否认外伤手术史；否认输血史；否认药物及食物过敏史。

个人及婚育史：生于江苏盐城，久居当地，无疫源疫区接触史，无吸烟嗜酒史。无化学物质、有毒物质及放射物质接触史；无冶游史。已婚已育，育有一子，配偶子女均健康。

家族史：否认家族性遗传病史。

（二）体格检查

体温36.5℃，心率76次/分，呼吸18次/分，血压162/99mmHg。心肺无殊，腹部平软，无压痛，无反跳痛，未触及肿块，两侧肾区对称，右肾区轻微叩击痛，外生殖器无异常，双侧睾丸未见异常。

（三）辅助检查

血常规（入院前急诊）：白细胞计数 17.65×10^9/L，中性粒细胞百分比 87.5%，血红蛋白 166g/L。

尿常规未见异常。

CT（入院前急诊，病例 6 图 1）：右肾中度积水伴肾盏多发小结石，周围渗出性改变，右输尿管上段扩张伴结石。

尿常规、血凝常规、肝肾功能、血糖、电解质均正常。

胸片、心电图均正常。

（四）诊断

1. 右肾积水伴结石及感染。

2. 右输尿管上段结石。

3. 高血压（3 级，高危）。

（五）诊疗经过

入院后完善术前准备，排除禁忌证，经过术前讨论、充分抗感染治疗后，全身麻醉下行输尿管镜检查，术中发现右侧输尿管上段结石，距离输尿管开口 20cm 处严重扭曲伴息肉形成，绕过扭曲段及息肉发现上方为一枚 1.2cm×1.0cm 黄褐色结石嵌顿，结石封堵器辅助下，激光粉碎结石充分，留着双"J"管，结束手术。术后患者无发热等表现，恢复顺利，充分抗感染，第一天拔除导尿管，术后第二天出院，术后 2 周局麻拔除双"J"管（病例 6 图 2）。

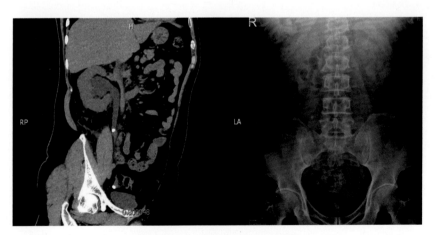

病例6图1　术前CT及KUB检查

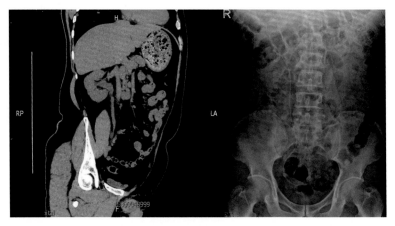

病例6图2　术后CT及KUB检查

（六）随访

现患者体温正常，各项生命体征平稳。

二、病例分析

患者为中年男性，突发右侧腰部绞痛酸胀，无寒战发热，伴有恶心呕吐，CT检查明确右输尿管上段结石嵌顿，右肾积水，排除输尿管狭窄、结核、肿瘤病变及解剖畸形，输尿管镜下激光碎石术完全清除结石。治疗效果理想，无并发症。诊断清楚，病史特点清晰，属于典型的输尿管结石病例，无混淆因素。诊断及治疗路线清晰，可作为典型示教病例。

三、疾病介绍

（一）概述

输尿管结石是泌尿外科常见病。目前，我国泌尿系结石的发病率呈逐年上升的趋势[1]。输尿管结石占整个泌尿系结石发病率的33%～54%[2]，多发于20～50岁人群，男女发病比例约为4∶1[3]。90%的输尿管结石是在肾内形成而降入输尿管，原发于输尿管的结石，除非有输尿管梗阻病变，否则是很少见的。所以输尿管结石的病因与肾结石相同。目前超声、X线、CT等是诊断输尿管结石的主要检查手段。药物治疗及物理排石、体外冲击波碎石术（extra corporeal shock wave lithotripsy，ESWL）为治疗输尿管结石的主要方法；输尿管镜碎石术（ureteroscopy lithotripsy，URL）、经皮肾镜碎石术（percutaneous nephrolithotripsy，PCNL）和腹腔镜输尿管切开取石术是有效的补充治疗方法。

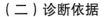

（二）诊断依据

诊断依据包括：①突发腰部绞痛（持续性或阵发性）或慢性腰部酸胀不适，伴有或不伴有肉眼血尿；②肋脊角处叩击痛；③2020版欧洲泌尿指南指出，非增强计算机断层扫描（NCCT）已成为诊断泌尿系结石的标准，基本取代了静脉尿路造影（IVU）。可以确定结石密度、内部结构、到皮肤的距离及周围解剖结构、选择治疗方式。对于孕妇，B超仍是一线主要检查方式，磁共振为二线检查方式。

（三）治疗原则

1. 肾绞痛处理　非甾体抗炎药（NSAIDs）（包括安乃近）和对乙酰氨基酚对急性肾绞痛患者有效，镇痛效果优于阿片类药物。非甾体抗炎药与解痉药联用并不能更好地控制疼痛。阿片类药物，与高呕吐率有关，并且需要进一步镇痛的可能性更大，故不建议使用。

2. 尿源性脓毒血症处理　最佳的肾盂减压时间应在充分使用抗生素使得感染完全控制后。减压采取输尿管支架管置入术或经皮肾造瘘引流术。对于感染性肾积水的初始治疗，几乎没有证据表明经皮肾造瘘术优于逆行支架管置入术。

3. 结石的处理

（1）保守治疗/观察：0.4cm以下的结石95%会在40天内排出。尚未明确能自行排出结石大小的确切范围，专家组建议小于0.6cm的结石能主动排出。

（2）积极取石适应证：结石自行排出可能性低；药物难以控制的持续疼痛；梗阻持续存在；肾功能不全（肾衰竭、双侧梗阻或孤立肾）。

（3）输尿管镜取石术和体外冲击波碎石术结石清除率大致接近。输尿管镜取石术可实现早期无石状态，但并发症更多。过度肥胖（BMI > 35kg/m^2）输尿管镜取石一线治疗。①直径 < 1cm上段结石首选体外震波碎石术，直径 > 1cm上段结石可选体外震波碎石术、输尿管镜下取石术或经皮肾镜下取石术。②直径 < 1cm中下段结石可选择体外震波碎石术或输尿管镜下取石术；直径 > 1cm中下段结石首选输尿管镜下取石术，第二选择为体外震波。体外震波碎石术的禁忌证包括：①妊娠；②未纠正的凝血功能障碍；③严重的心肺疾病；④结石远端解剖性梗阻；⑤未获控制的尿路感染；⑥严重的糖尿病；⑦传染病活动期，如结核、肝炎等；⑧肾功能不全：因结石梗阻导致的肾后性肾功能不全，应先行肾脏穿刺引流，待肾功能改善后再行治疗。非梗阻性肾功能不全，原则上不行SWL，以免加重肾功能损害；⑨严重的骨骼畸形或重度肥胖，影响结石定位；10育龄人群输尿管末段结石行SWL：对女性生育功能无明显影响；男性精液质量有下降，但3个月后恢复正常。目前认为只有妊娠为绝对禁忌证。

四、病例点评

输尿管结石是泌尿科最常见急诊，临床诊断并不难，但容易与多种急腹症混淆，快速、高效、经济的做出精确诊断同时进行规范化诊治尤为重要，避免并发症及医源性损伤。

参考文献

[1]Turk C，Petik A，Sarica K，et al.EAU guidelines on interventional treatment for urolithiasis[J].Eur Urol，2016，69（3）：475-482.

[2]孙健，李光，向从明，等.后腹腔镜治疗输尿管结石体会[J].实用临床医药杂志，2010，14（13）：46-47.

[3]Zhang LJ，Ye XJ，Huang XB，et al.Comparison of tubeless-percutaneous nephrolithotomy and ureteroscopic lithotripsy in treatment of upper-ureteral calculi sized ≥ 1.5cm[J].Beijing Da Xue Xue Bao Yi Xue Ban，2015，47（1）：170-174.

病例7 输尿管结石合并脓毒血症

一、病历摘要

（一）基本信息

患者：倪某某，女，63岁，汉族，已婚。

主诉：左输尿管结石术后反复发热3周，加重1天。

现病史：患者4周前因左侧腰酸、发热于外院检查，发现左肾积水、左肾萎缩伴左输尿管结石。留置输尿管支架管，抗感染治疗1周后，行输尿管镜下激光碎石术。手术后高热，出现脓毒血症，予亚胺培南、万古霉素等抗感染治疗，后出现左侧肾包膜下血肿，遂行肾包膜下血肿穿刺引流，穿刺顺利，引流液为暗红色血液，每日量为20～30ml，但仍伴间断性高热。近5天来肾周引流管无引流液流出，1天前发热加重，予替加环素抗感染治疗，现来为进一步治疗处理来我院。患者自发病以来，精神欠佳，食欲欠佳，睡眠可，大小便正常，近期体重无明显消瘦等。

既往史：否认高血压、心脏病病史，否认糖尿病、脑血管疾病、精神疾病病史，否认肝炎、结核、疟疾等传染病病史，预防接种史随当地，否认输血史，否认食物、药物过敏史。

个人及婚育史：已婚已育，久居当地，无疫源接触史，无粉尘及毒化学物品接触史，无吸烟、饮酒史。

家族史：否认家族性遗传性及传染病病史。

（二）体格检查

体温37.0℃，脉搏80次/分，呼吸18次/分，血压144/92mmHg。发育正常，营养良好，正常病容，表情正常，自动体位，神志清楚，精神一般，查体合作。腹平坦，无腹壁静脉曲张，腹部柔软，无压痛、反跳痛，腹部无包块。肝脾脏肋下未触及，墨菲征（－），肠鸣音未见异常（5次/分）。双侧肾区对称，无隆起，左肾引流管在位，未引流出积液，耻骨上区未触及肿块，阴毛呈女性分布，外阴未见明显异常。

（三）辅助检查

血常规：血红蛋白108g/L（参考值115～150g/L），淋巴细胞计数1.60×10⁹/L［参考值（1.1～3.2）×10⁹/L］，淋巴细胞百分比39.3%（参考值20%～50%），中性粒细胞计数1.89×10⁹/L［参考值（1.8～6.3）×10⁹/L］，中性粒细胞百分比46.3%（参考值40%～75%），血小板计数272×10⁹/L［参考值（125～350）×10⁹/L］，红细胞计数

$3.55 \times 10^{12}/L$［参考值（$3.8 \sim 5.1$）$\times 10^{12}/L$］，白细胞计数 $4.08 \times 10^9/L$［参考值（$3.5 \sim 9.5$）$\times 10^9/L$］，C-反应蛋白 13.84mg/L（正常值 < 10mg/L），白蛋白 30.9g/L（参考值 $35 \sim 50$g/L），肌酐 53μmol/L（参考值 $46 \sim 92$μmol/L），葡萄糖 7.89 mmol/L（参考值 $4.1 \sim 5.9$mmol/L），钾 3.39mmol/L（参考值 $3.5 \sim 5.1$mmol/L），钠 135.7mmol/L（参考值 $137 \sim 145$mmol/L），总蛋白 78.2g/L（参考值 $63 \sim 82$g/L）。

CT 检查：左侧肾脏引流管在位，左侧双"J"管置入中，左肾周少许渗出（病例 7 图 1）。

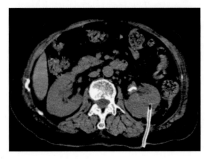

病例7图1　CT检查

（四）诊断

1. 输尿管结石。

2. 泌尿系感染。

（五）诊疗经过

患者入院后完善相关检查，予以哌拉西林他唑巴坦抗感染治疗，效果不明显，仍有反复出现的高热，体温最高 39℃。考虑导管相关性感染，目前患者肾周血肿大部分吸收，因此予以拔出引流管和输尿管支架，并留置引流。术后第 1 天，患者体温正常，各项生命体征平稳，尿量每天 800ml。术后第 2 天患者再次出现高热，体温最高 39℃，复查 KUB 及泌尿系 CT，见左肾及输尿管严重积水，左输尿管内结石梗阻（病例 7 图 2、病例 7 图 3）。

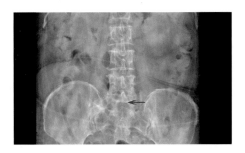

病例7图2　KUB检查

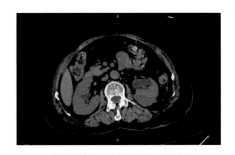

病例7图3　泌尿系CT复查

后行左输尿管镜检＋取石术，取出 0.6cm×4cm 结石。术后患者体温恢复正常，各项生命体征平稳（病例 7 图 4）。

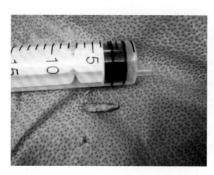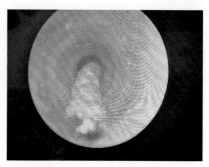

病例7图4　输尿管镜检取石

（六）随访

现患者体温正常，各项生命体征平稳。

二、病例分析

患者为老年女性，主因"左输尿管结石术后反复发热 3 周，加重 1 天"入院。患者左侧腰部引流在位，但引流量很少，肾周血肿也大部分吸收。因此，考虑导管相关的泌尿系感染，予以拔管及取出输尿管支架。然而，术后患者体温不降反升。复查 CT 发现，左侧输尿管结石及上段扩张积水。行输尿管镜下取石术后，患者体温恢复正常，各项指标趋于平稳。

三、疾病介绍

输尿管结石是临床上造成尿路梗阻和继发急性严重上尿路感染的常见原因。有学者研究了 424 例上尿路结石患者，有 53 例（12.5%）合并上尿路严重感染需急诊引流，其中 14 例需用升压药和抗凝药物治疗，18 例出现血小板减少症，8 例出现高胆红素血症，2 例死于严重感染[1]。输尿管结石继发严重感染发病急，进展快，病程凶险，需要迅速、恰当的治疗，值得引起临床重视。

输尿管急性梗阻使肾盂内压力骤然增高，结石作为异物能促进感染的发生，两者结合可使细菌或毒素容易通过各种回流途径进入血液循环，导致严重的全身中毒症状或休克，同时形成脓性肾炎而破坏肾功能，加上各种炎性因子的释放，容易引发多脏器功能障碍[2]。此类患者由于肾盂高压和肾功能的损害，抗菌药物很难到达病灶，单纯应用抗生素控制感染效果较差。紧急处理的关键是在抗感染和纠正一般状况的同时，通畅引流，才能控制感染，挽救肾功能[3]。在输尿管结石继发严重上尿路感染时，先在膀胱镜下逆行插管或经皮肾穿刺造瘘引流，待急性感染控制后再行 ESWL 或者输尿管镜碎石术。

四、病例点评

输尿管结石引起梗阻，可出现腰痛、血尿、肾积水和发热症状，泌尿系 X 线片可作为输尿管结石的初步检查方法，输尿管结石容易造成输尿管梗阻，应积极治疗。通常小于 0.6cm 的输尿管结石，80% ~ 90% 能在 6 周内排出，所以一般选择保守治疗。可以服用排石中药、配合解痉镇痛药物、输尿管松弛药物等。大于 0.6cm 的输尿管结石，可以选择体外碎石，也可选择输尿管镜取石。一般来说，输尿管上段的结石，体外碎石效果较好；输尿管中下段的结石，输尿管镜取石的把握度较大。如果输尿管结石太大、体外碎石或输尿管镜治疗失败，可选择切开取石。

参考文献

[1]Yoshimura K，Utsunomiya N，Ichioka K，et al.Emergency drainage for urosepsis associated with upper urinary tract calculi[J].J Urol，2005，173（2）：458-462.

[2]Menkveld R，Huwe P，Ludwig M，et al.Morphological sperm alternations in different types of prostatitis[J].Andrologia，2003，35（5）：288-293.

[3]谢晋良，祖雄兵，肖俊威，等 . 急性上尿路梗阻并感染性休克的急症手术引流[J]. 临床泌尿外科杂志，2005，20（2）：88-89.

病例8　鹿角形结石

一、病历摘要

（一）基本信息

患者：刘某某，男性，55岁。

主诉：反复左侧腰部酸痛1个月余。

现病史：患者于1个月前因反复劳累出现左侧腰酸腰痛，疼痛不随姿势改变而缓解，无寒战、高热，无尿频、尿急、尿痛，无肉眼血尿，来我院门诊就诊，检查泌尿系CT示"左肾多发结石"，建议手术治疗，当时患者未予重视，未进一步诊治。今患者症状仍未见明显缓解，遂来院要求进一步手术治疗，故以"左肾多发结石，鹿角状结石"收入院。

既往史：患者平素身体状况一般；否认高血压、糖尿病、脑血管疾病及精神疾病病史；否认肝炎、结核及疟疾病病史；预防接种史不详；否认输血史；否认药物及食物过敏史。5年前曾于当地医院行体外震波碎石，2017年曾因"左肾结石"在我院全麻下行左输尿管软镜下激光碎石取石，2018年腹腔镜下全腹膜外疝修补术（TEP）。

个人及婚育史：久居当地，无疫源接触史，无粉尘及毒化学物品接触史无吸烟、饮酒史；无冶游史。已婚已育，配偶子女均健康。

家族史：否认家族性遗传病史。

（二）体格检查

体温36.5℃，脉搏80次/分，呼吸18次/分，血压130/80mmHg。肺无殊，腹部平软，无压痛，无反跳痛，未触及肿块，两侧肾区对称，左侧肾区叩击痛，外生殖器无异常。

（三）辅助检查

入院后血常规：白细胞计数5.12×10^9/L，中性粒细胞百分比60.7%，C-反应蛋白0.2mg/L，降钙素原0.036ng/ml。

入院后尿常规：白细胞87个/μl，红细胞20个/μl。

入院前泌尿系CT：①左肾多发结石。②前列腺增生。

（四）诊断

1. 左肾鹿角状结石，结石性肾盂肾炎。

2. 前列腺增生。

（五）诊疗经过

患者入院前1个月来劳累后反复出现左侧腰部酸胀痛，患者均未重视，予行抗感染、静脉补液等对症治疗后症状未见明显缓解，此次入院前行CT检查示（病例8图1）：①左肾鹿角状结石，结石性肾盂肾炎；②前列腺增生。入院后完善术前相关检查，充分术前讨论，排除手术禁忌证后，予2020年10月14日全麻下行输尿管软镜下激光碎石取石术，术中见肾盂内一枚鹿角状结石，黄褐色，向上、中下盏方向延伸填塞，钬激光完全碎石，套石网篮将结石碎块取出，左输尿管内置入双"J"管一根，手术历时90分钟，术后第1天患者无发热，查血白细胞、中性粒细胞、降钙素原无异常改变，予拔出导尿管；术后第2天，患者无发热、腰痛等特殊不适，复查泌尿系CT示双"J"管位置好，结石无残余（病例8图2），予出院休养。

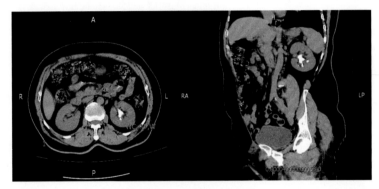

病例8图1　术前CT示黄褐色鹿角状结石，向上、中下盏方向延伸填塞

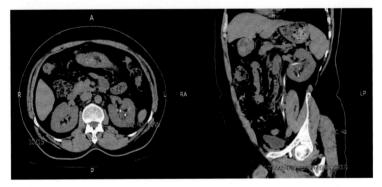

病例8图2　术后复查CT，双"J"管位置好，结石无残余

（六）随访

现患者体温正常，各项生命体征平稳。

二、病例分析

患者为中年男性，因反复左侧腰部酸胀入院，入院CT检查明确左肾鹿角状结石，完善相关检查及科室讨论后，决定先行输尿管软镜下碎石取石术和经皮肾镜取石术。经充分术前准备后，予行输尿管软镜下激光碎石取石术，术中见肾盂内一枚鹿角状结石，黄褐色，向上、中下盏方向延伸填塞，钬激光完全碎石，套石网篮将结石碎块取出，左输尿管内置入双"J"管一根，手术历时90分钟，术后患者无其他并发症，恢复较快，术后第2天出院，至今无不适。

该病例是典型的鹿角状结石病例。结石占据肾脏上、中、下盏，如不及时治疗，可造成肾功能永久性丧失，对于肾脏鹿角状结石，大多数医生会选择经皮肾镜取石术，但经皮肾镜取石术属于有创性手术，有出血、损伤周围脏器的风险，且术后恢复较慢；本例患者我们成功应用输尿管软镜下碎石取石，取石彻底，无残余，术后患者无并发症出现，恢复较快较好。

对于本病例主要体现鹿角状结石的处理，尤其是肾鹿角状结石手术方式的选择。传统治疗鹿角状结石的方法为开放式手术，因创伤较大，并发症较多，对肾功能影响较严重，目前在临床上已经很少应用。对于肾脏鹿角状结石，PCNL与FURL是临床上常用的方法。两种方法各有优缺点，FURL具有无创、术后并发症少、患者恢复快等优点；但碎石效率可能不高、术中肾盂灌注压高、手术时间长、术后出现尿源性脓毒血症概率高且对于角度不好的肾下盏结石，软镜可能无法碎石；对于肾脏鹿角状结石，PCNL目前仍是首选的治疗方法且疗效显著，碎石效率及取石效率均较高，但其属于侵入性有创性治疗方法，不可避免造成肾脏及周围组织的损伤，造成感染、出血、肾盂穿孔、灌洗液外渗等严重并发症，因此对于鹿角状结石，选择经皮肾镜取石还是输尿管软镜下取石，目前仍存在较大争议。本例患者经输尿管软镜一期完全碎石取石，获得理想的治疗效果，一方面取决于术者经验丰富、技术娴熟；另一方面取决于患者结石并未完全嵌顿各个肾盏，且经输尿管软镜均能碎石取石，不存在软镜取石不利因素（如肾盏肾盂夹角过小、盏颈较小、盏颈长度较长等）。

三、疾病介绍

泌尿系统结石是泌尿外科的常见疾病。结石因部位、形态、大小的不同，其治疗方式也不一。鹿角状结石分为完全性鹿角状结石和部分性鹿角状结石，是特殊类型的肾结石，由于其体积较大，部分或全部占据肾集合系统，感染概率较高，容易造成肾功能不全及尿源性脓毒血症。且取石较为困难、难以取净结石、结石容易复发等特点，是临床处理的难点，解除梗阻、保护残存肾功能、完全清除结石、防止结石复发是肾鹿角状结石治疗的最终目的。对于大于 2cm 的鹿角状结石，经皮肾镜碎石术（percutaneous nephrolithotomy，PCNL）仍是处理该类结石的金标准[1, 2]，但存在严重出血、损伤周围脏器等严重并发症可能[3]，且部分肥胖、凝血功能障碍、孤立肾等患者不适合行 PCNL，因此临床上需要一种更加安全、创伤更小的治疗方式。

近年来，输尿管软镜及碎石设备的迅速更新与发展，目前的输尿管软镜有更大的弯曲度，几乎可以探查肾脏集合系统的每一个角落，另外钬激光的应用，可根据术者需要调整激光能量和频率，可降结石粉末化，结石自然排出体外的概率大大增加；同时输尿管鞘的应用，保护输尿管，使创伤最小化，且可降低手术中肾盂压力，减少尿源性脓毒血症的发生。因此输尿管软镜下钬激光治疗肾脏鹿角状结石越来越多地被应用于临床。对于直径小于 2cm 的肾结石，因其具有和经皮肾镜取石术相当的结石清除率，目前已成为临床上首选的治疗方法之一，而大于 2cm 的肾结石，国内外学者也进行了积极的尝试，并且取得了不错的结果，大量文献及研究表明，对于肾脏较大结石或者鹿角状结石，行输尿管软镜下取石术，结石清除率可达 90% 以上，且有更为低的并发症发病率，从而表明，输尿管软镜激光碎石术用于治疗肾鹿角状结石有一定推广价值[4, 5]。

输尿管软镜钬激光碎石术应用于肾鹿角状结石，有以下几个方面值得注意：①术前应与患者充分沟通，做好分期碎石准备。②术者尽可能取完结石，防止残留结石过多，术后形成石阶，导致肾功能恶化及尿源性脓毒血症等严重并发症。③尽可能留置较粗的软镜鞘，保证清晰视野及较低肾盂灌注压。④对于输尿管条件差（狭窄、严重扭曲），建议首先留置双"J"管，扩张输尿管后再行碎石取石。⑤钬激光可调至高频低能，"蚕食"法粉碎结石。⑥对于高龄、体质弱、糖尿病等高危患者，尽可能缩短手术时间，不可强求一期完全碎石取石。⑦术中可与麻醉医生配合，采用间歇通气呼吸暂停联合低水平 PEEP（5cm H_2O）机械通气模式，减轻呼吸对造成的肾脏活动的较大的问题。⑧术中可将结石拖入肾盂或肾上盏，便于激光碎石和取石。⑨因鹿角状结石一般较大，碎石块较多，手术结束前应仔细检查各个肾盏有无较大结石残余。10 如发现肾盂积脓或肾盂感染较严重，可现留置双"J"管，充分引流，感染完全控制后再择期碎石[6, 7]。

肾脏鹿角状结石多数涉及肾下盏，由于肾下盏解剖角度因素，部分肾下盏结石输尿管软镜无法到达，肾下盏解剖结构影响输尿管软镜治疗肾下盏结石的因素主要包括肾盂肾下盏夹角（infundibulopelvi angle，IPA）、肾下盏漏斗部宽度（infundibular width，IW）、肾下盏漏斗部长度（infundibular length，IL）、肾盂肾盏高度（the caliceal pelvic height，CPH）等。如涉及肾下盏的鹿角状结石 IPA＜30°、CPH＞20mm、IW＜5mm、IL＞3cm 及复杂型肾下盏结石，应充分与患者交代可能转经皮肾镜取石可能。

四、病例点评

肾脏鹿角形结石是临床处理的难点，目前首要推荐经皮肾镜取石术，但国外学者也表示输尿管软镜下取石术有更低的并发症发病率，且结石清除率与经皮肾镜下取石术相差不大，值得进行推广。经皮肾镜取石术和输尿管软镜下取石术，都有各自利弊，如何平衡结石清除率和并发症一直困扰着临床医生，在处理肾鹿角状结石时，输尿管软镜钬激光碎石术具有更广泛的适应证、更低的并发症发病率、更短的住院时间、更微创，随着碎石设备及输尿管软镜设备及技术的不断更新与改进，未来有可能取代PCNL成为治疗肾结石包括鹿角状结石、复杂肾结石治疗的首选。

参考文献

[1]Ghani KR，Andonian S，Bultitude M，et al.Percutaneous Nephrolithotomy：Update，Trends，and Future Directions[J].Eur Urol，2016，70（2）：382-396.

[2]Wu WJ，Okeke Z.Current clinical scoring systems of percutaneous nephrolithotomy outcomes[J].Nat Rev Urol，2017，14（8）：459-469.

[3] 徐宏伟，金承俊，阎俊，等 . 经皮肾镜取石术的研究现状及并发症防治策略 [J]. 临床泌尿外科杂志，2014，29（2）：174-177+181.

[4] 王加良 . 输尿管软镜钬激光碎石术治疗 2cm 以上肾结石的临床疗效观察 [硕士][D]. 浙江大学，2013.

[5]Aboumarzouk OM，Monga M，Kata SG，et al.Flexible ureteroscopy and laser lithotripsy for stones ＞ 2cm：a systematic review and meta-analysis[J].J Endourol，2012，26（10）：1257-1263.

[6] 杨炜青，李逊，何永忠，等 . 输尿管软镜治疗鹿角状肾结石的疗效分析（附 43 例报告）[J]. 中国微创外科杂志，2016，16（1）：35-37+41.

[7] 范晓松，虞伟星，马文勇，等 . 输尿管软镜下钬激光碎石治疗肾脏部分性鹿角状结石的探索 [J]. 浙江医学，2016，38（13）：1103-1105.

病例9　肾下盏结石

一、病历摘要

（一）基本信息

患者：男性，47岁。

主诉：反复发热伴腰酸1个月余。

现病史：患者于入院前1个月无明显诱因下出现发热，体温达39℃，伴双侧腰部酸痛，无明显恶心、呕吐，无尿频、尿急、尿痛，3月12日到我院发热就诊，查胸片提示双肺中外带散在炎症，血常规示白细胞计数 $11.96 \times 10^9/L$，予头孢克肟口服对症治疗。3月20日复查有所好转，查呼吸道相关病毒抗体均（－），尿常规白细胞 $32/\mu l$，红细胞 $37/\mu l$，遂到我科就诊，予头孢西丁静脉滴注对症治疗，病情有所好转。但患者仍反复发热，体温38～39℃，伴腰酸。今晨来我院复查，血常规示白细胞计数 $13.08 \times 10^9/L$，中性粒细胞百分比76.9%，C-反应蛋白45.61mg/L，降钙素原0.074ng/ml；泌尿系CT示两肾多发结石、两肾多发囊肿可能，右肾形态不规则。门诊以"双肾结石，结石性肾盂肾炎"收住入院。

既往史：患者平素身体状况一般；高血压多年，口服药物控制可；否认糖尿病、脑血管疾病及精神疾病病史；否认肝炎、结核及疟疾病史；预防接种史不详；否认输血史；否认药物及食物过敏史。2017年5月曾因双肾结石、右输尿管结石，在我院全麻下行输尿管镜检查及软镜下输尿管狭窄切除成形＋软镜下碎石取石术；2016年7月因右肾结石于外院行手术治疗。

个人及婚育史：久居当地，无疫源接触史，无粉尘及毒化学物品接触史无吸烟、饮酒史；无冶游史。已婚已育，配偶子女均健康。

家族史：否认家族性遗传病史。

（二）体格检查

体温37.5℃，血压136/52mmHg，呼吸18次/分，心率80次/分。肺无殊，腹部平软，无压痛，无反跳痛，未触及肿块，两侧肾区对称，双侧肾区叩击痛，左侧为甚，外生殖器无异常。

（三）辅助检查

血常规（入院前急诊）：白细胞计数 $13.08 \times 10^9/L$，中性粒细胞百分比76.9%，C-反应蛋白307.67mg/L，降钙素原0.074ng/ml。

尿常规（入院前急诊）：白细胞 32 个 /μl，红细胞 37 个 /μl。

CT（入院前急诊）：①两肾多发结石、两肾多发囊肿可能；右肾形态不规则。②肝左叶钙化灶；肝右叶多发小囊肿可能。

（四）诊断

1. 双肾结石，结石性肾盂肾炎。

2. 高血压。

（五）诊疗经过

患者入院前 1 个月反复出现高热均行抗感染、静脉补液等对症治疗后好转，此次入院行 CTU 提示：①右肾中段局限性萎缩伴肾柱代偿性肥厚可能，建议肾脏磁共振增强检查以排除占位性病变。②两肾多发结石、两肾多发囊肿，左肾肾盏源性囊肿（局部肾积水）。③脂肪肝，肝左叶钙化灶；肝右叶多发小囊肿。进一步完善 MRI 不考虑恶性占位，当时正值新冠疫情期间，经呼吸科会诊后，考虑患者反复出现发热，复杂性尿路感染可能性较大；经积极抗感染、完全控制感染后，于 2020 年 4 月 22 日行输尿管软镜检查及双 "J" 管置入术，术中见：下盏盏颈嵌顿一枚 1.5cm 大小结石，结石嵌顿于下盏盏颈与黏膜紧密粘连，击碎部分结石并将大部分结石推入下盏后解除下盏梗阻，发现肾下盏内积脓，立刻停止碎石，留置双 "J" 管结束手术（病例 9 图 2）。术后第一天查血示降钙素原 0.063ng/ml（正常 < 0.05ng/ml），中性粒细胞计数 17.35×10^9/L［（1.8 ~ 6.3）$\times 10^9$/L］，中性粒细胞百分比 80.1%（40% ~ 75%），白细胞计数 21.66×10^9/L［（3.5 ~ 9.5）$\times 10^9$/L］；生命体征平稳，考虑患者感染较重，为防止尿源性脓毒血症，积极予乌司他丁注射液（20wU）改善微循环清除炎症介质，静脉注射人免疫球蛋白 G_2（2.5g），注射用头孢西丁钠 G_4（2g）联合左氧氟沙星注射液 H（0.5g）抗感染及补液对症治疗，术后第 5 天患者病情平稳，出院休养，期间无不适。2020 年 5 月 18 日患者为行二期碎石入院，2020 年 5 月 20 日在全麻下行输尿管软镜下激光碎石术及经皮肾穿刺造瘘术，术中情况：肾下盏的前盏内一枚黑褐色结石，钬激光仅能粉碎 1/3 结石，剩余部分无法碎石，套石网篮套住结石尝试拉出下盏，但结石较大，无法通过盏颈，遂行经皮肾镜下碎石，肾下盏后盏穿刺成功后置入肾镜后发现结石位于下盏后盏、肾造瘘可撕开鞘下方，但冲洗液较红，造瘘口渗血明显，遂放弃碎石取石，留置肾造瘘管结束手术。术后予止血、补液等对症处理，术后第 6 天，患者病情平稳予出院休养。2020 年 6 月 8 日为行再次取石入院，2020 年 6 月 10 日行二期经皮肾镜下激光碎石术，下盏前盏找到结石激光粉碎后取出结石，术后第 2 天拔出肾造瘘管，术后第 3 天予出院休养，整个治疗过程经历近 2 个月。

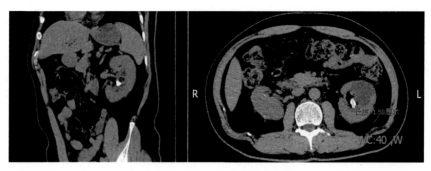

病例9图1 术前CT，肾下盏1.5cm结石

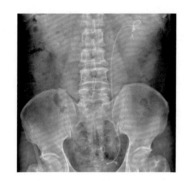

病例9图2 首次留置双"J"管

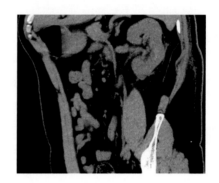

病例9图3 末次复查CT

（六）随访

现患者体温正常，各项生命体征平稳。

二、病例分析

患者为青年男性，因反复发热伴腰部酸胀入院，入院CT明确左肾肾下盏约1.5cm结石（病例9图1）；左肾积水；右肾中段局限性萎缩伴肾柱代偿性肥厚，完善相关检查及请相关科室会诊后，考虑复杂性尿路感染是导致患者反复发热的主要原因。经积极控制感染及全身准备后，予行输尿管软镜检查及双"J"管置入术，术中见肾下盏内尿液浑浊，为防止尿源性脓毒血症，未行碎石取石。出院休养一段时间后，为求碎石取石再次入院治疗，入院完善检查后行输尿管软镜下激光碎石术及经皮肾穿刺造瘘术，术中见肾下盏的前盏内有一枚黑褐色结石，输尿管软镜仅能粉碎1/3结石且剩余结石较大，套石网篮套住结石后无法通过盏颈，立即行经皮肾穿刺造瘘术，因冲洗液颜色较红及造瘘口渗血明显，再次放弃取石；经休养一段时间后，行二期经皮肾镜取石术，完全取净结石（病例9图3）。整个治疗周期历时2个月，治疗方式涵盖输尿管支架引流术、输尿管软镜取石术、经皮肾镜取石术。

该病例是典型的肾下盏结石合并反复尿路感染的病例。结石位于盏颈，导致尿液排泄受阻，细菌、毒素可经过肾脏静脉系统、淋巴系统、肾周间隙反流入血，因而出现反复发热等症状，虽然患者最终痊愈，但整个治疗周期较长、治疗方式复杂多变，尤其是对于肾下盏结石的处理。

对于本病例主要体现以下两方面的处理：①控制感染、防止尿源性脓毒血症的处理；②肾下盏结石手术方式的选择。

1. 控制感染、防止尿源性脓毒血症　患者初次入院前已有 1 个月反复发热伴腰部酸胀的症状，说明患者尿路感染已长期存在，虽然患者无高危因素，但考虑感染时间较长，仍有较大风险出现尿源性脓毒血症，首次手术发现肾下盏尿液较浑浊，立即放弃碎石取石，行输尿管支架引流术，术后感染指标较高，积极予乌司他丁注射液（20wU）改善微循环清除炎症介质，静脉注射人免疫球蛋白 G_2（2.5g），注射用头孢西丁钠 G_4（2g）联合左氧氟沙星注射液 H（0.5g）抗感染及补液对症治疗，在防治尿源性脓毒血症的治疗原则及方法上得当、及时，最终患者未出现相关严重、危急并发症。

2. 肾下盏结石手术方式的选择　肾下盏位于肾脏最低处，较易形成结石，目前肾下盏结石的微创治疗方法主要有 ESWL、FURL 和 PCNL，其中，PCNL 与 FURL 是临床上常用的治疗肾下盏结石的方法，两种方法各有利弊，FURL 具有无创、患者恢复快等优点，但需保持较大的弯曲度，且仍存在无法碎石的情况，如本例；PCNL 的结石清除率较高，碎石取石效率较高，但是有创操作，且受患者体型等影响，某种意义上将对肾脏是一种贯通伤，易导致出血等并发症，进而影响视野，轻者造成首次取石失败，严重者需输血治疗。本例患者结石位于肾下盏，大小约 1.5cm，推荐首选输尿管软镜下碎石取石术，但患者 CPH = 2.17cm，IPA = 29.25°、IL = 3.0cm、IW = 0.5cm（病例9图4至病例9图7），存在软镜取石不利因素，术中证实软镜无法完全碎石取石而改经皮肾镜取石术，且肾穿刺造瘘出现造口出血等并发症，导致一期取石失败。

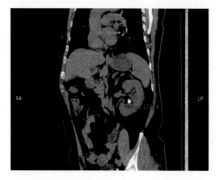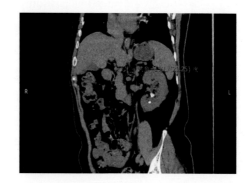

病例9图4　CPH＝2.17cm　　　　　　病例9图5　IPA＝29.25°

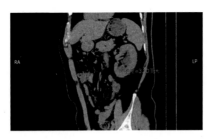

病例9图6　IL＝3.0cm

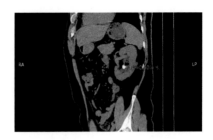

病例9图7　IW＝0.5cm

三、疾病介绍

泌尿系统结石是泌尿外科常见病及多发病，而肾结石的发病率约占泌尿系结石的一半，另外肾下盏结石约占肾结石的36%[1]，肾下盏结石属于难治性结石，受肾下盏肾盂夹角大小、盏颈大小、盏颈长度、结石成分等的影响，临床上选择治疗肾下盏结石的恰当方式较困难。

对于大于2cm的结石，推荐选用经皮肾镜碎石术（percutaneous nephrolithotomy，PCNL），而对于≤2cm的肾脏结石，既往常常将体外冲击波碎石术（extracorporeal shock wave lithotripsy，ESWL）作为首选治疗方法，然而相对于其他肾盏结石，肾下盏结石的清除率更低，体外冲击波碎石作用有限[2]。

随着输尿管软件技术的迅速发展，输尿管软镜在治疗肾结石上具有安全高、创伤小且结石清除率与经皮肾取石相当等独特优势，目前已经成为2cm以下肾结石首选治疗方式之一[3]。然而对于肾下盏的结石，输尿管软镜能否成功碎石取石，一部分取决于手术者的技术，另一部分取决于肾脏下盏本身的解剖因素。肾下盏解剖结构影响输尿管软镜治疗肾下盏结石的因素主要包括肾盂肾下盏夹角（infundibulopelvi angle，IPA）、肾下盏漏斗部宽度（infundibular width，IW）、肾下盏漏斗部长度（infundibular length，IL）、肾盂肾盏高度（the caliceal pelvic height，CPH）（病例9图10）等。

IPA对输尿管软镜治疗肾下盏结石的影响。对于IPA不同学者有不同的测量方法，而Sampaio法及El-Bahnasy法是提倡最多的测量方法。Sampaio等将IPA定义为结石所在肾小盏的轴线与上段输尿管中轴线之间的夹角，其中输尿管中轴线为输尿管在肾下极水平的中点和在肾盂输尿管处（UPJ）的中点所形成的直线（病例9图8）；El-Bahnasy等将IPA定义为定为肾下盏中轴线与肾盂输尿管中轴线相交而成的夹角，肾盂输尿管中轴线：肾内侧缘线过肾窦处做一中点，在肾下极水平再做输尿管的中点，两点所成的连线即为肾盂输尿管中轴线（病例9图9）[4]。多数研究认为当IPA＜30°时，对输尿管软镜钬激光碎石术治疗肾下盏结石存在较大影响，明显降低手术成功率，主要从碎石及排石两个方面产生影响[5, 6]。所以当IPA＜30°的肾下盏结石患者术前应充分告知结石一次清除是可能的，但存在二次手术干预及经皮肾镜取石可能。

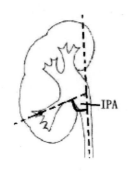
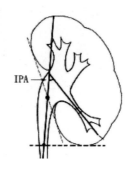

病例9图8　IPA（Sampaio法）　　病例9图9　IPA（El-Bahnasy法）

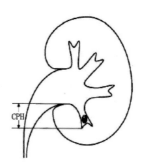

病例9图10　CPH

IL、IW 对输尿管软镜治疗肾下盏结石的影响：① IW 为沿肾下盏中轴线最狭窄处的宽度。既往研究表明当 IW ＜ 0.5cm 时，对输尿管软镜治疗下盏结石有不利影响，但随着现代软镜器械的发展及当手术中进行灌注时 IW 口径可发生变化，肾下盏漏斗部宽度不是影响软镜治疗肾下盏结石疗效的解剖学参数之一。② IL 为结石所在肾小盏最远端至肾盂下唇中点连线的长。IL 过长可能影响输尿管软镜治疗肾下盏结石，有研究表明当 IL ＜ 3cm 时，软镜治疗下盏结石成功率较大于 3cm 明显提高（88% VS 60%）[7]。

CPH 对输尿管软镜治疗肾下盏结石的影响：CPH 为结石所在的肾下盏最低点到肾盂下唇最高点的高度。目前对 CPH 研究较少，CPH 较 IPA 更易测量，部分研究提示当 CPH ＞ 2cm 时，不利于软镜治疗下盏结石及排石。仍需大数据研究 CPH 的预测价值。

四、病例点评

肾下盏结石是肾结石最常见部位，目前对于小于 2cm 的肾结石，常常首选输尿管软镜治疗。软镜治疗肾下盏结石的疗效与肾下盏解剖结构有密不可分的关系。对于存在以下因素 IPA ＜ 30°、CPH ＞ 20mm、IW ＜ 5mm、IL ＞ 3cm 以及复杂性肾下盏结石的患者，临床医生应结合自身经验、综合多种因素选择最优的治疗肾下盏结石的治疗方案，同时应告知软镜碎石取石失败转经皮肾镜取石可能性。

参考文献

[1]Jessen JP，Honeck P，Knoll T，et al.Flexible ureterorenoscopy for lower pole stones：influence of the collecting system's anatomy[J].J Endourol，2014，28（2）：146-151.

[2]Pearle MS，Lingeman JE，Leveillee R，et al.Prospective randomized trial comparing shock wave lithotripsy and ureteroscopy for lower pole caliceal calculi 1cm or less[J].J Urol，2008，179（5 Suppl）：S69-73.

[3]Turk C，Petrik A，Sarica K，et al.EAU guidelines on interventional treatment for urolithiasis[J].Eur Urol，2016，69（3）：475-482.

[4]Arpali E，Altinel M，Sargin SY.The efficacy of radiographic anatomical measurement methods in predicting success after extracorporeal shockwave lithotripsy for lower pole kidney stones[J].Int Braz J Urol，2014，40（3）：337-345.

[5]Clayman RV.Flexible ureterorenoscopy for the treatment of lower pole calyx stones：influence of different lithotripsy probes and stone extraction tools on scope reflection and irrigation flow[J].J Urol，2003，170（2 Pt 1）：686-687.

[6]McClinton S，Starr K，Thomas R，et al.The clinical and cost effectiveness of surgical interventions for stones in the lower pole of the kidney：the percutaneous nephrolithotomy，flexible ureterorenoscopy and extracorporeal shockwave lithotripsy for lower pole kidney stones randomised controlled trial（PUrE RCT）protocol[J].Trials，2020，21（1）：479.

[7]Sari S，Ozok HU，Topaloglu H，et al.The association of a number of anatomical factors with the success of retrograde intrarenal surgery in lower calyceal stones[J].Urol J，2017，14（4）：4008-4014.

病例10　输尿管结石体外震波碎石治疗

一、病历摘要

（一）基本信息

患者：王某某，男性，50岁。

主诉：右腰腹疼痛5小时。

现病史：患者于入院前5小时无明显诱因出现右腹部疼痛，并逐渐向阴囊处放射，伴有小便困难、恶心、呕吐、头晕、间断心慌，不伴有发热、寒战、咳嗽、咳痰、血便、呼吸困难。为求进一步诊疗就诊于我院急诊，查泌尿系彩超示右侧输尿管结石，右侧输尿管扩张伴右肾积水，前列腺体积稍大。予以解痉、止痛对症治疗。后经我科会诊，以"右侧输尿管结石伴肾积水"收入我科。

既往史：2020年在我院住院诊断为"①冠状动脉粥样硬化性心脏病、急性ST段抬高型心肌梗死、心功能Ⅰ级（Killip分级）、心律失常、室性早搏；②2型糖尿病；③睡眠呼吸暂停低通气综合征；④脂肪肝；⑤右肾多发囊肿；⑥颈动脉粥样硬化；⑦右肺陈旧性病灶；⑧高尿酸血症"。目前使用"阿司匹林肠溶片100mg、1次/日，阿托伐他汀钙20mg、1次/日，拜糖平片100mg、3次/日，甘精胰岛素注射液（其2型糖尿病既往其他中长效胰岛素难以控制血糖）10U、每晚皮下注射"。无高血压、脑梗死等内科疾病病史，无肝炎、结核病传染病史。有包皮环切手术史；无外伤及输血史。诉有左氧氟沙星及青霉素过敏史；否认药物、食物过敏史，预防接种史不详。吸烟20+年，每日约吸20支，饮酒10+年，约125g/d。

个人及婚育史：久居当地，无疫源接触史，无粉尘及毒化学物品接触史无吸烟、饮酒史；无冶游史。已婚已育，育有一子，配偶子女均健康。

家族史：否认家族性遗传病病史。

（二）体格检查

体温36.5℃，呼吸20次/分，脉搏82次/分，血压135/80mmHg。发育正常，神清语利，意识清楚，自由体位，查体合作，唇无绀，伸舌居中，双瞳等大等圆，对光反射灵敏，双肺呼吸音清，未闻及干湿性啰音，心率82次/分、律齐，各瓣膜听诊区未及杂音，腹部平坦，未见肠型及蠕动波，肝脾肋下未及。右肾区压痛（+-）、叩击痛（+），左肾区无压痛及叩击痛，右侧输尿管中段体表投影点压痛（+），反跳痛（−），左侧输尿管体表投影点压痛（−），无反跳痛，右下腹阑尾区麦氏点压痛（−），墨菲征（−），膀胱无充盈，无压痛、尿道口无分泌物，阴茎发育与年龄相符，阴囊未见异常，双侧睾丸触痛（－）。双足无水肿，双侧巴氏征（－）。

（三）辅助检查

泌尿系彩超（外院 2020-12-26）：右侧输尿管结石，右侧输尿管扩张伴右肾积水，前列腺体积稍大，右下腹阑尾显示不清。

血细胞分析（外院 2020-12-26）：白细胞计数 9.53×10^9/L、中性粒细胞百分比 58.4%。

尿液分析（外院 2020-12-26）：葡萄糖（+++）、潜血（+++）、白细胞（+）、蛋白质（++）、镜检红细胞 9641 个 /μl、镜检白细胞 41 个 /μl。

泌尿系 CT（本院 2021-01-14）：双肾盏结石。右侧输尿管上段结石。右侧输尿管上段及右肾盂积水（病例 10 图 1）。

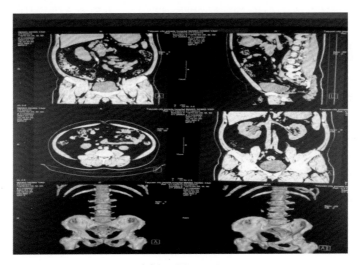

病例10图1　CT

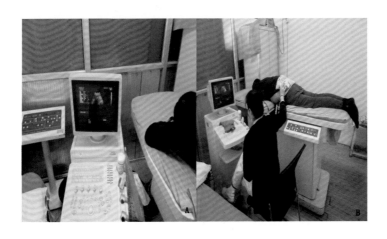

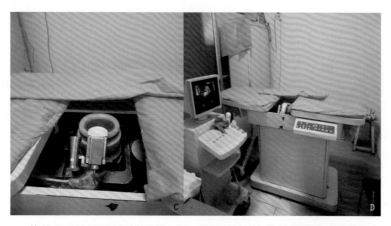

A. 体外震波碎石机用引导定位B超工作平台；B. 体外震波碎石治疗中；
C. 电磁波源水囊及B超探头；D. 体外震波碎石机器整体面

病例10图2 碎石过程

（四）诊断

1. 右输尿管结石伴肾积水，右肾多发囊肿，双肾结石。

2. 2型糖尿病、糖尿病周围神经病变。

3. 冠状动脉粥样硬化性心脏病，陈旧心肌梗死，心功能Ⅰ级（Killip分级），心律失常，室性早搏，Ⅰ度房室传导阻滞。

4. 双侧附睾头囊肿。

5. 睡眠呼吸暂停低通气综合征。

6. 脂肪肝。

7. 颈动脉粥样硬化。

8. 右肺陈旧性病灶。

9. 高尿酸血症，高同型半胱氨酸血症。

（五）诊疗经过

入院后给予完善相关检查，明确诊断后给予监测并控制血压及血糖。因患者冠状动脉粥样硬化性心脏病、陈旧心肌梗死，长期口服阿司匹林肠溶片并未停药，血糖控制不理想且要求药物保守辅助排石，故入院先以药物治疗为主；后观察药物排石效果差，经控制血糖及停用阿司匹林肠溶片后，分别于1月19日及1月29日针对右侧输尿管结石给予体外震波碎石治疗2次（冲击工作电压12.5 ~ 14kV、冲击次数1000次、结石反应良好），同时给予解痉、止痛、抗感染、促进排石、补液、改善心肌供血，营养心肌、扩冠、改善周围神经病变症状等对症治疗。后于2月3日复查泌尿系彩超提示右侧输尿管结石排出并办理出院（病例10图2）。

（六）随访

现患者体温正常，各项生命体征平稳。

二、病例分析

患者为中年男性，右腰腹疼痛发病，入院检查 CT 及 B 超提示右侧输尿管结石（1.4cm×0.9cm），右侧输尿管扩张伴右肾积水。诊断明确，但结合患者基础疾病及治疗意愿（糖尿病且血糖控制不理想，同时冠心病、急性心肌梗死、心功能不全 5 个月，长期口服阿司匹林肠溶片，行激光手术碎石治疗风险大），故给予选择体外震波碎石 [ESWL- 创伤小，不需麻醉（成年人）且并发症发生率较低] 较为适宜，同时结合药物辅助治疗，最终成功将右侧输尿管结石排出。

三、疾病介绍

（一）概述

泌尿系结石是泌尿外科的常见病，在住院患者中居首位[1]。欧美国家流行病学资料显示，泌尿系结石发病率为 1% ~ 20%[3]。我国泌尿系结石整体发病率为 1% ~ 5%，南方高达 5% ~ 10%，年新发病率为（150 ~ 200）/10 万人[2]，其中 25% 的患者需住院治疗。最新的调查显示，约 1/17 的中国成年人有肾结石[4]。近年来，我国泌尿系结石的发病率有增加趋势，是世界上三大结石高发区之一。泌尿系结石成因受性别、年龄、体重指数（BMI）、地理环境等因素的影响，形成各种成分的结石，临床特点各异。影响结石形成的因素很多，包括年龄、性别、种族、遗传、环境（所处的环境温度较高、长期接触铅和铬）、饮食习惯、相关疾病（如维生素 D 水平上升）和职业等身体的代谢异常、尿路的梗阻、感染、异物和药物的使用都是结石形成的常见病因。重视这些问题，能够减少结石的形成和复发。

（二）诊断

诊断方面包括：①实验室检查：血液分析、尿液分析、结石分析；②影像学检查：超声波检查、尿路 X 线平片、静脉尿路造影、非增强 CT 扫描、CT 增强＋三维重建、逆行或经皮肾穿刺造影、磁共振水成像、放射性核素[5]。

（三）治疗

输尿管结石的治疗主要是以下几个方面[5]。

1. 非手术治疗　对于直径＜5mm 的输尿管结石，可首选非手术治疗；对于直径 5 ~ 10mm 的结石，可在密切监测下选用非手术治疗。非手术治疗措施包括：大量饮水，每天 2500 ~ 3000ml；适度运动；应用镇痛药物缓解肾绞痛症状；定期监测结石位置及肾积水的变化。如出现持续的输尿管梗阻、感染，排石过程无明显的进展，或出现无

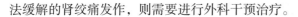

法缓解的肾绞痛发作，则需要进行外科干预治疗。

2．药物治疗

（1）药物排石治疗的适应证：①直径 0.5 ~ 10cm 的结石可以尝试药物排石，多数意见认为结石直径以小于 0.6cm 为宜；②结石无明显的嵌顿或梗阻；③结石以下输尿管无梗阻；④特殊类型的结石，如尿酸结石和胱氨酸结石。

（2）常用药物：① α - 受体阻滞剂：可松弛输尿管下段平滑肌，促进结石排出。②碱性枸橼酸盐：包括枸橼酸氢钾钠（友来特）、枸橼酸钾、枸橼酸钠等，尤其推荐用于尿酸结石和胱氨酸结石的溶石治疗。③钙离子通道阻滞剂：通过阻断钙离子通道，松弛输尿管平滑肌，促进排石。④非甾体镇痛抗炎药：可以减轻输尿管水肿，减少疼痛发作。⑤单纯排石治疗的疗程以维持在 1 ~ 2 个月为宜。

3．ESWL 随着体外冲击波碎石术（extracorporeal shock wave lithotripsy，ESWL）技术的广泛应用及治疗经验的积累，已证实 ESWL 治疗输尿管结石效果满意。由于不需麻醉（成年人）且并发症发生率较低，即使有诸如 URS 和 PNL 等先进内镜技术，ESWL 仍是治疗输尿管结石的主要方法。ESWL 治疗输尿管结石的成功率与碎石机的类型，结石的大小、成分、被组织包裹的程度有关[6, 7]。不同部位输尿管结石处理的难易程度不同，排石率也有差异。文献资料显示输尿管近段、中段和远段结石行 ESWL 治疗的结石清除率分别为 82%、73% 和 74%。

（1）适应证：在排除禁忌证情况下全段输尿管结石均可行 ESWL；对直径 < 1cm 上段输尿管结石首选 ESWL > 1cm 的结石可选择 URS（逆行或顺行）或 ESWL；对大于 1.5cm、结石停留时间长（> 2 个月）的结石，由于该类输尿管结石嵌顿时间长、肾积水严重或合并输尿管狭窄及其他病变，ESWL 治疗效果差，应视不同位置采用 URS 或 PNL；对直径 < 1cm 下段输尿管结石首选 ESWL 或 URS > 1cm 的结石可首选 URS；对中段输尿管结石可选择 ESWL 或 URS。

（2）禁忌证：妊娠；未纠正的出血性疾病及凝血功能障碍；严重的心肺疾病；未控制的尿路感染；严重肥胖或骨骼畸形影响结石定位；结石附近有动脉瘤；结石以下尿路有梗阻。

（3）碎石参数的选择：①冲击频率和能量：动物实验和临床观察均认为低冲击频率可增加碎石的疗效，减轻组织损伤。推荐治疗输尿管结石时冲击频率为 60 次 / 分。开始治疗时采用低能量，逐渐增加到推荐的最大能量级，这样可以改善碎石的效果，提高结石清除率。②治疗次数和治疗间隔：由于输尿管结石在输尿管腔内往往处于相对嵌顿的状态，周围缺少一个有利于结石粉碎的水环境，与同等大小的肾结石相比，其粉碎的难度较大。因此，ESWL 治疗输尿管结石通常需要较高的冲击波能量和更多的冲击次数。关于治疗的间隔时间目前无确定的标准，但与治疗肾脏结石相比，输尿管结石的 ESWL 治疗间隔可适度缩短；经过 2 ~ 3 次的治疗无效时，可改行 URS 或 PNL 治疗。

4. 手术治疗 [8]　①输尿管镜；②经皮顺行输尿管镜。③腹腔镜或开放手术。

四、病例点评

体外冲击波碎石术（ESWL）于 1980 年 2 月首先由德国慕尼黑市 Chaussy 等治疗肾结石取得成功，被誉为"肾结石治疗上的革命"，现在广泛用于尿石症的治疗。此例患者为右侧输尿管上段结石（1.4cm×0.9cm），无明显禁忌证；但结合其诊断急性心肌梗死伴心功能差 5 个月并长期口服阿司匹林肠溶片，心内科会诊不建议停用阿司匹林肠溶片。行 URS 手术风险高。故选择 ESWL 治疗上段输尿管结石，治疗风险低，适应证把握较好。成功将右侧输尿管上段结石击碎并排出。说明本病例诊断明确，治疗方案适宜。

参考文献

[1] 孙伟桂，丁智仁，张峻，等. 广西地区尿石症患者年龄分布曲线特征及临床意义 [J]. 中华泌尿外科杂志，2001，22（2）：100–102.

[2] 米华，邓耀良. 中国尿石症的流行病学特征 [J]. 中华泌尿外科杂志，2003，24（10）：66–67.

[3]Zeng GH，Mai ZL，Xia SJ，et al.Prevalence of kidney stones in China：an ultrasonography based cross–sectional study[J].BJU Int，2017，120（1）：109–116.

[4]Ye Z，Zeng GH，Yang H，et al.The status and characteristics of urinarystone composition in China[J].BJU Int，2020，125（6）：801–809.

[5] 邓耀良，叶章群，李虹. 泌尿系结石临床诊断治疗学 [M]. 北京：人民卫生出版社，2009.

[6] 邓耀良，陶芝伟，王翔. 含钙肾结石复发的危险因素及个体化防治策略 [J]. 临床泌尿外科杂志，2018，33（2）：85–88.

[7] 邓耀良. 重视头孢曲松尿路并发症的研究 [J]. 中华泌尿外科杂志，2012，33（8）：565–566.

[8] 那彦群，孙光，叶章群. 中国泌尿外科疾病诊断治疗指南（2014 版）[M]. 北京：人民卫生出版社，2014.

第三章　男科疾病

病例11　梗阻性无精子症

一、病历摘要

（一）基本信息

患者：男性，30岁。

主诉：婚后未避孕未育2年。

现病史：患者于2年前结婚，婚后勃起功能正常，性生活正常，可正常射精，精液量无异常。因反复尝试怀孕未果，夫妻双方于外院就诊，女方检查结果无殊，男方精液分析提示无精子症，B超报告提示睾丸大小正常，见附睾细网格状改变，输精管未见扩张。后于我院门诊就诊，复查精液分析，精浆生化，染色体，Y染色体微缺失，除精液分析提示无精子外，其余检查均未见异常。查体：双侧睾丸质韧，大小约为12ml，双侧附睾肿胀，可触及结节。以梗阻性无精子症收入病房。

既往史：患者自述幼时曾有双侧睾丸疼痛，约1周后症状消失，未予特殊关注。否认腮腺炎病史，否认疝气相关腹部手术史。预防接种史规范，随社会。否认药物、食物和其他过敏史。否认外伤及输血史。否认糖尿病、高血压、心脏病病史。

个人史：患者生长于原籍，无特殊饮食史，无烟酒嗜好，无放射性辐射接触史。

家族史：患者否认不育相关家族史。

（二）体格检查

阴茎、阴囊外观正常，阴毛分布正常，双侧睾丸大小12ml，质地韧，双侧附睾及输精管可触及，大小正常，双侧附睾肿胀，可触及结节。双侧精索静脉正常。前列腺未及异常。

（三）辅助检查

彩超：双肾、输尿管、膀胱及前列腺未见异常。

精液分析：离心后未见精子。

染色体核型：46，XY。Y染色体微缺失：未见缺失。

（四）诊断

附睾梗阻性无精子症。

（五）诊疗经过

患者入院后，完善相关检查，排除禁忌证后，于 2019 年 10 月 7 日全麻下行双侧输精管附睾吻合术（病例 11 图 1）。术中见双侧附睾管膨大迂曲，双侧输精管远端通畅，附睾管吻合处可见大量精子及碎片。术顺安返。术后予常规抗炎镇痛治疗。

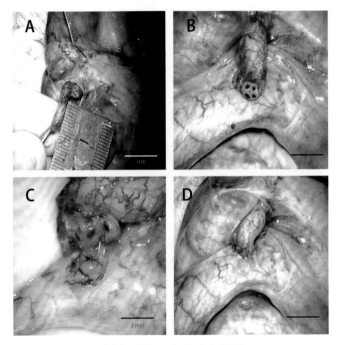

病例11图1　患者手术截图

（六）随访

出院 1 个月后患者复查精液，精子密度已达到 $80 \times 10^6/\text{ml}$。后尝试同房，1 个月后妻子妊娠。现已生育一健康女婴。

二、病例分析

本例患者最终诊断为"双侧附睾梗阻性无精子症"。该例患者 OA 根据其病史、实验室检查、体格检查及术中显微检查等诊断明确。患者手术后恢复良好，满足了自然生育的意愿。

三、疾病介绍

梗阻性无精子症（obstructive azoospermia，OA）是指在睾丸精子发生正常的情况下，由于先天性异常、泌尿生殖道感染或外伤等原因，导致输精管道梗阻，精子不能正常随着精液排出体外，导致精液中精子数量为 0，约占所有无精子症病例的 40%[1]。梗阻可能是发生在男性生殖系的一个或多个部位：附睾、输精管和射精管。1902 年，有一例继发于附睾炎的患者接受了输精管 – 附睾吻合术（vaso epididymostomy，VE），并获得了复通。这是世界上首次有报道的输精管附睾吻合术 [2]。第一例成功的输精管 – 输精管吻合（Vasovasostomy，VV）报道于 1919 年 [3]。后来，Silber 和 Owen 等 1977 年首次采用显微外科技术治疗梗阻性无精子症 [4]，随着后续临床试验的证实，显微外科技术被公认为男性生殖道修复重建技术的金标准 [5]。

VV 和 VE 的适应证包括：因创伤或医源性操作造成的输精管损伤（例如疝气修补、隐睾、鞘膜切除术）；失独或再婚，而又已经接受了输精管结扎术的男性；感染等后天因素造成的输精管、附睾梗阻 [6]。当这些患者希望生育孩子时，他们有其他选择，包括取精手术或附睾穿刺抽吸术获得精子，然后用于卵胞质内单精子注射（intracytoplasmic sperm injection，ICSI）。目前的报道表明，治疗 OA 的最具成本效益的方法是显微外科手术重建。这种治疗相比于 ICSI，也使孩子的分娩受到更少的人为干预 [7]。女方因素，尤其是年龄，也与显微吻合术后的妊娠率相关。因此，医师应根据夫妇的生育需求，向患者及其伴侣介绍并讨论输精管复通术和辅助生殖技术的区别和利弊，帮助其做出选择。对于输精管结扎术后的要求复通的患者，VV 或 VE 要根据术中发现决定。在由附睾炎症引起或病因不明的 OA 患者中，可以选择 VE 作为首选。如果梗阻是沿着输精管道多发存在的，此时显微外科输精管吻合技术是不可行的。如果存在多发的附睾梗阻，吻合位点要尽量靠向附睾近端，越过所有的梗阻位点 [8]。

据输精管吻合术研究组的报道，在三年内进行了输精管结扎术的 OA 患者，VV 术后的复通率为 97%（86/89）、妊娠率为 76%（56/74）。在他们的报告中，复通率随着更足之间的延长而降低，梗阻超过 15 年的患者复通率仅为 71%（32/45），妊娠率仅为 30%（11/37）。尽管并没有其余研究显示梗阻时间和术后复通率之间有明显的相关性，长时间梗阻的患者术后的妊娠率确实有着显著下降 [9]。VE 吻合的技术和改良式式也在不停发展中，并且复通率和妊娠率也在不断提高。当前公认的金标准术式：双针纵向套叠式输精管附睾吻合术的平均手术时间为 114 分钟，平均复通率为 87%（范围：80% ～ 98%），平均妊娠率为 49%（范围：22% ～ 68%）[10]。

四、病例点评

这是一个极为典型的 EOA 患者通过手术治疗重建生育力的案例。按照"三分法"，及时明确地对梗阻性无精子症患者做出诊断，并选择合适的手术方式，及时治疗，是治疗梗阻性无精子症的关键。

参考文献

[1]Weidner W，Colpi GM，Hargreave TB，et al.EAU guidelines on male infertility[J].Eur Urol，2002，42（4）：313-322.

[2]Martin E，Carnett J，Levi J，et al.The surgical treatment of sterility due to obstruction at the epididymis；together with a study of the morphology of human spermatozoa[J].University of Pennsylvania medical bulletin，1902，15（1）：2-15.

[3]Thomas AJJr.Vasoepididymostomy[J].Urol Clin North Am，1987，14（3）：527-538.

[4]Silber SJ.Microscopic vasectomy reversal[J].Fertility and sterility，1977，28（11）：1191-1202.

[5]Kolettis PN，Thomas AJJr.Vasoepididymostomy for vasectomy reversal：a critical assessment in the era of intracytoplasmic sperm injection[J].J Urol，1997，158（2）：467-470.

[6]Hayden RP，Li PS，Goldstein M.Microsurgical vasectomy reversal：contemporary techniques，intraoperative decision making，and surgical training for the next generation[J].Fertil Steril，2019，111（3）：444-453.

[7]Practice committee of the american society for reproductive medicine in collaboration with the society for male R，urology.Electronic address aao.The management of obstructive azoospermia：a committee opinion[J].Fertil Steril，2019，111（5）：873-880.

[8]Kumar R，Kumar M.Microsurgery for Male Infertility[A].In：Male Infertility：Springer，2020：187-196.

[9]Patel AP，Smith RP.Vasectomy reversal：a clinical update[J].Asian journal of andrology，2016，18（3）：365.

[10]李朋，李铮，李石华.梗阻性无精子症显微外科治疗进展和展望[J].中华男科学杂志，2018，24（7）：1.

病例12 成人真两性畸形合并阴唇内疝卵睾

一、病历摘要

（一）基本信息

患者：社会性别女性，65岁。

主诉：右侧大阴唇肿物进行性肿大伴疼痛2个月。

现病史：患者45年前于当地医院诊断为"真两性畸形"，遂行阴道重建术。近2个月右侧大阴唇肿物进行性肿大伴疼痛。无腹痛及血尿。门诊以"真两性畸形、右侧大阴唇肿物、右侧腹股沟疝"收入院。

既往史：否认心、脑肾等慢性病史。否认肝炎、结核病等传染病病史。预防接种史不详。否认药物、食物和其他过敏史。否认外伤及输血史。患"慢性胃炎"4年。2年前因肠息肉于外院行手术治疗。高血压病史2年，血压最高时达160/120mmHg，口服药物治疗（具体药名、剂量不详），血压控制尚可。否认糖尿病病史。

个人史：生于北京市密云县，久居当地。未到过疫区及地方病流行区。生活较规律，居住条件较好。少量吸烟10余年，已戒烟4年。少量饮酒30余年，未戒酒。否认药物依赖、麻醉毒品等不良嗜好。否认工业毒物、粉尘、放射性物质接触史。否认性病及冶游史。

婚育史：23岁结婚，配偶已故。17岁月经来潮，月经周期28~30天，每次月经持续3~5天，53岁绝经。月经量中等，颜色正常，无血块，无痛经。怀孕2次，流产1次，生育1子（为剖宫产），其子发育正常。

家族史：父母已故，具体死因不详。家族中无同类疾病患者。否认肝炎、结核病等传染病病史。否认家族性、遗传性疾病史。

（二）体格检查

女性外观，喉结不明显，双乳腺发育可，下腹部可见长约10.0cm纵向手术瘢痕（剖宫产手术瘢痕）。阴毛呈菱形分布，较稀疏。已婚型外阴。右侧大阴唇似阴囊发育并可触及直径约3.0cm肿物，质软，无明显触痛。宫颈萎缩，未触及明显子宫体。

（三）辅助检查

彩超：右侧大阴唇可见5.6cm×2.0cm×1.2cm不均匀中等回声包块，其内容物与腹腔相通，深呼吸可见往返运动——考虑腹股沟疝，疝囊内可见1.6cm×1.2cm×0.8cm中低回声结节，边界清晰，形态规整——睾丸可能（病例12图1A）。子宫形态规整，回声均匀，双侧附件区未见异常。

CT：右侧腹股沟区可见不规则长管状影，内见片状、线形软组织密度影，右侧大阴唇内见点状高密度影。子宫小，附件区未见明确异常改变（病例12图1B、病例12图1C）。双侧肾上腺未见异常。

与肾上腺病变相关的内分泌学实验室检查、性激素及肿瘤标志物检查均正常。外周血染色体分型：46，XX。

（四）诊断

成人真两性畸形合并阴唇内疝卵睾。

（五）诊疗经过

患者于2019年1月10日行右侧腹股沟斜疝充填式无张力修补术、右侧睾丸附睾切除术。术中可见肿物为萎缩的睾丸及附睾，直径分别约1.5cm及0.5cm，质地稍硬，周围无粘连。将睾丸及附睾、输精管切除（病例12图2A），用补片修补腹股沟管后壁。术后病理报：（右侧大阴唇肿物）送检组织内可见卵巢组织、睾丸组织、附睾组织及输精管、精曲小管及附睾管萎缩（病例12图2B）。病理诊断：TH。术前睾酮0.64nmol/L，术后降至0.21nmol/L。患者痊愈出院。随访至今预后良好。

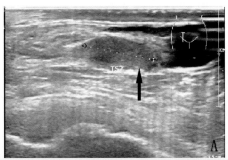

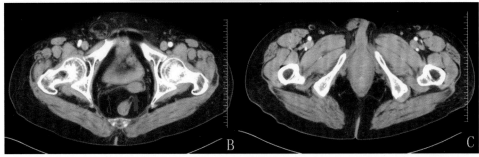

A. 超声示右侧大阴唇内可见不均匀中等回声包块（箭头所示）；B. CT示右侧腹股沟区不规则长管状影，内见片状、线形软组织密度影（圆形内）；子宫（粗箭头）、附件区（细箭头）未见明显异常改变；C. CT示右侧大阴唇内软组织密度影（粗箭头所示）

病例12图1　术前影像学检查

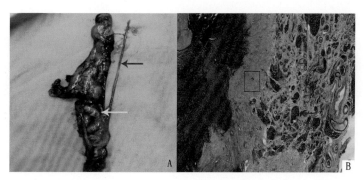

A．睾丸及附睾（黄色箭头所示），另可见输精管（红色箭头所示）；B．卵巢组织中致密蓝染的纤维组织（圆形区域内），其周围为卵巢皮质（方框区域内）；蓝染的嗜酸性胞质，其内为睾丸间质细胞（红色箭头所示），周围可见间散在的睾丸支持细胞，胞质空，界限清楚，瓜子仁样，排列成腺腔样结构（HE×4）

病例12图2　术后标本及病理检查

（六）随访

随访至今预后良好，无不适。

二、病例分析

本例患者因阴道发育异常，早年行阴道重建术，查体可见阴毛菱形分布，右侧大阴唇似阴囊发育，内可见直径约 3.0cm 肿物，与既往文献相符。本例患者的双侧卵巢正常，右侧大阴唇肿物为卵睾，这种性腺表现形式罕见，以往的文献未见报道。该例患者的右侧性腺为最常见的卵睾，位于大阴唇内，而双侧的卵巢正常位于盆腔内，染色体核型为最常见的 46，XX，与文献报道相符。该例患者在婚前即临床诊断为 TH，遂行阴道重建手术，未行病理诊断，术后排尿通畅，月经正常，性生活满意。本次患者因大阴唇肿物就诊，术后证实肿物为卵睾，明确诊断为 TH。该患者的外生殖器及第二性征均表现为女性，社会性别为女性，女性性征明显，性激素检查结果在女性正常范围内，且患者已经生育一子，说明该患者的卵巢及子宫功能正常。该患者的睾丸功能极其低下，故切除男性性腺后维持女性外观，无需补充雌激素。

三、疾病介绍

真两性畸形（true hermaphroditism，TH）的特征是同一个体内同时存在正常的男性和女性性腺组织，是一种罕见的性发育异常，非洲相对多见[1]。TH 是一种较少见的性别分化异常疾病，在性别畸形中约占 20%[2]。患者出生时多外阴部男女难分，但比较倾向于男性，约 3/4 的患儿当作男孩抚育[3]。患者在发育期一般都出现女性第二性征，可有月经来潮。青春期后出现的社会性别与生物性别的不一致，常给患者的社会生活及心理状态造成极大的冲突和压力。

TH 的病因不明，临床表现较多，因此细致的查体对 TH 的诊治非常重要。结合文献复习 TH 可有以下临床表现[4~6]：①"男性"TH 可表现为隐睾，尿道下裂，阴茎发育差，形似发育肥大的阴蒂，阴囊发育差，形似大阴唇，直肠指检可扪及子宫，青春期或成年出现乳房发育；"女性"TH 可出现青春期后乳房不发育，阴蒂发育如小阴茎，可勃起，原发性闭经和不孕症，大阴唇发育形似阴囊；也可伴有声音低沉，喉结明显等体征。②男女 TH 均可出现周期性腹痛和（或）血尿，伴有下腹部或腹股沟包块。

TH 的特点为同一个体内同时存在正常的男性和女性性腺组织[7~8]；其性腺的表现形式有三种：一侧为卵睾对侧为睾丸或卵巢最多见；其次为一侧为睾丸一侧为卵巢；双侧均为卵睾相对较少。有文献[9]报道性腺的位置取决于睾丸组织的量，50% 的卵睾位于腹部位置，25% 位于腹股沟区域，另外 25% 位于大阴唇。85% 的卵巢在腹部发现，50% 的睾丸位于大阴唇。70% TH 患者的染色体核型为 46，XX，10% 为 46，XY 核型，而其余 20% 为复杂核型，最常见的是 46，XX/46，XY[10]。SRY 基因促使未分化性腺向睾丸分化，而女性体内无该基因，因此性腺向卵巢方向分化。当位于 Y 染色体短臂的 SRY 基因易位到 X 染色体上时，可出现 46，XX 真两性畸形或 46，XX 男性[11~12]。

TH 患者的诊断应在 2 岁之前进行，因为 2 岁之后更易出现心理问题[10]。对可疑两性畸形患者应行核型鉴定和性染色质实验，同时行彩超、MRI、尿生殖窦造影、肾上腺相关内分泌学检查、激素及其相关代谢物等辅助检查。但是由于性腺发育不良，辅助检查难以辨别其种类。因此通过腹腔镜下找到性腺，行组织活检成为了两性畸形诊断的新手段[13]。

男性假两性畸形表现为染色体和性腺正常，实验室结果可表现为 5α - 双氢睾酮偏低；克氏综合征患者染色体为 47，XXY，性腺为睾丸组织，无卵巢组织；两者外生殖器的表现可与 TH 患者相同，因此三者应相互鉴别。女性假两性畸形的原因有男性化型先天性肾上腺皮质增生、胎盘组织芳香化酶缺乏、母亲摄入或产生雄性激素过多、非雄激素引起的尿生殖窦发育异常，可表现为性腺为正常，查 B 超、CT 常可见肾上腺肿物，进一步查 24 小时尿 17- 酮类固醇及孕三醇可见增高；由于雄激素的影响可出现声音低沉，喉结明显，青春期后乳房不发育等男性体征，因此应注意与女性 TH 患者相鉴别[7,14]。由于 TH 患者的睾丸、卵睾或者卵巢可表现为腹部、腹股沟或者大阴唇的包块，因此当成人 TH 临床体征不明显或者小儿 TH 患者应注意与腹股沟疝相鉴别。有文献[15]报道一小儿误诊为腹股沟疝，术后病理回报为 TH。

TH 患者的治疗包括性腺切除和外生殖器矫形，术后如需要可补充激素。男性 TH 患者可行保留乳头的乳腺、卵巢及其女性附属器官切除、封闭阴道、睾丸下降固定、阴茎伸直分期尿道成形术，术后可补充睾丸酮，同时肌内注射人绒毛膜促性腺激素使其阴茎再次发育[16]。对于阴茎发育不全的患者可行腹壁下动脉穿支皮瓣阴茎再造手术，可取得满意的效果[17]。有研究发现，TH 患者的卵巢组织（包括卵睾的卵巢部分）大部分发育良好。TH 患者的卵巢组织功能大多数良好且排卵正常，而睾丸组织大部分未成熟的，较少有精子发生[18]；而且阴道再造较阴茎再造易于进行且功能较好；因此国内外学者多倾向于将染色体核型为 46，XX 的 TH 患者改造为女性[19]；因此女性 TH 患者多倾向选择保留女性性腺，行睾丸、阴茎切除及女性外生殖器成型术，术后患者的生殖和性功能可取得满意效果。对于 TH 患者的卵睾或隐睾，建议尽早手术切除，因为有文献[20] 报道 TH 患者的隐睾合并精原细胞瘤。

四、病例点评

TH 的治疗方案要权衡患者的心理性别、社会性别、性功能以及生殖道、外生殖器表现等多方面因素后做出选择。对于处于青春期或成年患者，手术前后必要时可给予心理咨询。

参考文献

[1]Montero M，Mendez R，Valverde D，et al.True hermaphroditism and normal male external genitalia：a rare presentation[J].Acta Paediatr，1999，88（8）：909–911.

[2] 张炜，王玲珑，张杰 . 真两性畸形——附 1 例报告并文献复习 [J]. 罕少疾病杂志，2004，11（1）：10–12.

[3]Van Niekerk WA.True hermaphroditism：an analytic review with a report of 3 new cases[J].Am J Obstet Gynecol，1976，126（7）：890–907.

[4] 赵桂香，李汛，李自力，等 . 真两性畸形综合治疗五例报告 [J]. 中华泌尿外科杂志，2002，23（5）：303.

[5] 王益春，李希麟，展望 . 真两性畸形 7 例报告 [J]. 疾病控制杂志，1999，3（3）：241.

[6] 田兆雄，邓显昭，林伯远，等 . 真两性畸形的诊断与治疗（附 9 例报告）[J]. 中华泌尿外科杂志，1989，10（6）：363–365.

[7] 陈华，李世荣，覃霞，等 . 两性畸形的临床研究进展 [J]. 中国美容整形外科杂志，2007，18（4）：301–304.

[8] 刘学军，孙广慈，赫伟，等 . 真两性畸形诊断治疗的探讨 [J]. 中华整形烧伤外科杂志，1999，15（2）：129–131.

[9]Barseghyan H，Vilain E.The genetics of ovotesticular disorders of sex development[J].

Genetic Steroid Disorders，2014：261-263.

[10]Ceci M，Calleja E，Said E，et al.A case of true hermaphroditism presenting as a testicular tumour[J].Case Reports in Urology，2015，2015：1-3.

[11] 黄瑜，赵姝，田秦杰 . 真两性畸形 14 例临床分析 [J]. 生殖医学杂志，2013，22（3）：181-184.

[12] 彭大振 .SRY、MIS、T 在男性假两性畸形诊治中的作用及雄激素受体基因突变的检测 [J]. 第三军医大学，2010：1-52.

[13] 黄健，林天歆，陈勃，等 . 腹腔镜在真两性畸形诊疗中的应用（附四例报告）[J]. 中华泌尿外科杂志，2002，23（6）：361-363.

[14] 陈鑫，曹瑞雪 . 真两性畸形 1 例并文献复习 [J]. 泰山医学院学报，2015，36(2)：218-219.

[15] 马松，姜福金 . 真两性畸形合并腹股沟斜疝二例 [J]. 中国医师进修杂志，2011，34（20）：76-77.

[16] 陈昊，何恢绪，李清荣，等 . 成人真两性畸形一例报告 [J]. 中华泌尿外科杂志，2007，28（3）：182.

[17] 朱选文，方家杰，叶秀娣，等 . 利用腹壁下动脉穿支皮瓣阴茎再造的临床研究 [J]. 中华泌尿外科杂志，2008，29（6）：396-398.

[18]Bayraktar Z.Potential autofertility in true hermaphrodites[J].J Matern-Fetal Neo M，2018，31（4）：542-547.

[19]Starceski PJ，Sieber WK，Lee PA.Fertility in true hermaphroditism[J].Adolescent And Pediatric Gynecology，1988，1（1）：55-56.

[20]Lai Y，Xie J，Tian P，et al.True hermaphroditism with seminoma：a case report[J]. Molecular and Clinical Oncology，2019，10（1）：97-100.

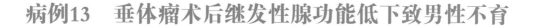

病例13　垂体瘤术后继发性腺功能低下致男性不育

一、病历摘要

（一）基本信息

患者：王某，男性，29岁。

主诉：婚后未避孕未育6个月。

现病史：患者婚后6个月，性欲下降，但阴茎仍可勃起，性生活每周约1次，同房有精液射出，未避孕未育，精液常规检查为无精子。促性腺激素水平降低，查染色体核型提示46，XY，查Y染色体微缺失提示YqAZFa、b、c区无缺失，平素睾丸无疼痛，睡眠可，饮食可。

既往史：患者18岁时因多饮多尿，突发双目视力下降，伴失明倾向，进一步检查发现泌乳素增高，下丘脑垂体瘤压迫视神经，遂于外院行垂体瘤（鞍区生殖细胞瘤）切除手术配合术后放疗及化疗，术后病情稳定，未见垂体瘤复发。

个人及婚育史：无从事高风险职业，无吸烟饮酒史。已婚未育。

家族史：否认家族性、遗传性疾病史。

（二）体格检查

外阴发育正常，双侧睾丸下降异常，双睾丸体积约12ml，为滑动性睾丸，附睾无压痛，输精管正常，无精索静脉曲张。

（三）辅助检查

性激素检查：性激素水平偏低，卵泡刺激素2.97mIU/ml，促黄体生成素1.85mIU/ml，睾酮3.26ng/ml。

精液常规显示：离心后未见精子。

（四）诊断

1. 非梗阻性无精子症（低促）。

2. 继发性促性腺功能低下。

3. 垂体瘤术后。

（五）诊疗经过

入院后给予系统的促性腺激素治疗。绒促性素注射液（human chorionic gonadotropin，HCG）2000U与尿促性素注射液（human menopausal gonadotropin，HMG）150U联合肌内注射，每周3次，合并使用芳香化酶抑制剂（阿那曲唑片）调节生精功能。

（六）随访

1个月后复查激素已恢复正常水平：FSH 12.1mIU/ml，LH 6.03mIU/ml，睾酮16.33ng/ml；精液检查示"离心浓缩至200UL镜检每2～3个20倍视野可见1条非前向运动精子，全片偶见前向运动精子，但所有活动精子形态大多异常"。予继续进行第2个疗程治疗。2个月后（2016年10月）第2次精液检查结果示：精子密度0.5×10^7/ml，精子总数2×10^7/ml，前向运动精子率23%，非前向运动精子率3%，不动精子率74%，根据患者保存生育力的需要，立即予以精子冷冻保存。2016年11月第3次复查时，患者精液参数已接近WHO第5版参考值下限，激素水平也逐渐恢复正常，维持一定的生精功能。2016年12月继续观察用药效果，提示精液指标正常，已恢复生育能力，指导合理性生活，期待自然受孕。

二、病例分析

垂体瘤的发病率渐趋升高，在实施手术切除提高生活质量之余，患者面临性功能及生育力下降等问题，激素替代治疗担心垂体瘤复发，内分泌药物治疗存在诸多禁忌，垂体瘤术后患者的生育力保存问题值得关注。现有一患者，垂体瘤术后16年，婚后未避孕未育半年，存在性腺功能低下，无精子症，通过系统的内分泌治疗后出现精子，半年内精液质量恢复正常患者。诊疗过程中给予全程指导，包括饮食指导、药物宣教，定期追踪随访，不同恢复期患者心理干预，有效恢复了患者的心理健康。通过合适性生活、健康生活方式的指导，帮助患者重拾了生活的信心，提高了患者的生活质量，极大程度的恢复了男性生育能力。

1. 贯穿疾病全程的健康教育

（1）垂体瘤术后性腺功能低下，该患者术后需要使用激素替代治疗，改善患者精神和体力活动、性功能，提高生存质量，但需长期甚至终身维持治疗[1, 2]。考虑到促性腺激素释放激素（gonadotropin-releasing hormone，GnRH）使用会增加垂体瘤复发的可能，因此使用促性腺激素联合治疗，HCG 2000U配合HMG 150U肌内注射，每周3次（TIW）；全面调控了患者激素水平，促进精子生成；配合芳香化酶抑制剂（来曲唑）、肉碱、PDE5抑制剂治疗，改善患者勃起功能、利于精子生成。为了增加患者的依从性确保治疗效果，通过微信与患者保持密切联系，随时了解患者注射药物及服药后有无不良反应，关注患者的心理变化，不断激励患者。

（2）治疗期间，医务人员指导患者进行每月一次检测性激素、肝功能和精液常规、精子形态、数量和活力变化，患者治疗后1个月精液中便出现精子，之后精液质量持续改善。由于性激素起到直接指挥与操纵精子的生长发育，精子生成是持续动态的，合理的激素水平维持精子生长内环境的稳定，利于精子的生成发育。告知患者定期检测性激素的重要性，观察性激素指标，逐渐升高至正常水平、肝功能未见异常改变。患者两个疗程的治疗后，已经成功指导患者接受精子冻存，保存了生育力，使得患者通过 ICSI 技术生育自己子代成为可能，后续的治疗更加积极主动。

（3）每两月一次进行垂体功能检查，根据结果进一步指导。通过复查该患者的垂体功能（性腺轴、甲状腺轴、肾上腺皮质轴功能水平），得知患者术后腺体功能减退的临床症状，通过治疗后逐步改善，初见时面色苍白、无力、性欲减退，4 个月药物治疗后性欲增强，面色较前好转，肌肉力量等都有所增强，无垂体瘤复发等继发性垂体功能改变。药物使用效果很显著，未见明显的不适主诉及并发症。

2. 辅助生殖技术指导 [3, 4]

（1）通过随访指导，让患者了解到不同疾病恢复期将面临的不一样的辅助生殖方式，这主要取决于该患者的精液质量，尤其精液质量逐步提高时，实时的宣教介入，更加增进了患者战胜疾病的信心。期间向女方讲解不同精液质量下受孕方法的选择，参照几个原则：精液参数稳定后鼓励患者合理性生活，每周 2 ~ 3 次，争取自然受孕；由于该患者女方年龄偏大（31 岁），建议选择辅助生殖技术，只有达到精子参数 1000 万以上，前向运动精子比率 50% 以上，前向运动精子总数 1000 万以上，才可以采用宫腔内人工授精的方式，低于这些参数，建议选择体外授精，或者 ICSI 的受孕方法。患者及家属全然知晓，并且表示积极配合治疗，表示有信心通过自然受孕的方式生育自己的子代，我们予以积极的支持。

（2）该患者此过程中担心垂体瘤疾病导致的子代遗传风险问题，担心子代健康询问是否需要做基因筛查诊断（preimplantation genetic diagnosis，PGD），我们并不建议患者 PGD，通过专业性指导，帮助分析患者本人并未携带有遗传缺陷的基因故没有 PGD 的必要性。

3. 心理咨询与隐私保护 [4, 5]

（1）医务人员为该患者及家属实施心理咨询与指导，帮助其调整心态、积极配合治疗。为患者居家药物治疗提供了情感支持服务，及时提醒告知治疗过程中的注意事项，帮助患者及家属缓解了压力。通过沟通了解到家属担心药物治疗会导致垂体肿瘤复发，给予药物安全性说明，消除心理障碍；患者本人担心精子质量恢复不理想，若需要试管，女方将会承受很大的痛苦，我们为其普及了试管婴儿相关知识，减轻了不必要的焦虑等。

（2）患者病情的特殊性，每次门诊医疗工作中注意保护患者的隐私；为患者的病情及每一次就诊记录、谈话、检查保密，让患者没有后顾之忧。

4. 合理性生活指导 [6]　该患者由于垂体瘤术后原因，体质较弱、性功能略差，药物治疗后精子质量恢复、体力精力逐渐增强。因此，指导患者掌握性生活时机，合理安排性生活，可以增加自然怀孕的机会。尤其注重指导排卵期性生活，教会患者女方排卵期的计算方法（必要时超声引导下测排卵，不建议排卵试纸），下次月经前的14 ~ 18 天，安排 3 次性生活，频率为隔日一次，每次性生活前半小时服用 PDE5i，提高精子质量；而建议女方性生活后平躺 1 ~ 2 小时，提高受孕率。

5. 健康生活方式指导　良好的生活方式对患者身体素质提高和生育力恢复将起到促进作用。推荐食用利于生精的食品，食用当季的绿色蔬菜或新鲜水果、牛奶、海鲜等；同时推荐食用利于精子细胞成长的黑色食物，如坚果类食物熬粥食用，戒烟限酒。指导患者遵循四个"一"健康生活方式，即每天：一个小时活动、一杯酸奶、一个苹果、一杯茶，多结交朋友，多远足，规律作息。

三、疾病介绍

低促性腺激素性性腺功能减退症（hypogonadotropic hypogonadism，HH）由于缺乏促性腺激素释放激素（gonadotropin releasing hormone，GnRH）或者垂体促性腺激素分泌功能下降，导致患者睾丸生精小管精子发生停滞。根据促性腺激素缺乏病因不同，可将 HH 分为先天性低促性腺激素性性腺功能减退（congenital hypogonadotropic hypogonadism CHH）和获得性低促性腺激素性性腺功能低下（acquired hypogonadotropic hypogonadism，AHH）。CHH 是一类由多种基因突变导致下丘脑促性腺激素释放激素（GnRH）分泌或作用障碍引起的一类先天性疾病。IHH/KS 是一个临床和遗传异质性疾病，其发病率大约为男性 1 ∶ 80 000 和女性 1 ∶ 40 000，大多数病例是在患者进入青春期时就诊，由于缺乏性征的发育，男性常表现为小睾丸、性功能低下、男性不育等。而女性则表现为乳腺发育和原发闭经等。其发病原因包括常染色显性、常染色体隐性、X 染色体隐性遗传等多种遗传方式。IHH/KS 发病机制尚未完全清楚。目前仅 1/3 的 KS 患者发病可用基因突变或变异来解释。目前已发现的基因除了 KAL1、FGF8、FGFR1、GNRH1、GNRHR、PROK2、PROKR2 基因外，还有许多基因突变也可导致 IHH/KS 的发生，包括 CHD7、LEP、LEPR、TAC3、TACR3、KISS1、KISS1R 等。大多数 IHH 患者都是散发病例，大概只有 1/3 病例有家族遗传性。继发性低促比较容易找到明确的发病原因，其中颅内肿瘤是最常见原因，因此在筛查过程中，可选择头颅 MRI。AHH 临床表现根据发病的时间不同而有差异。在胎儿期，如果雄激素不足，导致婴儿小阴茎、尿道下裂、隐睾、两性畸形等表现；青春期导致不发育或发育延迟；成年期导致男性不育症、少精子症或性功能障碍 [7, 8]。

CHH 临床表现阴茎短小、小睾丸、嗅觉缺失和青春期发育延迟，大部分患者都是由于青春期后第二性征发育异常发现。诊断要点为血清促性腺激素和雄激素水平低下、女性雌激素水平下降，KS 患者伴有嗅觉缺失或减退。还可进行 GnRH 兴奋试验和绒毛膜促性腺激素（HCG）继发实验协助诊断。

治疗男性 HH 原则是恢复性腺功能，主要包括两方面：①促使男性第二性征的发育；②有生育能力。治疗方法：①促性腺激素治疗，可获得稳定的雄激素水平，睾丸体积也会相应增大，一定程度上促进精子生成。② GnRH 脉冲治疗，模拟脉冲和生理脉冲相似，最符合生理调节机制的治疗方法，可启动青春期发育、维持第二性征和性功能，启动和维持精子发生。③睾酮替疗法，可恢复 HH 患者的睾酮水平和纠正雄激素缺乏的体征，增强体力、肌肉体积和骨密度。对青春期或成年患者可以长期服用。

四、病例点评

该病例是有明确病因的低促性无精子症，分析低促性无精子症先要注意原发性与继发性，尤其注意是否因为颅内肿瘤的存在而导致低促性性腺功能低下发生。注意患者是否有生育要求，对未婚患者治疗后强调出现精子后将其冷冻保存。对已婚患者在治疗后没有自然生育时，适当时机实施辅助生育技术。治疗方法可以首选促性腺技术治疗，必要时选择垂体激素泵治疗或者两者联合使用。对于没有生育要求者，定期给予雄激素补充恢复第二性征，维持功能。

参考文献

[1] 范慧洁，杨雪，崔国敏. 垂体瘤术后患者腺垂体功能减退与激素替代治疗 [J]. 中华实用诊断与治疗杂志，2014，28（9）：876-878.

[2] 郎景和. 生殖内分泌学和妇科肿瘤学 [J]. 中华妇产科杂志，2017，52（1）：3.

[3] 黄静雅，刘燕，魏琴. 优质护理服务对男性不育患者护理效果的分析 [J]. 现代诊断与治疗，2016，27（3）：578-580.

[4] 刘静 .120 例不孕不育患者的心理特征与护理研究 [J]. 河北医学，2012，18（8）：1150-1152.

[5] 石嵩. 系统健康教育在弱精症中的应用及效果评价 [J].Chinese Journal of Modern Nursing，2013，19（17）：2049-2051.

[6]Santi D，Spaggiari G，Casarini L，et al.Central hypogonadism due to a giant，"silent" FSH-secreting，atypical pituitary adenoma：effects of adenoma dissection and short-term Leydig cell stimulation by luteinizing hormone（LH）and human chorionic gonadotropin（hCG）[J].Aging Male，2017，20（2）：96-101.

[7]Claahsen-van der Grinten HL，Otten BJ，et al.Testicular adrenal rest tumors in adult

males with congenital adrenal hyperplasia : evaluation ofpituitary-gonadal function before and after successful testis-sparing surgery in eight patients[J].J Clin Endocrinol Metab，2007，92（2）：612-615.

[8]Thomson AB，Anderson RA，Irvine DS，et al.Investigation of suppression of the hypothalamic-pituitary-gonadal axis to restore spermatogenesis in azoospermic men treated for childhood cancer[J].Hum Reprod，2002，17（7）：1715-1723.

病例14　非梗阻性无精子症再次显微取精术联合 ICSI治疗不育

一、病历摘要

（一）基本信息

患者：男性，33岁。

主诉：婚后未避孕未育3年。

现病史：患者性欲、性生活正常，同房有精液射出。患者多次精液离心检查未见精子，促性腺激素水平偏高，查染色体核型为46，XY，查Y染色体未见微缺失。患者10个月前入我院行显微镜下睾丸取精术，术中横向切开右侧睾丸，显微镜下选取较饱满生精小管镜检，偶见精子，予以冻存。5个月前至我院辅助生殖科，冻存精子解冻复苏后行ICSI失败。现为再次行显微镜下睾丸取精术入我院。患者睾丸无明显疼痛，无尿频尿急、排尿不畅。

既往史：既往体健，否认腮腺炎、睾丸炎病史，否认肺炎、结核、伤寒、性病等传染病病史。

个人史：否认高温、辐射等暴露史；否认外伤史；2019年8月23日在我院全麻下行显微镜下右侧睾丸取精术。

家族史：否认家族遗传病史。

（二）体格检查

一般情况良好，喉结发育正常，胡须、腋毛和阴毛均分布正常，乳房无明显发育。双侧睾丸体积偏小，约为6ml，质地韧。双侧附睾及输精管可触及，大小正常，双侧精索静脉无明显增粗。阴囊正中见陈旧手术瘢痕，愈合良好。

（三）辅助检查

精液量2.4ml，pH 7.4，精液离心后全片镜检未见精子；性激素常规：黄体生成素27.30U/L，卵泡刺激素64.31U/L，雌二醇＜20pg/ml，孕酮0.25μg/L，泌乳素10.46ng/ml，睾酮5.22μg/L；染色体核型：46，XY；Y染色体微缺失筛查：YqAZFa、b、c区未见缺失。

（四）诊断

1. 非梗阻性无精子症（高促性）。

2. 显微镜下右侧睾丸取精术后。

（五）诊疗经过

由患者的病史、查体及实验室检查诊断为非梗阻性无精子症（高促性）。患者既往在我院行显微镜下右侧睾丸取精术偶见精子，予以冻存，但冻存精子解冻复苏后行ICSI失败。综合患者意愿，决定对其实施同周期显微镜下睾丸切开取精术，即在女方取卵当日进行显微取精。患者取平卧位，全麻后常规消毒铺巾。取阴囊正中约3cm切口，逐层分离皮下组织、肉膜，出血点电凝止血。将左侧睾丸及附睾挤出切口外，切开睾丸鞘膜，暴露左侧睾丸、附睾及精索，左侧附睾形态大小正常。于0点切开睾丸白膜约0.3cm，选取少许睾丸组织活检，偶见生精细胞，未见精子。自左侧睾丸正中横行切开睾丸，暴露生精小管，在20～30倍手术显微镜下寻找较饱满生精小管，取出后置于HTF培养液中，编号标记切取部位，台下立即在400倍显微镜下进行寻找精子。发现精子后，术者在发现精子的部位附近继续寻找并取出较饱满生精小管，所取睾丸组织全部送至我院生殖医学中心实验室寻找精子，以便实施卵胞浆内单精子注射（intracytoplasmic sperm injection，ICSI）。彻底止血，逐层关闭切口。手术切口无红肿、无渗出，愈合佳，未出现感染、血肿等并发症。

（六）随访

患者配偶行胚胎移植后2周检测血HCG水平确认妊娠，5周后超声检查确定临床妊娠。目前孕34周，单胎，产前常规检查未见异常。

二、病例分析

该患者婚后未避孕未育3年，性生活正常，精液可正常射入女性阴道。既往无腮腺炎病史，无高温、辐射等暴露史。多次精液常规检查中精液离心后涂片全片未见精子，示无精子症。专科体检双侧睾丸体积偏小，约为6ml，质地韧，双侧附睾及输精管可触及，大小正常，双侧精索静脉无明显增粗。促性腺激素显著高于参考值范围，综合考虑为非梗阻性无精子症（高促性）。染色体核型未见异常，Y染色体未见微缺失，无家族遗传病史，初步诊断为特发性。鉴于特发性无精子症显微取精成功率不高，综合患者自身意愿后，拟先行显微镜下睾丸取精，取出精子予以冻存，女方再行促排卵治疗。2019年8月，患者收入我院行"显微镜下右侧睾丸取精术"，术中横行切开右侧睾丸，显微镜下选取较饱满生精小管镜检，可见精子，予以冻存。女方至我院辅助生殖科，冻存精子解冻复苏后行ICSI失败。2020年4月患者为再次行显微镜下取精术入院，考虑患者上次显微取精获取精子数量少，活力较差，冻存精子解冻复苏后行ICSI失败，拟行同周期显微镜下取精术，即在女方取卵当天进行显微镜下取精。这种方案中，显微镜下取得的精子无需经过冻存后再复苏的过程，避免了冻存后精子丢失及冻融本身对精子的不利影响。术中横行正中切开左侧睾丸，寻找较饱满生精小管，台下镜检可见精子。其余睾丸组织全部送我院生殖医学中心实验室，共找到 8 条形态较好不动精子，5 条活动精子，实施 ICSI 治疗。胚胎发育至第 3 天，评估患者配偶子宫内膜情况，将一个形态学评分最佳的胚胎行超声引导下宫腔内移植。胚胎移植后常规行黄体支持，术后 2 周检测血 HCG 水平确认妊娠，5 周后超声检查确定临床妊娠。

三、疾病介绍

（一）概述

无精子症指射出的精液内完全没有精子[1]。无精子症的诊断必须至少有三次精液标本，相隔 2 周以上，常规检查中未发现精子，离心沉淀及涂片染色后全片镜检仍未见精子。无精子症并非指睾丸内没有精子发生，而是强调精液中没有精子。

无精子症约占男性不育症患者的 5% ~ 20%，按病因学分为梗阻性无精子症（obstructive azoospermia，OA）和非梗阻性无精子症（non-obstructive azoospermia，NOA）[2]。对于 OA 患者，他们具有完整的精子发生过程，能正常产生精子，但是由于输精管道的梗阻或缺如导致射出精液中没有精子，行外科治疗等干预通常可以获得精子。

（二）非梗阻性无精子症的病因

NOA 是因为睾丸生精功能衰竭导致的无精子症，占到无精子症的 60% 左右[3]。NOA 的病因复杂，根据促性腺激素水平的升高或降低，可分为高促性腺激素性无精子症与低促性腺激素性无精子症；根据能否发现病因，又分为特发性 NOA 和非特发性 NOA。目前，由于对人类精子发生及精子功能调控生理机制认知的局限性，尚有相当一部分的 NOA 患者无法明确病因，属于特发性 NOA。值得注意的是，虽然以目前的检测手段无法明确特发性 NOA 患者病因，但这些患者可能存在与生精相关的基因缺失或突变。非特发性 NOA 的常见病因如下。

1. 先天性因素

（1）遗传学因素：主要有：①染色体数量及结构的改变；②Y 染色体微缺失；③基因突变；④遗传多态性；⑤表观遗传学改变。其中克氏综合征和 Y 染色体微缺失是男性不育中最常见的遗传学因素。

（2）睾丸发育异常：如先天性无睾症、隐睾等。

（3）内分泌因素：下丘脑 - 垂体 - 睾丸性腺轴的异常，包括低促性腺激素性性腺功能减退（HH）、高泌乳素血症、雌激素功能异常等。

2. 继发性因素

（1）精索静脉曲张。

（2）肿瘤。

（3）睾丸扭转。

（4）药物及毒素。

（5）感染炎症：腮腺炎性睾丸炎、附睾睾丸炎等。

（6）创伤。

（7）医源性因素。

（8）环境危害等。

（三）常用的辅助检查

1. 精液离心检查　精液离心沉淀检测，未见到精子是无精子症诊断的依据。

2. 性激素评估　对于无精子症患者推荐首先进行血清 FSH、LH 和 T 检查。高促性腺激素性无精子症往往是睾丸原发性生精功能障碍或低下，患者血清睾酮水平低，在下丘脑 – 垂体 – 睾丸性腺轴的作用下，反馈性引起促性腺激素的异常升高。

3. 超声检查　经阴囊超声可检测睾丸大小及精索静脉情况。经直肠超声可检测前列腺及精囊发育情况，输精管道是否缺失或梗阻。

4. 遗传学检查

（1）染色体核型分析：NOA 患者应常规进行染色体核型分析，以排除染色体数目或结构的异常。

（2）Y 染色体微缺失筛查：AZF 区基因缺失是 NOA 的重要病因之一，以 AZFc 区微缺失较多见。AZF 缺失情况往往能提示患者睾丸的生精状况，AZFa 缺失多表现为唯支持细胞综合征，AZFb 缺失常表现为生精阻滞，而 AZFc 缺失有多种表现，从唯支持细胞综合征到接近正常的精子发生。

（3）单核苷酸多态性（SNPs）的检测：常规检查无法找到病因的 NOA 患者可利用高通量测序等平台进行男性不育相关基因的筛查[4]。

（四）诊断

至少三次精液离心前后均未发现精子可诊断为无精子症，但必须注意与不射精症或逆行射精相鉴别。不射精症与逆行射精，均表现为无精液射出，前者无性高潮；后者有性高潮，离心其尿液可发现精子。确定患者为无精子症后需要进一步区分梗阻性与非梗阻性。梗阻性无精子症往往睾丸体检体积质地正常，FSH 正常，超声可见输精管道梗阻或缺如征象，多有外伤、炎症、医源性损伤等病史。非梗阻性无精子症患者的生精功能严重受损，但多数精道通畅。精液检查有正常的精液量和 pH，精浆生化一般正常，多数患者睾丸体积偏小，血清 FSH 偏高。部分患者存在染色体核型异常或 Y 染色体微缺失。

（五）治疗

睾丸内睾酮水平低和睾酮与雌激素比例异常可能与 NOA 的病理生理有关。通过内分泌治疗提高睾酮水平，可能会优化精子发生的内环境，提高精子获得率。常用的内分泌治疗药物包括芳香化酶抑制剂，人绒毛膜促性腺激素等。有些 NOA 患者同时合并了精索静脉曲张、隐睾等其他可能影响精子生成的疾病。在行显微取精术前先通过手术治疗精索静脉曲张或隐睾，部分患者在手术后可以重新检见精子，而避免显微取精术治疗[5]。

　　非梗阻性无精子症虽然睾丸生精功能衰竭，但由于睾丸内生精小管精子发生状况的不均一性，仍有部分患者睾丸内存在散在分布的微小"生精灶"（病例14图1）。部分 NOA 患者可以通过睾丸取精及辅助生殖技术生育子代。睾丸取精方法主要有睾丸细针穿刺抽吸术、睾丸活检术和显微镜下睾丸取精术等。其中显微镜下睾丸取精术的精子获得率高，创伤及并发症较小，目前已成为 NOA 患者首选的睾丸取精技术[6]。

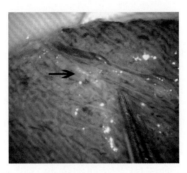

病例14图1　镜下寻找较饱满生精小管（箭头所示微小"生精灶"）

　　随着精子冷冻技术的日益发展，睾丸精子冷冻保存后可再复苏行 ICSI 治疗，这样可以避免女性伴侣的非必要创伤。Samuel 等[7]发现 NOA 患者接受睾丸活检取精并精子冻存，复苏后行 ICSI 治疗，受精率和临床妊娠率与新鲜精液的相比没有统计学差异。但也有学者认为，NOA 患者睾丸精子耐受冻融的能力下降，选择在 ICSI 治疗周期内实施显微取精术对最终妊娠结局有利。对于第一次显微取精术成功获得精子的 NOA 患者，如果行 ICSI 治疗失败后，再次进行显微取精术仍然具有较高的成功率[8]。对于药物和手术治疗失败的 NOA 患者，建议采用供精人工授精或领养孩子的方案。

四、病例点评

　　目前，显微镜下睾丸取精术仍是非梗阻性无精子症首选的治疗方式。对于第一次显微取精成功的患者，如因辅助生殖治疗失败，再次显微取精仍然有较高取精成功率，联合同周期的 ICSI 治疗可使患者生育可能性最大化。此外，临床上还有相当一部分 NOA 患者通过显微取精也无法找到精子，严重损害了男性健康与家庭社会和谐。最近，我们团队从单细胞水平上详细描绘了人睾丸生精微环境中体细胞尤其是支持细胞的发育路径及其在 NOA 患者中的病理变化特征。该研究通过系统的比较正常发育和 NOA 患者的转录特征，发现了特发性 NOA 支持细胞谱系退化的特点，并且鉴定了 Wnt 通路作为诱导其成熟的潜在治疗靶点，为后续开发有效干预治疗措施提供了新的理论基础与实验依据。

参考文献

[1] 中华医学会男科学分会 . 无精子症规范化诊疗专家共识精要 [J]. 中华医学杂志，2018，98（46）：3732-3736.

[2]Wosnitzer M，Goldstein M，Hardy M P.Review of Azoospermia[J].Spermatogenesis，2014，4（1）：e28218.

[3]Esteves SC.Clinical management of infertile men with nonobstructive azoospermia[J].Asian J Androl，2015，17（3）：459-470.

[4]Practice committee of the american society for reproductive medicine.Management of nonobstructive azoospermia：a committee opinion[J].Fertil Steril，2018，110（7）：1239-1245.

[5] 田汝辉，陈慧兴，赵亮宇，等 . 显微镜下精索静脉结扎术治疗非梗阻性无精子症伴精索静脉曲张的疗效与安全性 [J]. 中华医学杂志，2018，98（46）：3737-3740.

[6]Bernie AM，Mata DA，Ramasamy R，et al.Comparison of microdissection testicular sperm extraction，conventional testicular sperm extraction，and testicular sperm aspiration for nonobstructive azoospermia：a systematic review and meta-analysis[J].Fertil Steril，2015，104（5）：1099-103.e1-3.

[7]Ohlander S，Hotaling J，Kirshenbaum E，et al.Impact of fresh versus cryopreserved testicular sperm upon intracytoplasmic sperm injection pregnancy outcomes in men with azoospermia due to spermatogenic dysfunction：a meta-analysis[J].Fertil Steril，2014，101(2)：344-349.

[8]Talas H，Yaman O，Aydos K.Outcome of repeated micro-surgical testicular sperm extraction in patients with non-obstructive azoospermia[J].Asian J Androl，2007，9（5）：668-673.

病例15 睾丸扭转

一、病历摘要

（一）基本信息

患者：男性，19岁。

主诉：大腿挤压后左侧睾丸疼痛2天。

现病史：患者于2天前睡眠翻身时不慎挤压到外生殖器，挤压后即刻出现左侧睾丸疼痛，疼痛为持续性钝痛，初期疼痛局限于阴囊，1天后逐渐放射至左腹股沟及左下腹，有加重趋势。患者无发热，无尿痛及肉眼血尿，无腹痛腹泻。患者因2天来疼痛未缓解且伴有恶心症状故来我院就诊。

既往史：否认高血压、糖尿病等慢性病病史。

个人及婚育史：未婚未育，否认抽烟、喝酒史。否认性接触及性生活史，否认有手淫习惯。

家族史：否认家族遗传疾病史，父母健在，身体健康。

（二）体格检查

身高175cm，体重63kg。腹平软，无明显压痛，双侧肾区对称，无隆起，无压痛及叩击痛，两侧输尿管走行区无明显压痛。耻骨上区未触及充溢膀胱，无明显压痛。阴毛男性分布，阴茎发育好。左侧阴囊明显肿大，直径约8cm，皮肤发红。触诊示左侧睾丸肿胀，精索增粗，触痛明显。右侧睾丸及附睾无异常。

（三）辅助检查

B超：左睾丸大小51mm×36mm×35mm，包膜显示不清，内部回声明显不均匀，强弱不等，内未见明显血流信号；左附睾显示不清；鞘膜腔内见积液，最深30mm；左侧阴囊壁水肿。

（四）诊断

睾丸扭转。

（五）诊疗经过

该患者即刻收治入院，在本人及家属充分知情同意后急诊行阴囊切开探查术。取左侧阴囊皮肤纵向切口约6cm，逐层切开皮肤、肉膜，可见肉膜层明显水肿伴有渗出，睾丸鞘膜与肉膜粘连，打开后见陈旧性血性液体溢出，睾丸及附睾淤血发黑。娩出睾丸，沿精索向近端探查，见左侧睾丸在精索近端处扭转约540°，扭转处远精索及睾丸、附睾呈紫黑色，精索明显增粗、淤血，附睾亦肿胀淤血。予手法复位后，取温热生理盐水纱布覆盖睾丸15分钟，未见睾丸颜色变化，遂切开睾丸白膜，见深褐色血性液体流出，等待5分钟亦未见新鲜血液流出。考虑左侧睾丸血供已无法恢复，故决定于扭转处远端血供较好处整体切除左侧坏死精索及附睾、睾丸，分股缝扎并结扎近端精索。查无活动性出血，切口置入皮片引流，逐层缝合左侧阴囊切口。

根据术前安排，术中同时探查右侧睾丸。取右侧阴囊纵向切口约3cm，逐层打开皮肤、肉膜及睾丸鞘膜，探查右侧睾丸，见右侧睾丸颜色、位置正常。将右睾丸、精索用不可吸收的细丝线固定于阴囊壁及阴囊中隔上，逐层关闭右侧阴囊切口。

（六）随访

该患者术后1个月时来我院随访，无特殊不适主诉，右侧睾丸在位，无明细触痛。因患者年龄尚小，未进行精液常规检查。

二、病例分析

该患者为青春期年轻男性，既往无手淫及性生活史，以阴囊及睾丸疼痛为主诉就诊，需首先排除睾丸扭转，避免漏诊。B超结果中"左睾丸大小51mm×36mm×35mm，包膜显示不清，内部回声明显不均匀，强弱不等，内未见明显血流信号"等描述基本可以明确该患者睾丸扭转的可能性极大，需急诊探查。在探查术中发现睾丸扭转应首先予以复位，复位后仔细观察睾丸有无生机，可用温热盐水湿敷精索、睾丸10～15分钟，促进血液循环，难以确定睾丸有无活力时，可以切开睾丸白膜观察出血情况，对可能有活力的睾丸应尽量予以保留。该患者因来院就诊时距发病已有48小时，睾丸缺血时间过长，血运无法恢复，故只能将坏死的睾丸切除（病例15图1）。考虑到睾丸扭转的解剖缺陷常为双侧性，因此在手术中需探查对侧睾丸并进行固定，以防对侧睾丸再次扭转，保护生育能力。

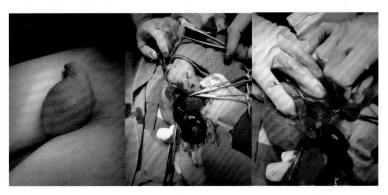

病例15图1　行阴囊切开探查术示左侧睾丸扭转缺血坏死

三、疾病介绍

睾丸扭转是外科急症，其定义为睾丸顺精索纵轴旋转，使其血流供应受阻、减少或中断，引起睾丸缺血、坏死，睾丸萎缩[1,2]。各个年龄组均可发生睾丸扭转，出生后第1年和青春发育期是发病高峰阶段[3]。有相当一部分睾丸扭转被误诊为急性附睾睾丸炎，故临床鉴别诊断非常重要。睾丸扭转的发病机制主要与解剖异常相关，扭转发生时大多无任何先兆，常于夜间睡眠时突然发生。睾丸扭转按扭转部位分类主要分为鞘膜内扭转和鞘膜外扭转。其严重程度主要与扭转的程度及扭转持续的时间有关。睾丸扭转临床表现主要是疼痛，多数患者突然发生患侧睾丸剧烈疼痛，少数患者的疼痛为逐渐发生。疼痛部位可仅局限在阴囊，也可同时向腹股沟及下腹部放射并伴有恶心、呕吐，少数患者会出现低热。发病早期阴囊皮肤可以无明显改变，随着时间推移阴囊皮肤可以出现红肿。患侧睾丸及附睾肿大，睾丸上移抬高，精索变粗变短，部分患者睾丸上移呈横位，触痛明显。托起阴囊或移动睾丸时因扭转程度加重可使疼痛明显加剧。在辅助检查中，彩色多普勒超声的准确率高，超声检查提示睾丸血流减少或血流完全中断，而睾丸周围的组织血流正常。由于睾丸扭转是外科急症，因此鉴别诊断相当重要，既不能漏诊，也不能误诊。通常情况下睾丸扭转需要和急性附睾睾丸炎、睾丸附件扭转、嵌顿疝、睾丸缺血性疼痛、输尿管结石、急性阑尾炎、前列腺炎等疾病或症状进行鉴别。睾丸扭转一旦确诊应立即进行治疗。治疗的目的是睾丸复位，恢复血供，挽救睾丸，睾丸固定，防止再次扭转[4,5]。建议在出现症状6小时之内完成手术，手术越早，睾丸挽救概率越高。当睾丸扭转不能完全确诊时，亦应尽早手术探查。

四、病例点评

该患者由于未及时就诊，导致左侧睾丸缺血坏死不得不切除。临床上也曾出现过患者及时就诊但接诊医师误诊导致睾丸缺血坏死的病例，教训深刻，尤其是睾丸扭转好发于青春发育期，器官丢失对于患者的心理状态及未来的生育力有很大的负面影响。因此遇到以睾丸痛为主诉的患者，接诊医师务必要进行专科查体，必要时做一下多普勒超声，力求不误诊、不漏诊。

参考文献

[1] 吴阶平.吴阶平泌尿外科学[M].济南：山东科学技术出版社，2004.

[2] 郭应禄.郭应禄男科学（第2版）[M].北京：人民卫生出版社，2019.

[3]Nandi B，Murphy FL.Neonatal testicular torsion：a systematic literature review[J].

Pediatr Surg Int，2011，27（10）：1037-1040.

[4]Galejs LE.Diagnosis and treatment of the acute scrotum[J].Am Fam Physician，1999，59（4）：817-824.

[5]Sharp VJ，Kieran K，Arlen AM.Testicular torsion：diagnosis，evaluation，and management[J].Am Fam Physician，2013，88（12）：835-840.

病例16 精子鞭毛多发畸形

一、病历摘要

（一）基本信息

患者：男性，39 岁。

主诉：未采取避孕措施不育 5 年余。

现病史：患者 5 年前解除避孕，夫妻性生活正常，平均 1 ~ 2 次 / 周，但女方至今未孕。女方检查正常，无已知致不育因素。曾于外院就诊并中西医结合治疗数月，具体不详。现来我院就诊。

既往史：无慢性呼吸道疾病病史。

个人史：生活较规律，无吸烟及饮酒史；否认药物依赖、麻醉毒品等不良嗜好；否认工业毒物、粉尘、放射性物质接触史；否认性病及冶游史。

家族史：否认父母存在相关病史。

（二）体格检查

阴囊外观正常，阴毛分布正常，双侧睾丸体积约 12ml，睾丸质地正常，双侧附睾与输精管可及，附睾体积正常。

（三）辅助检查

血清激素检测：FSH 7.27mIU/ml，LH 4.05mIU/ml，PRL 9.41ng/ml，T 3.04ng/ml，E_2 < 5.00pg/ml，均在正常范围内。按照《世界卫生组织实验室精液处理与检验手册（第五版）》标准接受精液常规分析，三次典型精液分析结果如下：

第一次，禁欲 4 天，精液液化时间 20 分钟，体积 3.2ml，pH 7.2，精液浓度 22×10^6/ml，活动精子比例 0%。

第二次，禁欲 4 天，精液液化时间 20 分钟，体积 3.7ml，pH 7.2，精液浓度 32×10^6/ml，活动精子比例 0%。

第三次，禁欲 5 天，精液液化时间 20 分钟，体积 2.2ml，pH 7.2，精液浓度 14×10^6/ml，活动精子比例 0%。

使用低渗肿胀（hypo-osmotic swelling，HOS）试验检验精子活率，结果显示精子 HOS 卷尾率约 2%。

患者精液涂片经 Diff-Quik 染色，形态分析结果显示，正常形态精子比例 2%，头部畸形率 4%，颈部与中段畸形率 3%，尾部畸形率 20%，混合畸形率 71%。混合畸形精子中混合尾部畸形的精子为主要类型。多数精子的尾部呈短促状甚至缺失（病例16图1）。

患者精子样本经戊二醛固定后分别行扫描电镜与透射电镜分析，扫描电镜结果与 Diff-Quik 染色基本一致（病例16图2）。精子尾部透射电镜显示，患者精子尾部结构中外致密纤维呈不同程度缺失，导致精子尾部结构异常。部分精子中央微管缺失（病例16图3）。

患者与其家属签署知情同意书后留取静脉血，接受全外显子测序分析。分析结果显示，患者一外致密纤维蛋白基因存在遗传自母亲的杂合突变，蛋白功能预测提示该突变致病，疑为导致患者患病的病因。

（四）诊断

精子鞭毛多发畸形。

（五）诊疗经过

患者接受卵胞质内单精子注射（intracytoplasmic sperm injection，ICSI）作为辅助生殖治疗手段。共行4次。第一次使用通过睾丸活检取到的睾丸精子，后三次使用精液精子。前三次通过 HOS 试验挑选活精进行注射，前两次各注射4颗与2颗成熟卵泡，2PN 率为50%，各获1个可移植胚胎，移植后均无妊娠。第三次注射3颗成熟卵泡，无受精。第四次使用激光辅助不动精子挑选（laser assisted immotile sperm selection，LAISS）来筛选活精进行注射，共注射6颗成熟卵泡，2PN 率100%，共获4个可移植胚胎，移植其中2个后，女方妊娠。

（六）随访

获得1个活产健康男婴。在取得患者夫妇同意后，取该男婴唾液，提取 DNA 后使用 Sanger 测序法对相应位点进行分析，结果证实，该男婴不携带父亲身上检出的突变位点。

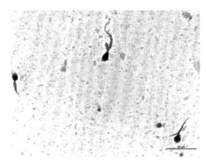

精子多见尾部畸形，包括短促、粗细不一、卷曲等。部分精子尾部甚至发生缺失。

病例16图1　患者精液涂片Diff-Quik染色结果

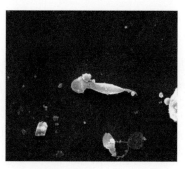

精子可见典型的精子尾部短促、粗细不一外观。

病例16图2　患者精子扫描电镜照片

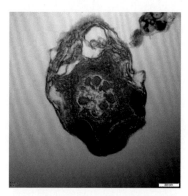

患者精子透射电镜示尾部截面，可见精子尾部结构紊乱，部分外致密纤维缺失。在部分照片中可见中央微管缺失。

病例16图3　患者精子透射电镜照片

二、病例分析

患者精子严重畸形且精子活力丧失，表型符合精子鞭毛多发畸形（multiple morphological abnormalities of the sperm flagella，MMAF），其特点为精子鞭毛（尾部）的短促、缺失、弯折、卷曲及粗细不一，而无其他慢性呼吸道症状。患者生活史排除能导致精子畸形的环境因素。透射电镜见患者精子尾部结构的异常，其尾部外致密蛋白不同程度缺失，部分精子中央微管缺失，疑与通过测序在患者身上发现的外致密纤维蛋白突变相关。目前尚无有效对此类突变进行治疗以改善精子形态的手段，考虑到患者夫妇年龄因素，采用辅助生殖治疗手段来帮助患者生育后代。由于精子尾部的严重畸形，导致精子活力丧失，故采用ICSI的方法来进行治疗。在ICSI治疗中，需从精子样本中挑选活精进行注射，方能获得较高的受精率与卵裂率。由于患者HOS卷尾率仅2%，提示外周精子的低活率，故在第一个ICSI周期中我们考虑通过睾丸取精手术获得睾丸精子，以期找到更多活精。然而实际操作中证实，即使添加精子激活物质进行孵育，睾丸精子仍然无活力，故采用 HOS 试验来从不动精子中挑选活精。第一个 ICSI 周期的失败提示使用睾丸精子对提高该患者 ICSI 成功率并无帮助，为避免有创手术对患者造成更多伤害，在后面的 2 个周期中我们使用外周精液精子，依旧通过 HOS 试验来挑选活精行 ICSI 治疗。这 2 个周期的失败提示 HOS 试验可能并不适合于该患者，因为患者精子尾部的严重畸形可能会干扰对 HOS 试验结果的判断。因此在第四个周期中，我们采用了 LAISS 的方法来挑选活精，通过激光束对精子尾部的照射，可以动态地观察精子尾部的反应。活精尾部在激光照射下蛋白质变性造成局部通透性变化，发生肉眼可见而明显的卷曲。在这个病例中的实践证实，使用通过这种方法挑选到的精子受精率与优胚率显著提高（2PN 率 100%，优胚率 66.6%），并且成功获得了活产子代。由于活产子代为一男婴，我们通过测序确定其是否携带来自于父方相关基因的突变位点以评估其成年后罹患相同疾病的风险，测序结果排除了该突变在该男婴身上的存在。

三、疾病介绍

弱精子症以精子活力低下为特征，精子活力下降的主要因素是精子尾部的异常[1]。导致精子尾部畸形与活力丧失的因素很多，原发性纤毛运动障碍（PCD）是其中较为重要的一种类型。同其他动纤毛一样，精子鞭毛（尾部）具有一个保守的 9+2 微管结构，此外还拥有一些不存在于其他纤毛中的辅助结构，比如线粒体鞘、纤维鞘与外致密纤维。原发性纤毛运动障碍是一种导致动纤毛异常的遗传性疾病。它可导致包括慢性的耳部、鼻部与肺部感染以及精子鞭毛畸形在内的综合症状[2]。然而，由于精子鞭毛与其他动纤毛结构的差异，存在一种精子特异性的表型与原发性纤毛运动障碍相区别。其特征为五种典型的精子鞭毛缺陷，包括精子鞭毛的短促、弯折、卷曲与粗细不一[3]。通常，通过透射电镜检查，我们可以从这一类型病例的精子尾部发现组装异常的精子纤维鞘，以及中心微管或动力臂等结构的缺失。这一类表型被归纳为精子鞭毛多发畸形（MMAF）[4]。严重的精子鞭毛结构缺陷会导致精子的低活力，甚至完全的精子不动症。因此，具有 MMAF 症状的患者通常很难自然怀孕，传统的体外受精技术也不适用于这类病例，ICSI 可能是具有这类症状的患者生育后代的唯一途径。

很多报道证明不动精子可以使卵子受精，并获得活产婴儿[5]。然而，使用不动精子注射获得的胚胎质量通常较低[6]。据报道，不动精子 DNA 完整性较差[7]，这可能是导致使用这些精子获得的胚胎质量较低的原因。因此，在行 ICSI 前通过 HOS 试验、精子激活物质或者 LAISS 来帮助选择可用精子有其必要[5]。

目前，仅有 DNAH1、CCDC39、AKAP4、CFAP43 与 CFAP44 等基因被证实与临床上的 MMAF 病例相关[6]。由于 MMAF 的遗传异质性，接近一半的临床 MMAF 的致病原因仍然未知。其他会导致临床 MMAF 的基因仍待发现，本病例中筛查出的突变外致密纤维蛋白基因可能就是其中的一种。小鼠模型已证实，该基因的杂合突变导致小鼠精子畸形及活力丧失，突变小鼠精子透射电镜表现与本比例高度相似[8, 9]。值得注意的是，研究报道该外致密纤维蛋白基因的纯合突变在胚胎期致死，可能与该基因可变剪接产物在胚胎早期发育中的作用相关[10]。因此，后续类似病例在接受辅助生殖治疗前的遗传咨询是十分有必要的。

四、病例点评

精子鞭毛多发畸形遗传因素复杂，目前已知的致病基因有限，其精子表型存在异质性。精子尾部不同程度的异常导致严重的精子运动障碍，甚至可使精子完全失去运动能力。在完全失去运动能力的精子中使用合适的方式挑选可用精子是提高这类患者辅助生殖治疗成功率的关键。除此之外，从这类患者精液中挑选到的精子注射卵母细胞后，受精率往往较低，甚至存在完全不受精的案例。使用 ICSI 进行治疗时有必要对卵母细胞进行辅助激活处理，以进一步提高治疗的成功率。

参考文献

[1]Yang SM，Li HB，Wang JX，et al.Morphological characteristics and initial genetic study of multiple morphological anomalies of the flagella in China[J].Asian J Androl，2015，17（3）：513-515.

[2]Sironen A，Shoemark A，Patel M，et al.Sperm defects in primary ciliary dyskinesia and related causes of male infertility[J].Cellular and molecular life sciences，2020，77（11）：2029-2048.

[3]Tang S，Wang X，Li W，et al.Biallelic mutations in CFAP43 and CFAP44 cause male infertility with multiple morphological abnormalities of the sperm flagella[J].Am J Hum Genet，2017，100（6）：854-864.

[4]Ben Khelifa M，Coutton C，Zouari R，et al.Mutations in DNAH1，which encodes an inner arm heavy chain dynein，lead to male infertility from multiple morphological abnormalities of the sperm flagella[J].Am J Hum Genet，2014，94（1）：95-104.

[5]Nordhoff V.How to select immotile but viable spermatozoa on the day of intracytoplasmic sperm injection？ An embryologist's view[J].Andrology，2015，3（2）：156-162.

[6]Stalf T，Mehnert C，Hajimohammad A，et al.Influence of motility and vitality in intracytoplasmic sperm injection with ejaculated and testicular sperm[J].Andrologia，2005，37（4）：125-130.

[7]Derijck AAHA，van der Heijden GW，Ramos L，et al.Motile human normozoospermic and oligozoospermic semen samples show a difference in double-strand DNA break incidence[J]. Human Reproduction，2007，22（9）：2368-2376.

[8]Tarnasky H，Cheng M，Ou Y，et al.Gene trap mutation of murine outer dense fiber protein-2 gene can result in sperm tail abnormalities in mice with high percentage chimaerism[J]. BMC developmental biology，2010，10：67.

[9]Lee KH.Ectopic expression of cenexinl S796A mutant in ODF2（+/-）knockout background causes a sperm tail development defect[J].Development & reproduction，2012，16（4）：363-370.

[10]Salmon NA，Pera RAR，Xu E YJ.A gene trap knockout of the abundant sperm tail protein，outer dense fiber 2，results in preimplantation lethality[J].Genesis，2006，44（11）：515-522.

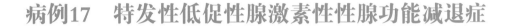

病例17 特发性低促性腺激素性性腺功能减退症

一、病历摘要

（一）基本信息

患者：男性，30岁。

主诉：结婚2年未避孕未育。

现病史：患者青春期后自觉生殖器官发育不良，因家人没有重视故从未就诊。2年前结婚并有正常性生活，阴茎勃起硬度尚可插入并有高潮，患者自述高潮时自觉无具体液体射出。患者无遗精，很少手淫，晨勃存在，硬度均一般，手淫后可以达到高潮但是无精液射出，性欲存在并视听刺激后有勃起，但是频率很少。

既往史：否认唇腭裂手术、隐睾手术等手术史，否认出生难产史，否认特殊药物使用。

个人及婚育史：已婚未育，否认抽烟、喝酒。否认冶游史，否认高血压、糖尿病等慢性疾病病史。

家族史：否认家族遗传性疾病史，父母健在，身体健康。

（二）体格检查

身高175cm，体重75kg，声音尖锐，嗅觉正常。略带女音，喉结不突出，胡须腋毛稀少，双侧乳房未见发育胀大，阴毛稀少，阴茎疲软时长度约3cm左右，双侧睾丸偏小，大小约2ml左右，双侧附睾触及不满意，双侧输精管可及，双侧精索静脉未及曲张，乏氏试验（－）。生殖器tanner分期Ⅱ～Ⅲ期。

（三）辅助检查

性激素水平：促卵泡刺激素（FSH）＜0.01U/L（参考值1.4～18.1U/L），黄体生成素（LH）＜0.01U/L（参考值1.0～8.4U/L），雌激素（E_2）0.1nmol/L（参考值＜0.19nmol/L），垂体泌乳素（PRL）6.72μg/L（参考值2.1～17.7μg/L），睾酮（T）0.7nmol/L（参考值4.27～28.24nmol/L）。

染色体核型分析：46，XY。

高潮后尿液离心检测：未见精子。

骨密度检测：T值＜－2.5（符合骨质疏松症）。

生殖系统超声检查：右侧睾丸1.7ml，左侧睾丸1.4ml，前列腺大小25mm×19mm×15mm，精囊超声显示不满意，精索静脉宽度正常，未见曲张。

鞍区 MRI：垂体区略饱满。

（四）诊断

特发性低促性腺激素性性腺功能减退。

（五）诊疗经过

患者至我院就诊之前从未再其他医院检查或治疗，婚后 2 年未育前来就诊，并告知自觉生殖器官发育不良的困扰，结合患者病史、体格检查、辅助检查等基本诊断为特发性低促性腺激素性性腺功能减退，结合患者自身情况及个人意愿，选用 GnRH 脉冲泵治疗，予以戈那瑞林兴奋试验证实患者垂体功能正常，排除禁忌证。故明确以 GnRH 脉冲泵治疗并予以第一周以及之后每个月一次的随访。微量脉冲输注泵由凯联医疗科技（上海）有限公司提供，治疗药物为戈那瑞林（国药准字 H10960064，安徽丰原药业），脉冲频率为 90 分钟 1 个脉冲，脉冲药物剂量为 10μg。

（六）随访

患者治疗后 3 个月时随访发现，患者自述性欲、晨勃硬度增加很明显，并且在同房及手淫高潮时出现精液射出，复查 T：5.83nmol/L，FSH：3.85U/L，LH：8.47U/L，PRL：8.04μg/L，E_2：0.05nmol/L。精液检查示：量 0.9ml，色乳白，pH 8.0，完全液化，离心后 50 个高倍镜下未见精子。治疗半年后随访发现：患者自觉男性第二性征有明显改善，睾丸有增大，体检发现左侧睾丸 4ml，右侧睾丸 5ml，胡须体毛生长，渐密。精液常规示：浓度 < 2 百万 /ml（每视野可见 0 ~ 2 条精子），可见活动精子。用药后 9 个月时复查发现，患者男性第二性征进一步改善，左侧睾丸容积增加至 6ml，右侧睾丸容积增加至 7ml，性激素水平：FSH 5.77U/L，LH 12.62U/L，T 8.22nmol/L，E_2 0.12nmol/L，PRL 7.97μg/L。精液常规显示浓度 6.77 百万 /ml，前向运动精子占比 5%，患者治疗期间，患者每 2 ~ 3 个月复查精液常规，在治疗 6 个月后精液检查发现精子并在其 GnRH 脉冲泵治疗 1 年后配偶自然受孕，生育 1 子，健在。受孕当月精液检查：精子总数 47 百万 /ml，前向运动精子占比 30%。

二、病例分析

该病例是比较少见的成年男性特发性低促性腺激素性性腺功能减退，在经过病史采集、体格检查及辅助检查后发现，患者第二性征发育不良，睾酮水平、促性腺激素水平均低下，且患者不存在鞍区病变，长期营养不良、肾病综合征、肝硬化等慢性疾病，在经过戈那瑞林激发试验后可以明确诊断为"特发性低促性腺激素性性腺功能减退"。由于该患者从未进行过任何激素替代治疗，故不用等待洗脱期性腺激素水平恢复便可以进行 GnRH 脉冲泵治疗，从第一周以及之后的每 2 ~ 3 个月一次的随访结果来看，第二性征发育趋近成人化，性激素水平达到正常。患者从最初高潮后无精液射出（考虑

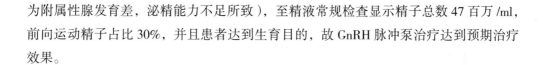

为附属性腺发育差，泌精能力不足所致），至精液常规检查显示精子总数47百万/ml，前向运动精子占比30%，并且患者达到生育目的，故GnRH脉冲泵治疗达到预期治疗效果。

三、疾病介绍

特发性低促性腺激素性性腺功能减退（idiopathie hypogonadotropic hypogonadism，IHH）是指促性腺激素释放激素（GnRH）合成、分泌或作用缺陷，或GRH神经元迁移异常导致垂体的促性腺激素如卵泡刺激素（FSH）、黄体生成激素（LH）分泌不足，继而引起性腺功能不足，出现以青春期发育部分或全部缺失为特征的一种先天性遗传疾病，又称先天性低促性腺激素性性腺功能减退症（congenital hypogonadotropic hypogonadism，CHH）。临床根据患者是否合并嗅觉障碍而分为两大类，伴有嗅觉障碍者称为卡尔曼综合征（kallmann syndrome，KS），发病率约1/10 000，占IHH的1/10；嗅觉正常者称为嗅觉正常的IHH（normosmic IHH，nIHH）[1]。

IHH总体发病率为1/100 000 ～ 10/100 000[2]，男性发病率高于女性，男女比例为5∶1[3]。病因及发病机制尚未完全清楚，目前仅1/3的患者发病可用基因突变来解释。目前已明确二十多种基因突变可导致IHH，近年来，每年有1 ～ 3种新致病基因被发现。相关的基因按功能分为与GnRH神经元迁移相关的基因，调节GnRH分泌基因和与GnRH作用的基因。IHH具有遗传异质性、散发性和家族性[4]。已经确定了几种遗传模式，包括X染色体连锁隐性遗传、常染色体隐性遗传和显性遗传。

临床表现根据性激素缺乏出现的时间、部位的不同而各异。多数患者因到了青春期无性发育就诊，少数患者有过青春期启动，但中途停止导致性成熟过程未能如期完成。女性主要表现为原发闭经、第二性征未发育（乳房不发育，外阴呈幼女型）、不孕。男性主要表现为童声，90%喉结小，小阴茎（长度＜5cm），无阴毛生长，小睾丸（体积＜4ml）或隐睾，无精子生成和输精管缺如，20%乳腺增生。其他临床表现还包括：①骨骺闭合延迟：80%患者骨龄落后实际年龄，指间距＞身高，上部量/下部量＜1，易患骨质疏松症。②嗅觉障碍：部分患者合并嗅觉减退甚至缺失。③躯体或器官异常：面中线发育异常（唇裂、颚裂、额弓高尖和舌系带短）；神经系统异常（神经性耳聋、眼球运动或视力异常、红绿色盲、小脑共济失调、手足连带运动和癫痫）；骨骼系统异常（并指/趾畸形、肋骨融合、第4掌骨短、牙齿发育不良、指骨过长和弓形足）；肾发育不全或畸形；先天性心血管病等。④其他：一般身高和智力正常，少数患者身材矮小、肥胖；皮肤奶油咖啡斑[5]。

实验室检查中，性激素检查：男性睾酮（T）水平低下（≤3.47nmol/L）；雌二醇（E_2）、孕酮（P）、T低于正常，促性腺激素（LH、FSH）低于正常或正常的低限。其他激素如血清催乳激素（PRL）水平正常，甲状腺功能正常，促甲状腺激素释放激素（TRH）兴奋促甲状腺激素（TSH）试验反应正常，促肾上腺皮质激素（ACTH）和皮质醇的昼夜节律正常。生长激素、胰岛素样生长因子 –1 正常。染色体核型正常（男性为 46，XY，女性为 46，XX）。嗅觉测试若不能鉴别酒精、白醋、水和香波等的气味，要考虑 KS。一般检查如肝肾功能、血常规、尿常规以除外慢性系统性疾病或营养不良所导致的青春发育延迟。

GnRH 刺激试验在鉴别垂体功能中有重要价值，GnRH 刺激试验的原理是 GnRH 促进垂体促性腺激素的合成和释放，给受试者注射外源性 GnRH 后，在不同时间采血测定 LH 和 FSH 含量，以了解垂体功能。常用的方法是静脉注射戈那瑞林 100μg，分别于注射前和注射后 15 分钟、30 分钟、60 分钟、90 分钟、180 分钟采血测定 LH 和 FSH。结果判断：①正常反应：静脉注射 GnRH 后，LH 比基值升高 2 ~ 3 倍，高峰值出现在 15 ~ 30 分钟，提示青春期延迟或下丘脑功能减退；②过度反应：高峰值比基值升高 5 倍以上，提示可能为卵巢功能不全或多囊卵巢综合征；③延迟反应：高峰出现时间迟于正常反应出现时间，可能为下丘脑功能减退；④无反应或低弱反应：LH 值无明确变化，一直处于低水平或稍有上升（不足两倍），FSH 变化更小，考虑垂体功能减退。

影像学检查鞍区 MRI 检查以除外各种垂体和下丘脑病变。近年的研究发现，部分患者头颅 MRI 检查可证实嗅球和嗅管的缺失。此外还需做骨密度、双肾超声检查。骨龄是衡量生长发育的重要标尺，因此测定骨龄对疾病判断有重要价值。

基因检测基因检测对 IHH 诊断、预后和遗传咨询十分有用。目前已明确的基因有 KAL1、FGFR1、FGF8、GnRH、GNRHR、PROK2、PROKR2、TAC3、TACR3、DAX1、NELF、CHD7、SEMA3A、SOX2、FEZF1 等。

IHH 主要以病史、临床表现、实验室检查、影像学检查等为诊断依据。男性骨龄＞12 岁或生物年龄 ≥ 18 岁尚无第二性征出现和睾丸体积增大；女性生物年龄 14 岁尚无月经来潮和第二性征的发育，找不到明确病因者，拟诊断本病。

诊断依据主要包括以下几方面：①病史。了解患者是否有难产史或有出生时窒息抢救史、有无青春期身高增长加速和 18 岁后仍有身高持续增长（提示骨骺闭合延迟）、有无阴毛生长、从小能否识别气味、有无青春发育延迟或生育障碍或嗅觉障碍家族史、有无唇腭裂手术修复史、有无乳腺发育和月经来潮等。②实验室检查。男性 T 水平低下（≤ 3.47nmol/L）；女性 E_2 水平低下，促性腺激素水平低下或正常，LH ≤ 0.7U/L，部分患者可能伴有生长激素缺乏，垂体前叶其他激素分泌功能正常。染色体核型检查正常。③体征。女性患者应测量身高、乳房和阴毛 Tanner 分期及外阴发育成熟情况；男性患者应测定身高、上下部测量、指间距和体质量指数（BMI）、阴毛 Tanner 分期、非勃起状态阴茎的长度和睾丸的体积，重视睾丸体积在诊断中的重要性，体积 1 ~ 3ml 或隐睾，提示本病。④影像学检查有助于排除下丘脑－垂体是否存在占位病变。IHH 需与其他疾病进行鉴别，首先要排除下丘脑－垂体区域的肿瘤、垂体的疾病及全身代谢性内分泌疾病。需要鉴别的疾病包括：多种垂体前叶激素分泌障碍、体质性青春期发育迟缓、营养状态对青春期的影响、慢性系统性疾病对青春期发育的影响、合并有性腺轴功能减退的各种疾病或综合征、高促性腺激素性性腺功能减退症等。

IHH 治疗的目的是促进并维持第二性征的发育，恢复生育能力，提高骨密度，预防骨质疏松，降低心血管事件发生风险的可能，恢复性功能，改善性欲，提高性生活质量。治疗方式根据患者有无生育要求而不同。无生育需求时女性给予雌激素和孕激素替代治疗，促进第二性征发育和月经来潮，男性补充雄激素促进第二性征的发育等。有生育需求时，可用促性腺激素促排卵治疗，或脉冲式 GnRH 治疗，诱发规律月经和排卵，以获得妊娠的机会。

女性 IHH 治疗有两种：①雌、孕激素替代治疗。模拟正常青春期发育过程给予补充激素，起始剂量宜用小剂量的雌激素 6 ~ 12 个月，逐渐增加雌激素的用量，当乳房发育和子宫大小接近或达到成年女性水平时，加用孕激素进行周期序贯治疗。治疗的前 2 年，2 ~ 3 个月随访 1 次，观察乳腺和子宫大小变化，此后 6 ~ 12 个月随访 1 次。②促排卵治疗。GnRH 泵持续性脉冲式输注 GnRH，脉冲节律模拟青春发育过程，使 IHH 患者第二性征发育，并获得生育能力，是最理想、更符合下丘脑－垂体－性腺轴生理调节机制的治疗方法。GnRH 脉冲泵的适应证为初次诊断为 IHH 患者；戈那瑞林兴奋试验后 LH 大于基础值 3 倍以上，且 > 1U/L；FSH 大于基础值 2 倍，且 > 1U/L；已诊断为 IHH 的患者，停用 HCG、尿促性素（HMG）、雄激素或雌、孕激素人工周期等药物治疗至少 1 个月 [6]。

男性 IHH 治疗目前治疗方案主要有三种，包括睾酮替代、促性腺激素生精治疗和脉冲式 GnRH 生精治疗。可根据患者下丘脑－垂体－性腺轴的功能状态及患者的年龄、生活状态和需求选不同的方案。雄激素替代治疗可促进男性化，使患者能够完成正常性生活和射精，但不能产生精子；促性腺激素治疗可促进自身睾丸产生睾酮和精子；脉冲式 GnRH 治疗通过促进垂体分泌促性腺激素而促进睾丸发育。

促性腺激素疗法优势在于适用于各种原因的 IHH，并且经济、患者注射方便，无需日常护理，个人私密性好等，但是部分患者长期应用后可能导致对促性腺激素的抵抗，这种抵抗可能与体内产生中和性抗体有关；而脉冲治疗是通过微小泵脉冲式皮下注射 GnRH，模拟下丘脑生理性 GnRH 释放，促进垂体 GnRH 脉冲式分泌，LH 和 FSH 稳定在正常水平，并保持垂体对 GnRH 的敏感性另外人类生精细胞可能存在 GnRH 受体，GnRH 可能直接刺激睾丸精子的生成和成熟。GnRH 脉冲泵治疗虽然更符合生理性促性腺激素分泌，疗效较好，但只适用于垂体功能正常的患者；费用比较昂贵；可能不同程度影响患者劳动、体育活动等，日常护理需要医务人员辅导；再者日常佩戴脉冲容易受到他人的关注，私密性较差。部分低促性腺激素患者携带 KAL1 基因突变，由于该突变破坏了 GnRH 信号转导通路，这部分患者对 GnRH 治疗不敏感。

四、病例点评

IHH 是一种罕见病，治疗的目的在于使患者恢复正常的生理调节功能、促使性腺发育、分泌性激素、改善性功能及生成配子获得生育能力。垂体激素泵是高精度微量注射泵的一种，其原理就是通过脉冲皮下注射戈那瑞林的微量输注技术，来模拟人体下丘脑 GnRH 生理性脉冲分泌模式，从而达到有效刺激垂体分泌促性腺激素，以改善自身人体分泌不足。在 IHH/ 卡尔曼综合症的治疗、改善青春期第二性征发育方面效果显著。

参考文献

[1] 中华医学会内分泌学分会性腺学组 . 特发性低促性腺激素性性腺功能减退症诊治专家共识 [J]. 中华内科杂志，2015，54（8）：739-744.

[2]Bianco SD，Kaiser UB.The genetic and molecular basis of idiopathic hypogonadotropic hypogonadism[J].Nat Rev Endocrinol，2009，5（10）：569-576.

[3]Fromantin M，Gineste J，Didier A，et al.Impuberism and hypogonadism at induction into military service.Statistical study[J].Probl Actuels Endocrinol Nutr，1973，16：179-199.

[4]Bianco SD，Kaiser UB.The genetic and molecular basis of idiopathic hypogonadotropic hypogonadism[J].Nat Rev Endocrinol，2009，5（10）：569-576.

[5]Brioude F，Bouliqand J，Trabado S，et al.Non-syndromic congenital hypogonadotropic hypogonadism : clinical presentation and genotypep-henotype relationships[J].Eur J Endocrinol，2010，162（5）：835-851.

[6]Gronier H，Peigne M，Catteau-Jonard S，et al.Ovulation induction by pulsatile GnRH therapy in 2014 : Literature review and synthe-sis of current practice[J].Gynecol Obstet Fertil，2014，42（10）：732-740.

病例18　体外低能量冲击波治疗糖尿病性 勃起功能障碍

一、病历摘要

（一）基本信息

患者：男性，38 岁。

主诉：勃起困难 5 年，加重 2 年。

现病史：患者 8 年前体检发现 2 型糖尿病，5 年前自觉勃起硬度下降，勃起硬度Ⅱ～Ⅲ级，偶尔插入困难，大部分情况可插入但坚持不久，短时间内疲软没有高潮。近 2 年勃起困难加重，勃起硬度Ⅱ级及以下，无法插入。患者有手淫，手淫硬度同样下降，有时无法完成射精。自述近几年晨勃偶尔发生，夜间勃起未察觉。

既往史：否认尿频、尿急、尿痛及生殖系感染史；否认近几年增重肥胖史；否认高血压病史；有糖尿病，目前拜糖平（50mg，3 次 / 日，口服）控制血糖尚可。否认手术史，否认外伤史，否认出生难产史，否认特殊药物使用。

个人及婚育史：已婚未育，否认抽烟、喝酒。公司职员工作，工作压力一般，否认抽烟、酗酒。

家族史：否认家族遗传性疾病史，父母健在，身体健康。

（二）体格检查

身高 175cm，体重 75kg，双侧睾丸 14ml，双侧附睾、双侧输精管可及，未及明显异常，双侧精索静脉未及曲张，乏氏试验（ – ）。

（三）辅助检查

性激素水平：促卵泡刺激素（FSH）3.14U/L（参考值 1.4 ~ 18.1U/L），黄体生成素（LH）< 1.89U/L（参考值 1.0 ~ 8.4U/L），雌激素（E_2）0.1nmol/L（参考值 < 0.19nmol/L），垂体泌乳素（PRL）6.72μg/L（参考值 2.1 ~ 17.7μg/L），睾酮（T）12.56nmol/L（参考值 4.27 ~ 28.24nmol/L）。

空腹血糖：6.9mmol/L。

阴茎彩色双功能多普勒超声检查（CDDU）：右侧 PSV 33.5cm/s，EDV 1.60cm/s；左侧 PSV 32.4cm/s，EDV 1.90cm/s。

IIEF–5：6 分

NPTR 检测结果：勃起事件 2 个，共维持勃起 3 分钟，最佳勃起硬度 20%。

染色体核型分析：46，XY。

生殖系统超声检查：右侧睾丸 13ml，左侧睾丸 14ml，双侧附睾输精管正常，精索静脉宽度正常，未见曲张。

（四）诊断

糖尿病性勃起功能障碍。

（五）诊疗经过

患者至我院门诊之前在外院两家男科进行勃起功能障碍相关诊疗，中药及中成药服用效果不佳（具体药物不详），服用希爱力 5mg 每晚一粒，1 个月后勃起硬度略有好转，但是总体满意度依然不佳，患者服用意愿不足，此外在外院尝试真空泵负压吸引治疗效果欠佳。本次来我院希望以体外低能量冲击波方式治疗勃起功能，告知患者体外冲击波治疗周期及具体注意事项，并予以 RENOVA 体外低能量线性冲击波治疗仪（RENOVA Direx 集团）每周一次的冲击波治疗（病例 18 图 1），总共接受四周治疗。Li-ESW 设置为 0.09mJ/mm^2 的能量，300 个强度的波最小频率（5Hz）和 40mm 的深度。在双侧阴茎脚（每个区域有 1600 次冲击）和海绵体（每个区域有 900 次冲击）处施加冲击波。每次持续约 20 分钟。并在 4 次治疗后进行勃起功能量表（IIEF-5 评分，EHS 和自我报告的勃起症状问题），夜间阴茎勃起硬度（NPTR）和海绵状多普勒超声（CDDU）测试以进行初步评估。

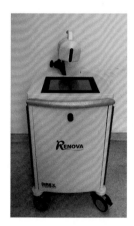

病例18图1　RENOVA体外低能量线性冲击波治疗仪

（六）随访

该患者治疗 4 周后门诊复诊，自述勃起硬度明显提升，晨勃出现次数较前明显，尝试同房后明显感觉有改善，随访 IIEF-5 评分为 15 分，EHS 评分自我评价达到 3 分。再次予以 NPTR 进行检测发现，勃起事件 4 次，总勃起维持时间 65 分钟，最佳勃起硬度

70%。患者后要求继续治疗 4 周，后随访发现勃起较前月依然有所改善，晨勃次数显著增加，IIEF-5 评分 18 分，再次予以 NPTR 检测发现，勃起事件 4 次，总勃起维持时间 80 分钟，最佳勃起硬度 70%。

二、病例分析

该病例是糖尿病引起的勃起功能障碍的典型病例，临床中以 PDE5 抑制剂治疗作为一线治疗，但是该患者在治疗后效果不佳。体外冲击波治疗是近期勃起功能障碍治疗的新手段，在各中心的治疗过程中均得到较明显的效果，由于针对糖尿病引起勃起功能下降尤其有效，该患者在 8 周的治疗过程中主观感受不断显现，也加大了患者性行为中的信心，同时也巩固了继续冲击波治疗的决心，8 周治疗后的随访也得到相比治疗前明显好转的客观数据。

三、疾病介绍

糖尿病勃起功能障碍（erectile dysfunction，ED）的患病人数是正常人 3 倍，而且发病也呈年轻化趋势。随着糖尿病病程的增加并发糖尿病勃起功能障碍的患者也随之升高：接近 30 岁的糖尿病患者中，患有糖尿病勃起功能障碍的可达 15%，而 60 岁糖尿病患者中该比例可增加到 55%[1]。

1. 糖尿病勃起功能障碍的机制　阴茎内皮细胞层是周围血管系统特有的部分。它具有保持稳态、调节血管及平滑肌收缩的作用。其在引起勃起功能障碍过程中至关重要。内皮细胞功能障碍的中心环节是其对血管舒张剂的介质反应能力的下降或对血管收缩分子敏感性的上升[2]。因此，血管扩张剂合成的减少，eNOS/NO 生物活性及生物利用度的降低均可以减少血管扩张，从而导致血管及平滑肌的收缩，引起明显的勃起功能障碍[3]。一些与血管内皮功能密切相关的因素如高胰岛素血症，氧化应激，和糖基化终末产物（Advanced glycationend products，AGEs）的形成均可诱发糖尿病勃起功能障碍的发生。而且，糖尿病患者普遍血清睾酮水平下降，其是血管内皮功能紊乱的独立因素[4~7]。内皮细胞功能紊乱与损伤程度取决于内皮细胞的损伤与再生能力之间的平衡状态。然而，糖尿病新陈代谢的改变损伤血管的再生修复机制，因此会导致内皮细胞永久性功能紊乱，进而加剧勃起功能障碍及全身性血管病变。

慢性持续性血糖升高可诱导 AGEs[8]、活性氧自由基（Reactive oxygen species，ROS）、活性氮自由基（Reactive nitrogen species，RNS）的形成。事实上，AGEs 的升高可通过直接抑制 eNOS 磷酸化作用干扰 eNO 生成。除此之外，在糖尿病实验模型中，AGE 的交联阻断剂及严格控制血糖可以恢复阴茎组织学改变和勃起功能[9]。

2. 糖尿病勃起功能障碍的治疗

（1）血糖控制与生活方式的改变。对于所有未生育的成年糖尿病患者，控制血糖，保持糖化血红蛋白＜7%，可减少微血管并发症发生的可能。有研究表明更好的控制血糖与改善勃起功能有关，在糖尿病治疗与并发症流行病学研究中，发现糖尿病病程达10年甚至以上的患者一定时期内严格控制血糖，与那些有1～5年病史而没有并发症的患者相比更能有效地减少勃起功能障碍的发生或者减少微血管并发症。

（2）PDE5抑制剂。最新研究分析表明，其与降脂药联合应用相较于单独应用可使患者IIEF分数增高。目前建议使用量为20mg，其会引起72%糖尿病患者症状缓解，而仅有轻微或中度不良反应。他达拉非对糖尿病勃起功能障碍患者是是安全有效的。口服20mg他达拉非的患者其IIEF-5评分是7.4，比安慰剂组高出0.9分[10～12]。

（3）睾酮替代治疗。对于那些对PDE5受体阻滞剂无效的患者，低血清睾酮水平可能是引起其勃起功能障碍的主要原因。应该评价其总睾酮及游离睾酮水平，因为总体睾酮水平的下降可引起其性腺功能减退。

（4）真空勃起装置。真空勃起装置是通过两种机制起作用的。真空设备通过引起动脉血流入和限制静脉血流出导致阴茎海绵体充血从而改善阴茎勃起。其是对于那些对PDE5受体阻滞剂疗效差患者的二线选择。真空勃起装置为非侵入性治疗，单独应用于那些多种因素引起的勃起功能障碍的患者是有效的。

（5）其他方法。其他治疗方法还有海绵体内药物注射及阴茎假体植入手术等。海绵体内注射药物主要是前列腺素 E_1（其也可以经尿道注射）、血管活性肽、酚妥拉明、罂粟碱等。一般注射后5～15分钟可以显效，不过该治疗需要患者自我熟练如何注射，此外该方法出现不良反应较多，比如阴茎疼痛、纤维化、阴茎异常勃起等。故随着PDE5抑制剂的出现，该治疗方法已不常规开展。

阴茎假体植入手术是勃起功能障碍治疗的外科手术方法，也是终末治疗手段。对于外伤等原因后存在神经损伤而无法勃起的患者、顽固性糖尿病勃起功能障碍其他治疗无效以及顽固性血管性勃起功能障碍其他治疗无效的患者可以选择该手术方法治疗。治疗效果明显，有效率高，并发症少，但是依然存在感染、穿孔等风险。

（6）低强度体外冲击波疗法（low-intensity extracorporeal shockwave therapy，LIST）。冲击波是一种通过振动、高速运动等导致介质极度压缩而聚集产生能量的具有力学特性的声波，它能引起介质的压强、温度、密度等物理性质发生跳跃式改变[13]。对于LIST疗法所引起的生物学改变的研究主要集中于血管新生及局部血管再生。LIST治疗猪急性心肌梗死的研究显示[14]，梗死心肌局部血管内皮生长因子（VEGF）mRNA表达水平上升，血管内皮细胞数量和毛细血管密度明显增加，促进侧支循环的形成。提示体外心脏冲击波（extracorporeal shock wave，ESW）治疗可有效诱导缺血区血管新生，重建局部心肌微循环，改善心肌梗死后心室重塑。同时 LIST 治疗后血浆中 NO 水平明显升高，成纤维细胞生长因子（FGF）、胰岛素样生长因子（IGF）明显升高，而转化生长因子（TGF-β₁）、可溶性细胞间黏附因子（sICAM-1）、可溶性血管细胞黏附因子 -1（sVCAM-1）均降低[15]。说明 LIST 治疗可明显升高血浆 NO 水平，起到抗炎作用，使病变区域的新陈代谢得到改善，促进阴茎血管新生。

四、病例点评

长期高血糖状态引起的多种代谢产物的增加可以通过多种细胞内信号转导途径损害内皮细胞功能。包括损伤 eNOS/eNO 的合成和生物利用度、损伤血管内皮的舒张功能从而导致勃起功能障碍。既往对于重度糖尿病性勃起功能障碍的治疗效果并不理想，最终患者往往被迫接受假体植入或者放弃治疗。而低强度体外冲击波疗法的推出无疑让此类患者看到了希望。低强度冲击波在改善血管内皮功能以及促进新生血管形成方面的作用是明确的。

参考文献

[1]Feldman HA, Goldstein I, Hatzichristou DG, et al.Impotence and its medical and psychosocial correlates：results of the massachusetts male aging study[J].J Urol，1994，151（1）：54-61.

[2]Behrendt D, Ganz P, Function E, et al.From vascular biology to clinical applications[J].American Journal of Cardiology，2002，90（10）：40-48.

[3]Maxwell AJ.Mechanisms of dysfunction of the nitric oxide pathway in vascular diseases[J].Nitric Oxide，2002，6（2）：101-124.

[4]Traish AM, Feeley RJ, Guay A.Mechanisms of obesity and related pathologies：androgen deficiency and endothelial dysfunction may be the link between obesity and erectile dysfunction[J].Febs Journal，2009，276（20）：5755-5767.

[5]Akishita M, Hashimoto M, Ohike Y, et al.Low testosterone level is an independent determinant of endothelial dysfunction in men[J].Hypertension Research，2007，30（11）：1029-1034.

[6]Guay AT, Traish A.Testosterone deficiency and risk factors in the metabolic syndrome：implications for erectile dysfunction[J].Urologic Clinics of North America，2011，38（2）：175-183.

[7]Castela A, Vendeira P, Costa C.Testosterone, Endothelial Health, and Erectile

Function[J].Isrn Endocrinology，2011：1–7.

[8]Nowotny K，Jung T，Hohn A，et al.Advanced glycation end products and oxidative stress in type 2 diabetes mellitus[J].Biomolecules，2015，5（1）：194–222.

[9]Wang L，Tian W，Uwais Z，et al.AGE–breaker ALT–711 plus insulin could restore erectile function in streptozocin–induced type 1 diabetic rats[J].Journal of Sexual Medicine，2014，11（6）：1452–1462.

[10]Deyoung L，Chung E，Kovac JR，et al.Daily use of sildenafil improvesendothelial function in men with type 2 diabetes[J].Journal of Andrology，2012，33（2）：176–180.

[11]Hatzichristou D，Gambla M，Rubio–Aurioles E，et al.Efficacy of tadalafil once daily in men with diabetes mellitus and erectile dysfunction[J].Diabetic medicine：a journal of the british diabetic association，2008，25（2）：138–146.

[12]Egerdie RB，Auerbach S，Roehrborn CG，et al.Tadalafil 2.5 or 5 mg administered once daily for 12 weeks in men with both erectile dysfunction and signs and symptoms of benign prostatichyperplasia：results of a randomized，placebo–controlled，double–blind study[J].Journal of Sexual Medicine，2012，9（1）：271–281.

[13]邢更彦.骨肌疾病体外冲击波疗法[M].北京：人民军医出版社，2007.

[14]Tao SM，Guo T，Wang Y，et al.Extracorporeal cardiac shock wave therapy improved myocardial micro–vascular circulation after acute myocardial infarction at early stage in pigs[J].Sichuan Da Xue Xue Bao（Yi Xue Ban），2011，42（2）：222–226.

[15]Wang CJ，Yang YJ，Huang CC.The effects of shockwave on systemic concentrations of nitric oxide level，angiogenesis and osteogenesis factors in hipnecrosis[J].Rheumatol，2011，31（7）：871–877.

病例19 威廉姆斯综合征合并勃起功能障碍

一、病历摘要

（一）基本信息

患者：男性，29岁。

主诉：阴茎勃起功能欠佳10年。

现病史：患者于10年前无明显诱因感觉阴茎勃起硬度下降，勃起持续时间尚可，晨勃硬度差，次数减少，当时患者未引起重视，亦未曾诊治。5年前因"婚后不育"于我院就诊。诊断为勃起功能障碍，经药物治疗无效，患者诉仍无法完成同房，故女方未孕。推荐其采用手淫取精，阴道注射精液方法尝试怀孕。后成功生育一女（病例19图1）。该女出生后于外院诊断为先天性心脏病，行全基因组CNV分析诊断为威廉姆斯综合征，该患者全基因组CNV分析亦诊断为威廉姆斯综合征。近一年来患者勃起功能障碍逐渐加重，勃起硬度明显下降，时有无法勃起，晨勃不明显。现为求诊治，入住我科。患者起病以来无头晕、心慌、胸闷、恶心呕吐等不适，精神稍差，饮食、大小变正常，体重无明显减轻。

既往史：否认心、脑肾等慢性病史。否认肝炎、结核病等传染病病史。预防接种史规范，随社会。否认药物、食物和其他过敏史。否认外伤及输血史。否认糖尿病、高血压、心脏病病史。

个人及婚育史：生于江苏省江阴市，久居当地。未到过疫区及地方病流行区。生活较规律，居住条件较好。否认吸烟、饮酒史。否认药物依赖、麻醉毒品等不良嗜好。否认工业毒物、粉尘、放射性物质接触史。否认性病及冶游史。已婚已育，育有1女。

家族史：家族中无同类疾病患者。否认肝炎、结核病等传染病病史。否认家族性、遗传性疾病史。

（二）体格检查

阴茎阴囊外观正常，阴毛分布正常，双侧睾丸大小12ml，质地韧，双侧附睾及输精管可触及，大小正常。双侧精索静脉正常。前列腺未及异常。

（三）辅助检查

彩超：双肾、输尿管、膀胱及前列腺未见异常，阴茎深动脉：ICI注射后，未诱导阴茎明显勃起，右侧阴茎深动脉内径1.3mm，最高收缩期流速约1.5cm/s。左侧阴茎深动脉内径 1.2mm，最高收缩期流速 14cm/s。θ 角＜ 60°（病例 19 图 2）。

胸部 CT：未见异常。

常规实验室检查、性激素及肿瘤标志物检查均正常。

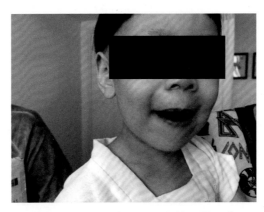

病例19图1　患者女儿，小精灵样面容

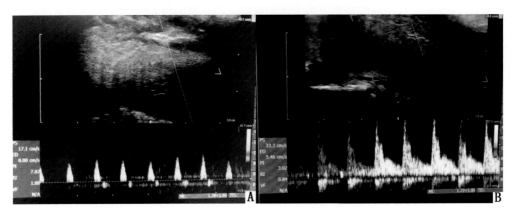

病例19图2　术前ICI实验（A.ICI注射前；B.ICI注射后）

（四）诊断

男性勃起障碍，威廉姆斯综合征。

（五）诊疗经过

患者于 2020 年 7 月 29 日行膨胀性阴茎支撑体植入术（病例 19 图 3）。术中充分暴露尿道及两侧海绵体，用带刻度的扩张器测量隧道长度，在其基础上加 1cm 即为欲植入圆柱体的长度，植入支撑体左侧为 16 ＋ 1cm 尾套，右侧为 16cm。术顺，安返。术后病理报：（左侧海绵体组织）少量平滑肌及神经纤维组织。术后予散利痛止痛、来立信＋甲硝唑预防感染，阿司匹林促进假包膜形成等支持治疗，患者痊愈出院。

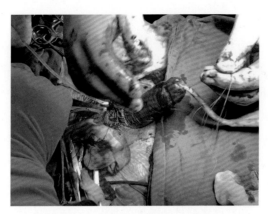

病例19图3　膨胀性阴茎支撑体植入术

（六）随访

随访至今预后良好。

二、病例分析

本例患者最终诊断为男性勃起障碍、威廉姆斯综合征。该例患者勃起功能障碍根据其病史、实验室检查、ICI 实验等诊断明确。既往药物治疗无效且结合患者意愿综合考量后行膨胀性阴茎支撑体植入术，而由于其女出生后诊断为先天性心脏病从而发现家族性威廉姆斯综合征实属罕见。威廉姆斯综合征是一种常染色体显性遗传疾病，是由染色体 7q11.23 处 1.5～1.8Mb 的杂合缺失导致的多系统遗传病，该缺失包含了弹性蛋白基因 ELN 在内的约 28 个基因，常引起先天性心脏疾病，合并勃起功能障碍的案例以往的文献未见报道。

三、疾病介绍

1. 概述　威廉姆斯综合征（Williams syndrome，WS），又称 Williams–Beuren 综合征（Williams–Beuren syndrome，WBS），是一种由于 7q11.23 区域 1.5～1.8Mb 基因杂合微缺失所致的多系统异常综合征。临床以心血管疾病、特殊面容、智力低下、生长发育障碍及内分泌异常等为特点。

威廉姆斯综合征 WBS 缺失基因中与其临床表现关系最密切的是 ELN 基因，文献报道 96% 的患儿存在 ELN 基因缺失[1]，ELN 基因全长 43kb，包含 33 个外显子，编码弹力蛋白。此编码产物是动脉细胞外基质的主要成分，对维持血管壁的弹性至关重要。威廉姆斯综合征在活产婴儿的发病率约为 1/10 000[2]。

2. 威廉姆斯综合征临床表现[3] 的特点

（1）特殊面容：双颞狭小，眶周饱满，球形鼻尖、短而上翘的鼻子，星状虹膜，长人中，厚嘴唇，牙齿畸形或咬合不正。

（2）心血管疾病：约有80%的威廉姆斯综合征患儿出现心血管畸形，其中主动脉瓣上狭窄的发生率最高（占64%），其次是肺动脉狭窄、主动脉缩窄、二尖瓣脱垂和动脉导管未闭等[4]。同时存在周围肺动脉狭窄和主动脉狭窄（双心室流出道梗阻）的威廉姆斯综合征患者心律失常、猝死的风险增加。另外，部分猝死患者与冠状动脉狭窄有关。麻醉和镇静会使患者发生不良事件的风险增加，包括心搏骤停。其他异常包括肾动脉狭窄、胸主动脉狭窄、腹主动脉狭窄、二尖瓣脱垂和主动脉瓣关闭不全、肠系膜动脉狭窄、颅内血管异常等。威廉姆斯综合征患者高血压患病率为40% ~ 50%。高血压可出现在任何年龄，部分可能和肾动脉狭窄有关。

（3）认知能力：威廉姆斯综合征患者常有不同程度的智力障碍[5]。认知障碍具有特征性，表现为短期记忆和语言表达能力相对较好，但在视觉空间结构性认知方面却极其薄弱。因此，儿童患者在言语测试中的得分通常高于在视觉空间结构的测试中的得分。

（4）性格、行为、心理异常：包括过度友好、社会抑制、过度移情、注意力缺陷、焦虑、恐惧。

（5）睡眠异常：睡眠问题的发生率为65%，包括睡眠潜伏期增加和睡眠效率降低，这可能和夜间褪黑素异常分泌有关。

（6）眼睛：泪道阻塞、远视（67%）和斜视（50%）常见。成人也有白内障的报道。

（7）耳鼻喉：50%的患者有慢性中耳炎，90%对声音的敏感性增加，63%的儿童和92%的成人有轻度至中度听力损失，多为进行性感音神经性听力损失。由于弹力蛋白缺乏引起的声带异常，导致大多数患者声音嘶哑或声音低沉。

（8）牙齿：可有小牙、牙釉质发育不良和错位咬合。

（9）消化系统：慢性腹痛是儿童和成人威廉姆斯综合征患者的常见症状，可能的病因包括胃－食管反流、裂孔疝、消化性溃疡、胆石症、憩室炎、缺血性肠病、慢性便秘和焦虑躯体化。高钙血症也可能导致易怒、呕吐、便秘和肌肉痉挛；在婴儿期更常见，在成人中还可能复发。

（10）泌尿系统：由于患者膀胱容量减少，逼尿肌过度活动，尿频和遗尿症（50%）在儿童患者中很常见。

（11）神经、肌肉：幼童的肌张力偏低，关节松弛，导致代偿性姿势异常，以保持身体平衡。年龄较大的儿童和成人有典型的肌张力增高和深肌腱反射活跃，导致步态僵硬而笨拙，精细运动功能受损，所有年龄段患者都有使用工具和书写困难。成人患者会有小脑共济失调和震颤。

（12）生长发育：威廉姆斯综合征患者有特定生长曲线。70%的婴儿体重增长不佳。

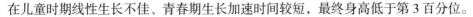

在儿童时期线性生长不佳、青春期生长加速时间较短，最终身高低于第 3 百分位。

（13）特发性高钙血症：多在婴幼儿期出现，见于 15% ~ 50% 的患者，最常见的症状为易激惹、呕吐和便秘。

（14）内分泌：血糖调节异常 [6] 和甲状腺激素分泌异常 [7]。

3．威廉姆斯综合征的辅助检查 [3]

（1）生化与内分泌检查：可见血清钙或离子钙浓度升高，尿钙 / 肌酐比升高；甲状腺功能减低等。

（2）心电图：可见各种心律失常。

（3）超声心动图：可见周围型肺动脉狭窄、瓣上型主动脉狭窄、二尖瓣脱垂和主动脉瓣关闭不全等。

（4）血管检查超声检查：可见肾动脉狭窄、胸主动脉狭窄、腹主动脉狭窄、肠系膜动脉狭窄等。CT、MRA 或心导管检查可发现心脏及血管其他病变。

（5）眼科检查：可见远视和斜视等。

（6）听力检查：可以发现中度听力损失，多为进行性感音神经性听力损失。

（7）多导睡眠监测：可以发现慢波睡眠增加、呼吸相关的觉醒增加等。

（8）基因检查：可见染色体 7q11.23 区域 1.5 ~ 1.8Mb 杂合微缺失。基因诊断方法包括微阵列比较基因组杂交分析（array–CGH）、荧光原位杂交（FISH）等技术等 [8]。

4．威廉姆斯综合征的诊断方式 [3]

（1）临床诊断：如患者有典型面容、心脏改变（瓣上型主动脉狭窄、周围型肺动脉狭窄）时应注意威廉姆斯综合征的可能。

（2）美国儿科学会诊断评分法 [9]：≥ 3 分应高度怀疑威廉姆斯综合征，建议行基因诊断。

（3）基因诊断：检出染色体 7q11.23 区域 1.5 ~ 1.8Mb 杂合微缺失可明确诊断。

5．威廉姆斯综合征患者的治疗 [3]

（1）心血管系统：手术治疗主动脉瓣上狭窄、二尖瓣关闭不全或肾动脉狭窄等。控制高血压，目前研究表明钙通道阻滞剂对威廉姆斯综合征高血压效果较好，也可选择β–受体阻滞剂，可以减少心律失常和猝死的风险 [10]。

（2）精神、心理与发育：应通过早期干预、特殊教育来解决精神发育障碍问题，鼓励学习掌握日常的生活技能。通过心理评估，由精神科专业医师来指导个体治疗。

（3）高钙血症：增加液体摄入量；调整饮食结构，减少饮食摄入钙；避免食用含有维生素 D 制剂；重症患者可以使用双膦酸盐 [11]。

（4）内分泌：甲状腺功能减退者口服甲状腺素治疗。青春期提前可使用促性腺激素释放激素拮抗剂进行治疗。

（5）胃肠道：应根据不同的胃肠道问题，例如胃 – 食管反流、高钙血症、食管裂孔疝和（或）憩室炎、便秘等进行治疗。

（6）遗传咨询：大多数威廉姆斯综合征患者的染色体微缺失为新发缺失，偶尔可见父母传递给子女的情况。父母携带 7q11.23 微缺失时，再次生育再发风险为 50%；患者父母如不是患者，再次生育再发风险 < 1%。应对所有患者及其家庭成员提供必要的遗传咨询，对高风险胎儿进行产前诊断。

四、病例点评

勃起功能障碍可能是某些罕见疾病症状，威廉姆斯综合征合并勃起功能障碍的案例以往的文献未见报道。威廉姆斯综合征是 7 号染色体长臂近端（7q11.23）部分缺失所致的多系统异常综合征。在解决勃起功能障碍的同时也应关注其子代健康，如何早诊断、早干预、早预防子代罕见病的发生也是男科医生应该思考的问题。

参考文献

[1] 解春红，赵正言 . 威廉斯综合征的基因型和认知表型研究 [J]. 国际儿科学杂志，2006，33（2）：117–119.

[2]Strømme P，Bjømstad PG，Ramstad K.Prevalence estimation of Williams syndrome[J]. Journal of child neurology，2002，17（4）：269–271.

[3] 张抒扬 . 罕见病诊疗指南（2019 年版）[M]. 北京：人民卫生出版社，2019.

[4]Sugayama SMM，Moisés RL，Wagēnfur J，et al.Williams–Beuren syndrome：cardiovascular abnormalities in 20 patients diagnosed with fluorescence in situ hybridization[J]. Arquivos Brasileiros de Cardiologia，2003，81（5）：468–473.

[5]Karmiloff-Smith A，Grant J，Ewing S，et al.Using case study comparisons to explore genotype–phenotype correlations in Williams–Beuren syndrome[J].Journal of Medical Genetics，2003，40（2）：136–140.

[6]Cherniske EM，Carpenter TO，Klaiman C，et al.Multisystem study of 20 older adults with Williams syndrome[J].American journal of medical genetics Part A，2004，131（3）：255–264.

[7]Cambiaso P，Orazi C，Digilio MC，et al.Thyroid morphology and subclinical hypothyroidism in children and adolescents with Williams syndrome[J].The Journal of pediatrics，2007，150（1）：62–65.

[8]Xia Y，Huang S，Wu Y，et al.Clinical application of chromosomal microarray analysis

for the diagnosis of Williams-Beuren syndrome in Chinese Han patients[J].Molecular genetics & genomic medicine，2019，7（2）：e00517.

[9] 朱旭 . 威廉斯综合征临床诊疗研究进展 [J]. 国际儿科学杂志，2017，44（2）：80-84.

[10]Dror C，Sinai A，Gothelf D.Medical，cognitive，and psychiatric characteristics in a large israeli cohort of individuals with williams syndrome[J].The Israel Medical Association journal：IMAJ，2018，20（6）：373-378.

[11]Walton JR，Martens MA，Pober BR.The proceedings of the 15th professional conference on williams syndrome[J].American Journal of Medical Genetics Part A，2017，173（5）：1159-1171.

病例20　顽固性血精

一、病历摘要

（一）基本信息

患者：男性，26岁。

主诉：反复精液带血及大便后尿道口血性分泌物1年余。

现病史：患者于1年前无明显诱因出现精液带血，多为暗红色，间歇性发作。患者每周排精1～2次，无自主遗精。大便后亦间歇出现尿道口血性分泌物，黏性。患者无发热，无尿频、尿痛及血尿，无腹痛、腹泻。曾于外院就诊，诊断为"精囊炎"予以左氧氟沙星等药物治疗，效果不明显，本次来我院就诊，MR提示右侧精囊积血伴结石，结石大小约0.8cm×1.0cm。考虑到保守治疗无法根本解决血精问题故收治入院。

既往史：否认食物、药物过敏史，否认高血压、糖尿病等慢性疾病史，自述性功能正常。幼时曾行右侧腹股沟疝修补术以及阑尾切除术。

个人及婚育史：已婚已育，否认抽烟、喝酒史。

家族史：否认家族遗传性疾病史，父母健在，身体健康。

（二）体格检查

身高173cm，体重66kg。腹平软，无明显压痛，双侧肾区对称，无隆起，无压痛及叩击痛，两侧输尿管走行区无明显压痛。耻骨上区未触及充溢膀胱，无明显压痛。阴毛男性分布，阴茎发育好。双侧睾丸对称，各约20ml，质地正常，无明显触痛。双侧附睾及输精管正常，未及明显结节。直肠指检前列腺无明显增大，质地正常，未及明显质硬结节，指套无染血。

（三）辅助检查

MR：右侧精囊积血伴结石。

（四）诊断

血精，精囊结石，精囊炎。

（五）诊疗经过

该患者收治入院后，完善各类知情同意后行精道镜检查。麻醉成功后取截石位，常规消毒铺单，自尿道外口插入7.5F输尿管镜，膀胱容量正常，尿色清，双侧输尿管开口呈裂隙状，膀胱内未见肿块，缓慢退镜至精阜处，见精阜隆起，前列腺小囊开口清晰，呈裂隙状，前列腺小囊开口两侧未见明显射精管开口。直肠指检行精囊按摩，按摩右侧精囊时可见血性液体从前列腺小囊开口溢出。导丝引导下输尿管镜进入前列腺小囊，小囊内可见少量血块，小囊内右后侧可见右侧射精管异位开口。导丝引导下输尿管镜经右侧射精管进入右侧精囊，见精囊黏膜充血，精囊内液浑浊，注水冲洗后见一枚直径 0.8cm×0.5cm 浅黄色结石，边缘不规则。直视下用钬激光抵住结石自边缘逐渐碎石，将视野内结石逐渐击为直径 0.1～0.2cm 碎块，套石篮将碎石套出。查无活动性出血，将 0.5g 左氧氟沙星稀释液 50ml 对右侧精囊进行灌洗后退镜，留置尿管，结束手术。

（六）随访

嘱患者出院后继续口服左氧氟沙星 2 周，每日 0.5g。该患者术后 2 周时来我院随访，自诉无特殊不适，诉尚未有性生活或主动排精行为，但大便时仍有淡血性液体自尿道口溢出。嘱患者可以进行性生活及主动排精，2～3 天一次。术后 2 个月时再次来门诊随访，诉早期性生活时射精仍有带血，但近期已消失，大便时尿道口溢血情况亦不复存在。

二、病例分析

该患者为年轻男性，性生活较为规律，可排除行为因素所致，如过度手淫或纵欲、剧烈性活动、长时间禁欲等。临床出现血精及便后尿道口血性分泌物时间较长，曾应用抗感染药物治疗效果欠佳，可判断感染因素并非主要原因。此外，该患者亦无全身性因素及创伤，因此梗阻性因素和精道新生物需要重点考虑。临床上，盆腔增强 MRI 能够较好地评估精道梗阻及新生物的性质，因此选择了 MRI 进行辅助诊断，明确了"右侧精囊积血伴结石"，为进一步治疗方案的制订提供了正确的方向。对于该名患者来说，由于精道结石的存在，保守治疗几乎已无彻底治愈可能，因此选择精道内镜技术进行治疗。通过精道内镜技术不仅可以对射精管、精囊、输精管壶腹部及其周围结构进行直接观察，而且可以及时进行相应治疗，包括冲洗、切开、烧灼、止血、活检、引流、清除结石、解除梗阻等操作。本患者应用该技术解除了结石梗阻、冲洗了精囊内的积血，最终治愈了血精以及便后尿道溢血的临床症状。

三、疾病介绍

血精是指在精液中出现肉眼可见的血液，是泌尿男科一种常见症状，血精最常见于 40 岁以下男性，如果没有相关危险性因素和伴随症状，一般多由良性疾病或某些诱发因素所致 [1]。是一种无痛性自限性病症，如果患者年龄超过 40 岁，具有危险因素和伴随症状，发生持续或反复性血精则应进行深入评估和规范治疗。临床上少数患者血精可反复发作或持续存在超过 3 个月以上，甚至达数年，成为顽固性血精，往往给患者造成较大的心理压力，引起焦虑和恐慌[2]。

在临床上，男性生殖系、下尿路及全身性疾病均可能诱发血精。诱发血精的行为因素有：过度手淫或纵欲、性交中断、长时间禁欲、剧烈性活动等。引起血精最常见的病因是精囊和前列腺的炎症及微生物感染，其他病因包括先天性或继发性精道远端区域结构异常、后尿道良性新生物及前列腺睾丸肿瘤，创伤或医源性损伤，全身性疾病如高血压、恶性淋巴瘤及出血性疾病等，长期使用抗凝药物亦可诱发血精[3]。

血精的治疗决策取决于病变的性质。经检查未发现明显病变者，可行一般的抗炎对症治疗及随访观察。对有明显病因者，要根据病因、病灶部位及病变性质采取相应的治疗。血精的保守治疗适用于由非梗阻、非肿瘤因素引起的血精，常采取的保守治疗方法包括一般性治疗、抗生素治疗和其他药物治疗。而精道内镜技术对梗阻或肿瘤因素所导致的血精的诊断和治疗提供了较好的选择[4]。

四、病例点评

该患者血精病因诊断明确，选择精道内镜技术作为治疗方式也是非常正确的。精道内镜技术不仅作为一种病因学诊断技术，更作为一种治疗性技术，可及时对所发现的病变进行处理，其病变发现率明显优于现有的影像学技术，而且使既往一些难以诊治的疾病得到了确切可靠的治疗，因而精道内镜技术已经成为临床上针对顽固性血精等疾病的重要治疗技术。可通过精道内镜技术进行的各类操作，包括：进镜前的后尿道观察、进镜后的精道内观察、梗阻及狭窄的处理、结石及钙化灶的处理、各类囊肿的处理、后尿道血管瘤的处理等，可根据每个患者的具体病情，采用不同的个性化方式进行处理。

参考文献

[1] 李彦锋，李铮，夏术阶．射精管梗阻与精道内镜技术专家共识 [M]．北京：中国医药科技出版社，2017．

[2]Mulhall JP，Albertsen PC.Hemospermia：diagnosis and management[J].Urology，1995，46（4）：463-467.

[3]Kumar P，Kapoor S，Nargund V.Haematospermia，a systemic review[J].Ann R Coll Surg Engl，2006，88（4）：339-342.

[4]Han CH，Liang Q，Dong BZ，et al.Transutricular seminal vesiculoscopy in the diagnosis and treatment of the seminal vesicle disease[J].Cell Biochem Biophys，2013，66（3）：851-853.

病例21　原发性精索平滑肌肉瘤

一、病历摘要

（一）基本信息

患者：男性，55岁。

主诉：右侧阴囊内无痛性包块6个月。

现病史：患者于6个月前无意中发现右侧阴囊内包块，约"黄豆粒"大小，阴囊无坠痛，排尿通畅，无尿频、尿急，无尿痛及肉眼脓血尿，无发热，无腰腹部疼痛。包块进行性增大。门诊以"右侧精索肿物性质待定"收入院。

既往史：否认心、脑、肾等慢性病史；否认肝炎、结核病等传染病病史；预防接种史不详；否认药物、食物和其他过敏史；否认高血压及糖尿病病史；否认外伤史、手术史及输血史。

个人及婚育史：生于承德市，久居当地。20岁结婚，育有1子，配偶及其子体健。未到过疫区及地方病流行区。生活较规律，居住条件较好。吸烟20年，每日约10支，未戒烟。少量饮酒约20年，每日饮白酒约50ml，未戒酒。否认药物依赖、麻醉毒品等不良嗜好。否认工业毒物、粉尘、放射性物质接触史。否认性病及冶游史。

家族史：父母体健。家族中无同类疾病患者。否认肝炎、结核病等传染病病史。否认家族性、遗传性疾病史。

（二）体格检查

体表未触及肿大淋巴结。双肾区无压痛及叩击痛。双侧输尿管体表走行区无压痛。膀胱区无隆起。尿道外口无狭窄及脓性分泌物。右侧阴囊内精索表面可触及约2.0cm×1.5cm×2.0cm肿物，质地偏硬，透光试验阴性，平卧后肿物大小无变化。

（三）辅助检查

彩超：右侧精索区可见2.0cm×1.5cm×2.0cm低回声结节，边界尚清，形态尚规整。CDFI检查：结节内可见丰富的彩色血流信号。余未见异常。

肿瘤标志物、循环肿瘤细胞检测未见异常。

PET-CT检查未见淋巴结及远处转移。

（四）诊断

右侧精索平滑肌肉瘤（高级别）。

（五）诊疗经过

2019年3月15日行右侧精索肿物切除术。术中见肿物位于精索前侧，约2.0cm×1.5cm×2.0cm，表面光滑，包膜完整，质地偏硬，与精索粘连紧密（病例21图1）。将肿物完整切除。术中冰冻病理检查：右侧精索间叶组织肿瘤，考虑肉瘤变。行右侧睾丸根治性切除、右侧精索高位结扎术。术后病理检查：椭圆形肿物，表面光滑，包膜完整，切面实性，质地偏硬，有肉质感。光镜下：肿瘤由梭形细胞构成，细胞异型性显著（病例21图2），核分裂计数3个/10HP。MDM2荧光染色体原位杂交检查提示：MDM2基因无扩增。免疫组化：Vimentin（+）（病例21图3）、SMA（+）（病例21图4）、Desmin（+）（病例21图5）、Caldesmon（+）、MDM2（+），Myogenin（-）、CK（-）、S-100（-），Ki67（+30%）。患者术后放弃进一步治疗。

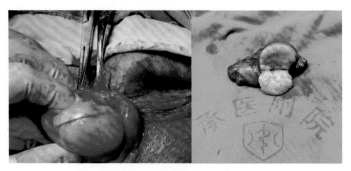

病例21图1　术中所见右侧精索肿物

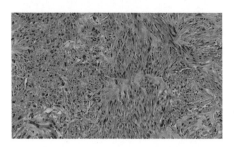

病例21图2　瘤细胞由成束排列的梭形细胞组成，核分裂象多见（HE×200）

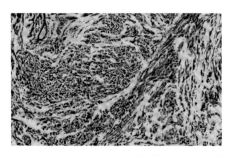

病例21图3　瘤细胞显Vimentin强阳性（免疫组化×200）

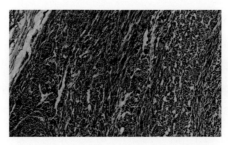

病例21图4　瘤细胞显SMA强阳性（免疫组化×200）

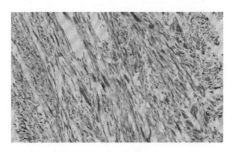

病例21图5　瘤细胞显Desmin强阳性（免疫组化×200）

（六）随访

随访至今未见肿瘤复发及转移。

二、病例分析

本例患者无意中发现右侧阴囊内包块，进行性增大，无不适症状。术前检查未见淋巴结转移，因此未进行淋巴结清扫。术后其拒绝放疗等进一步治疗，通过PET-CT等检查术后未见局部复发及转移。

三、疾病介绍

平滑肌肉瘤是由具有平滑肌特点的细胞构成的恶性肿瘤，常发生于中老年[1]。平滑肌肉瘤占软组织肉瘤的5%～10%[2]，可分为深部软组织平滑肌肉瘤、浅表平滑肌肉瘤、外生殖区平滑肌肉瘤、黏液性平滑肌肉瘤、起自血管的平滑肌肉瘤和EBV相关性平滑肌肉瘤。其中外生殖区平滑肌肉瘤在男性多发于睾丸、阴茎和精索。精索平滑肌肉瘤罕见，主要来源于提睾肌或输精管未分化的间充质细胞，是精索肉瘤中恶性程度较低的一类，约占精索肉瘤的13%[3]。

精索平滑肌肉瘤临床表现为无痛、固定、质硬、不规则的肿块，生长缓慢，临床上易与其他类型间叶组织源性肿瘤相混淆，诊断困难，彩超及实验室各项检查无特异性。一旦术中确诊为精索平滑肌肉瘤，那么肿瘤的分期是很重要的，MRI则是一种有效解决该问题的手段，它对于评价阴囊内睾丸以外的实性肿瘤有较好的作用，尤其对肿瘤组织结构程度方面有较大优势。

精索平滑肌肉瘤主要靠病理检查及免疫组织化学染色确诊[4]。组织学上应与精索其他类型间叶组织源性肿瘤相鉴别：①梭形细胞横纹肌肉瘤：一种由成束状排列的长梭形细胞构成的胚胎性横纹肌肉瘤的亚型，好发于儿童和青少年，也可发生于成年人，最常见于睾丸旁和头颈部。与平滑肌肉瘤的鉴别主要依赖于免疫组织化学：梭形细胞横纹肌肉瘤 MyoDl、myogenin、myoglobin 阳性，而平滑肌肉瘤均为阴性。②多形性脂肪肉瘤：一种高度恶性的多形性肉瘤，多发于老年人，好发于四肢；其次为躯干和腹膜后，少见部位包括纵隔、腋下、睾丸旁等。组织学特点：由多形性脂肪母细胞和多形性肉瘤组成，特殊染色油红 O、苏丹Ⅲ等脂肪染色均为阳性。③多形性恶性纤维组织细胞瘤：好发于 50～70 岁的老年人，男性多见，大多数病例发生于下肢特别是大腿，与平滑肌肉瘤的主要鉴别点为其特殊的组织形态：席纹状排列的胖梭形细胞组成，肿瘤细胞不表达肌源性抗原。④恶性蝾螈瘤：伴有横纹肌肉瘤的恶性周围神经鞘膜瘤，发生于各年龄段，从新生儿至 75 岁的老年人，肿瘤分布相对广泛，但主要发生于头颈部、躯干和大腿等部位。其特征性形态表现为横纹肌母细胞散在于恶性周围神经鞘膜瘤的梭形细胞背景中。横纹肌母细胞表达 desmin、myogenin 和 MyoDl，梭形细胞表达 S-100 蛋白。⑤纤维肉瘤：一种由梭形成纤维细胞样细胞组成的恶性肿瘤，多见于 30～60 岁的成年人，好发于四肢，特别是大腿其次为躯干。组织形态特点：由形态一致的梭形成纤维细胞样细胞组成，瘤细胞常呈"人"字形或鱼骨样排列，瘤细胞间可见胶原纤维[5]。

淋巴转移是精索平滑肌肉瘤最主要的转移途径。髂外、下腹部、髂血管、主动脉旁淋巴结是精索平滑肌肉瘤淋巴转移的常见部位。治疗通常以手术切除为主的综合治疗为首选治疗方法，一般需行睾丸根治性切除术加精索高位结扎术。当肿瘤侵犯周围器官严重时，可行患侧阴囊切除术，有助于减少肿瘤复发，提高远期生存率。Bozzini 等[6]认为肿瘤复发与肿瘤是否侵犯周围组织、肿瘤数量及大小有关，对于单个、体积小的非浸润性肿瘤，保守性外科治疗是可行的。若术前有影像学检查发现肿瘤存在盆腔或腹股沟淋巴结转移，则可在术中同时行淋巴结清扫。术后放疗可减少复发和淋巴结转移并提高预后，但全身化疗对本病术后控制其复发和转移的疗效尚不明确。故放疗的疗效要明显优于淋巴结清扫及化疗，是较好的辅助治疗方法[7]。但由于精索平滑肌肉瘤术后约 50% 复发，5 年局部复发率和远处转移瘤分别为 26%、24%，故应建立长效随访机制[8]。

四、病例点评

精索平滑肌肉瘤属于罕见病例，但是也应在精索实性肿瘤中首先鉴别诊断出来。

在结合相关文献的基础上，对本例原发性精索平滑肌肉瘤患者的临床特点、诊断、治疗及预后进行讨论。该患者行右侧睾丸根治性切除、右侧精索高位结扎术。术后病理为精索平滑肌肉瘤。其临床表现为无痛性肿块，易与其他类型间叶组织源性肿瘤相混淆，主要靠病理检查确诊。治疗以根治性切除为主，术后放疗可提高预后，减少复发。

参考文献

[1] 申永璋，王刚平.原发性精索平滑肌肉瘤一例报告[J].中华泌尿外科杂志，2011，32（10）：687.

[2]Weiss SW，Goldblum JR.Leiomyosarcoma，in：enzinger and weiss's soft tissue tumors.4th ed[J].St Louis（MI）：Mosby Inc，2001，83（11）：727-748.

[3]陈少军，王光春，彭波，等.精索平滑肌肉瘤1例报告[J].现代泌尿外科杂志，2017，22（10）：807-808.

[4]Šoipi Š，Vučić，Ulamec M，et al.Leiomyosarcoma of the spermatic cord with scalp metastasis：case report and literature review[J].Coll Antropol，2014，38（2）：763-766.

[5] 王逸云，付启忠，刘颖.精索平滑肌肉瘤1例报告并文献复习[J].中国男科学杂志，2015，29（10）：45-49.

[6]Bozzini G，Albersen M，Otero J，et al.Feasibility and safety of conservative surgery for the treatment of spermatic cord leiomyosarcoma[J].Int J Surg，2015，24（Pt A）：81-84.

[7] 柳浩，罗光恒，唐小虎.精索硬化性脂肪肉瘤一例报告[J].中华泌尿外科杂志，2018，39（3）：213.

[8]Radaelli S，Desai A，Hodson J，et al.Prognostic factors and outcome of spermatic cord sarcoma[J].Ann Surg Oncol，2014，21（11）：3557-3563.

第四章　膀胱疾病

病例22　宫颈癌根治术后神经源性膀胱

一、病历摘要

（一）基本信息

患者：女性，40岁。

主诉：宫颈癌根治术后反复排尿困难1年余。

现病史：患者于1年余前因"宫颈癌Ⅰb期"在外院行"广泛全子宫切除＋盆腔淋巴结清扫＋双侧卵巢悬吊术"，术后出现排尿、排便困难，长期留置导尿，外院曾多次试拔管均失败，予膀胱训练，口服"坦索罗辛、溴吡斯的明"等药物均无明显缓解。来我院门诊就诊，查超声提示双肾中－重度积水、双输尿管扩张，残余尿400ml，行尿动力检查，考虑为"神经源性下尿路功能障碍"，告知患者病情，建议自家间歇性清洁导尿。1年来患者有时出现尿频、尿急、尿痛，伴肉眼血尿，偶有发热、腰酸、下腹坠胀不适，伴恶心呕吐，多次复查残余尿100～200ml，有时尿液自尿道口不自主流出。2周前因腰酸、发热来我院急诊就诊，体温达38℃，超声、CT提示双肾积水，肌酐190μmol/L，予静脉补液抗感染对症支持治疗。现已无发热、腰痛好转，患者要求进一步治疗，故今拟诊为"神经源性膀胱"收住入院。

既往史：否认心、脑、肾等慢性病史。否认肝炎、结核病等传染病病史。正常预防接种。否认药物、食物和其他过敏史。手术史见现病史，否认外伤及输血史。否认高血压及糖尿病病史。

个人及婚育史：生于江苏溧阳，久居当地。未到过疫区及地方病流行区。生活较规律，居住条件较好。无吸烟及饮酒史。否认药物依赖、麻醉毒品等不良嗜好。否认工业毒物、粉尘、放射性物质接触史。否认性病及冶游史。患者13岁月经来潮，月经周期27～29天，每次月经持续4～5天，1年前手术后即绝经。绝经前月经量中等，颜色正常，无血块，无痛经。23岁结婚，配偶体健。怀孕2次，生育1女，顺产。

家族史：父母已故，否认家族性遗传性疾病史。

（二）体格检查

下腹部可见陈旧性手术瘢痕，双肾区无压痛及叩击痛。双侧输尿管体表走行区无压痛。膀胱区无隆起。

（三）辅助检查

第一次 UDS 检查（术后 2 个月）（病例 22 图 1）：①膀胱感觉迟钝（初感觉 440ml），膀胱容量变大（＞600ml）；②膀胱顺应性较低；③充盈期见终末期逼尿肌活动过度，未见压力性尿失禁等征象，安全膀胱容量 470ml；④排尿期见逼尿肌弱动，未见膀胱出口梗阻等异常征象；⑤慢性尿潴留（PVR 450ml）；⑥尿道压力正常。局麻下行膀胱镜检查，证实尿道无狭窄，膀胱颈部不抬高，膀胱内尿色浑浊，慢性炎性改变。根据检查结果，患者改为间歇性自家清洁导尿（每天 4 ~ 6 次），多次复查残余尿，为 100 ~ 200ml。术后 10 个月开始行低频电刺激＋盆底康复治疗 20 次（2 个月）（病例 22 图 5），自觉排尿有所好转，要求复查。

第二次 UDS 检查（术后 1 年）（病例 22 图 2）：①膀胱容量减小；②膀胱顺应性较低；③充盈期见尿失禁，考虑充盈性尿失禁；④排尿期见逼尿肌弱动，未见膀胱出口梗阻等异常征象；⑤慢性尿潴留（PVR 50ml）。

超声、CT 提示双肾积水（病例 22 图 3、病例 22 图 4）。

肌酐 190μmol/L。

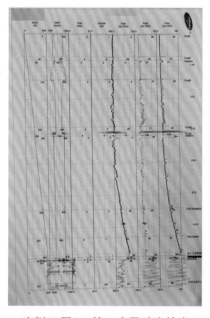

病例22图1 第一次尿动力检查

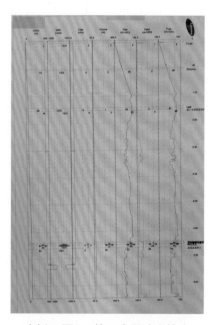

病例22图2 第二次尿动力检查

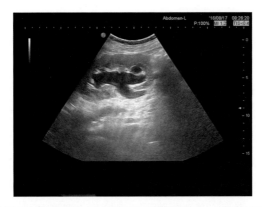

病例22图3　超声提示：双肾盂中-重度积水，双侧输尿管扩张

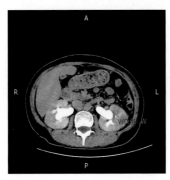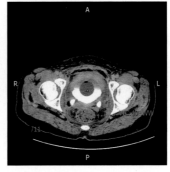

病例22图4　CTU：双肾盂及输尿管积水，两侧输尿管全程显影；
膀胱壁增厚，周围脂肪间隙模糊

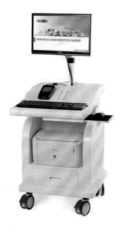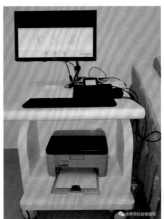

病例22图5　低频电刺激＋盆底康复治疗

（四）诊断

神经源性膀胱。

（五）诊疗经过

患者下尿路感染频率有所减少，故继续予间歇清洁导尿治疗，每年定期复查。

（六）随访

每半年来院复查，随访效果良好。

二、病例分析

患者为中青年女性，既往自主排尿可，因宫颈癌行根治性手术切除后出现反复排尿困难，考虑为术后尿潴留，神经源性下尿路功能障碍。患者起病原因典型，临床诊断较明确，但治疗较为困难。需通过对患者病史采集、体格检查和主要辅助检查进行综合分析。尿动力检查的目的是重现患者日常下尿路症状，能较客观地反映出患者不同阶段的下尿路功能情况，并根据检查结果及时调整治疗方案[1]。患者在患病初期表现为副交感神经失神经改变的症状为主，表现为膀胱感觉迟钝，膀胱容量变大，逼尿肌弱动，慢性尿潴留（PVR 450ml）；也有交感神经失神经改变的症状，表现为膀胱顺应性较低，充盈期见终末期逼尿肌活动过度，未见膀胱出口梗阻。该患者我们的治疗原则是积极治疗妇科原发病，提供心理咨询、以综合治疗提高患者生活质量。在口服药物（降低膀胱出口阻力）的基础上，加用盆底肌训练和生物反馈治疗，改善患者盆底功能情况。患者长期留置导尿易致反复尿路感染，并逆行感染到上尿路，故将患者的排尿方式改为间歇性自家清洁导尿，女性患者较容易独立完成，操作实施较为方便，能减少上尿路损害。患者在积极治疗后复查，膀胱容量有所减少、膀胱感觉功能稍有好转，残余尿量明显减少。患者的随访也很重要，随着时间的推移，会出现"平衡"膀胱再失衡现象，需定期根据患者的最新临床表现特点及时调整治疗方案，本例患者每半年来院复查，随访效果良好。

三、疾病介绍

宫颈癌根治术后尿潴留是医护人员较为关注的并发症之一，严重影响患者的生活质量和身心健康，目前临床上虽治疗方法繁多，但尚缺乏公认的、统一的临床相关指南，总体治疗效果欠佳[2,3]。术后尿潴留指术后15天以上仍不能自主排尿或虽能自主排尿，但残余尿≥100ml。宫颈癌是妇科最常见的恶性肿瘤之一，腹腔镜下广泛子宫切除术越来越广泛应用于临床，但手术切除范围广，易致盆神经受损、术后膀胱功能紊乱而引起尿潴留，其发生率可达20%～50%，有文献报道最高可达86%[4]。广泛的盆腔手术，尤其是如直肠癌行腹会阴联合切除术、根治性子宫切除术或前列腺切除术及腹主动脉髂动脉手术，都可能损害膀胱的盆神经支配，导致神经源性下尿路功能障碍。其表现和机制基于手术的特定类型和术前病理各不相同，神经病变可以诊断描述为感觉型、运动型和（或）自主型。膀胱、尿道或括约肌发生结构外伤时，也可并存神经外伤。医源性神经性膀胱功能障碍可在术后早期（数月或数周）消失，或稳定的持续数年。临床表现基于受累的神经，副交感神经通路（主导逼尿肌收缩和尿道松弛）损害可导致逼尿肌活动低下或无收缩，伴或不伴有尿道括约肌松弛（失神经支配或活动低下）。交感神经通路（主导抑制膀胱收缩和加强膀胱出口关闭功能）损害，可导致膀胱顺应性下降和膀胱出口关闭功能不全。躯体神经通路（主导尿道外括约肌的控制）损害可导致膀胱出口功能受损。上述通路同时发生损害时也会损害传入通路，导致膀胱感觉受损。

典型的盆腔术后患者同时存在副交感神经、交感神经和躯体神经的失神经改变[5]。经典的临床表现包括逼尿肌活动低下或无收缩，伴或不伴有尿道括约肌受损，导致残余尿量增加和排空不完全。根治性子宫切除术广泛破坏了下腹下神经丛的自主神经和神经节，患者可出现神经源性下尿路功能障碍，副交感神经失神经改变比交感神经更为常见。

治疗的总原则同神经源性下尿路功能障碍的治疗原则：①积极治疗原发病；②缓解症状，提高患者的生活质量；③保护上尿路功能，防治并发症。对患者进行良好生活习惯和心理状态的指导，选择适合的定时排尿、排尿方法和膀胱训练，辅以适合的盆底肌训练和生物反馈治疗。间歇性自家清洁导尿（CIC）已被公认是延缓神经源性排尿功能障碍等慢性尿主流进一步损害上尿路首选及简便的治疗方法。根据患者的症状特点，选择使用的口服药物（抑制逼尿肌过度活动、改善逼尿肌收缩无力等相关药物）。对于部分患者，可针对性使用个体化手术方案，如改善储尿及排尿障碍的术式（BTX-A尿道括约肌注射、膀胱颈部电切等）。近年来，神经电刺激治疗运用较为流行，适应证较广，能通过电刺激作用，利用特定参数的电流刺激盆腔组织器官或支配的神经纤维、神经中枢，通过对效应器的直接作用，或对神经通路反馈系统的影响，可同时改善储尿及排尿功能障碍，最常用的为骶神经调节（SNM）[6]。

四、病例点评

神经源性下尿路功能障碍的诊断主要包括三个方面：①导致膀胱尿道功能障碍的神经系统病变的诊断；②尿路功能障碍和泌尿系并发症的诊断；③其他相关器官、系统功能障碍的诊断。应通过病史、体格检查、实验室检查、影像学检查明确。尿动力学检查有助于客观准确地评估神经源性下尿路功能障碍，联合肌电图或影像学检查更加有助于提高诊断的准确性。对于神经源性下尿路功能障碍患者，储尿期要关注膀胱的感觉、膀胱容量、膀胱壁的顺应性、逼尿肌漏尿点压力，以及是否合并膀胱输尿管反流、尿道闭合压力等。排尿期要关注逼尿肌的收缩力、逼尿肌括约肌的协调性。神经源性膀胱治疗目标：首要目标为保护上尿路功能（保护肾脏功能），确保储尿期和排尿期膀胱压力处于安全范围内；次要目标为恢复/部分恢复下尿路功能，提高控尿/排尿能力，减少残余尿量，预防泌尿系感染，提高患者生活质量。治疗后继发的残余尿量增多问题可以由间歇导尿解决。神经源性膀胱的治疗原则：①首先要积极治疗原发病，在原发的神经系统病变未稳定以前应以保守治疗为主；②选择治疗方式应遵循逐渐从无创、微创、再到有创的原则；③单纯依据病史、症状和体征、神经系统损害的程度和水平不能明确尿路功能状态，影像尿动力学检查对于治疗方案的确定和治疗方式的选择具有重要意义。制定治疗方案时应结合患者个体情况制定治疗方案；④神经源性膀胱的病情具有临床进展性，因此治疗后的定期随访应伴随终生。本例患者为中年女性，病因、症状典型，为神经源性下尿路功能障碍，且可能长期甚至终生无法改善，故治疗上以间歇导尿，保护肾功能为首要目标，并坚持长期随访跟踪，及时调整治疗方案。

参考文献

[1] 陈贤璟，宋一一，蔡良知，等.尿动力学因素对子宫颈癌广泛性子宫切除术后尿潴留的影响 [J]. 中华妇产科杂志，2010，45（9）：677-681.

[2]Amarenco G，Sheikh Ismael S，Chesnel C，et al.Diagnosis and clinical evaluation of neurogenic bladder[J].European journal of physical and rehabilitation medicine，2017，53(6)：975-980.

[3]Manchana T，Sirsabya N，Lertkhachonsuk R，et al.Long term complications after radical hysterectomy with pelvic lymphadenectomy[J].Journal of the medical association of thailand = Chotmaihet thangphaet，2009，92（4）：451-456.

[4]Sripathi V，Mitra A.Management of neurogenic bladder[J].Indian journal of pediatrics，2017，84（7）：545-554.

[5]Laterza RM，Sievert KD，DE Ridder D，et al.Bladder function after radical hysterectomy for cervical cancer[J].Neurourology and urodynamics，2015，34（4）：309-315.

[6]Li LF，KA-KIT LEUNG G，Lui W M.Sacral nerve stimulation for neurogenic bladder[J].World neurosurgery，2016，90：236-243.

病例23　前列腺电切术后膀胱颈部挛缩

一、病历摘要

（一）基本信息

患者：男性，69 岁。

主诉：前列腺电切术后 3 年余，再发进行性排尿困难。

现病史：患者于 3 年余前因"前列腺增生"在外院行"经尿道前列腺电切术"，术后 1 周拔管，初自行排尿尚可。但约 3 个月后再次出现排尿困难、尿线变细，并进行性加重，外院行膀胱镜检查，诊断为"膀胱颈部挛缩"，多次行"尿道扩张"，效果不佳，排尿困难逐渐加重。3 个月前曾行"经尿道膀胱颈部电切"1 次，术后 2 个月再次复发。患者遂来我院门诊就诊，要求进一步治疗，故今拟诊为"复发性膀胱颈部挛缩"收住入院。

既往史：高血压病史 10 余年，最高血压 160/90mmHg，长期口服厄贝沙坦 1 片、1 次 / 日治疗，血压控制科；否认其他心、脑、肾等慢性病史。30 余年前甲型肝炎史，后治愈；否认血吸虫、结核病等其他传染病病史。正常预防接种。否认药物、食物和其他过敏史。手术史见现病史，另 8 年前曾因"慢性胆囊炎，胆囊多发结石"在当地医院行腹腔镜下胆囊切除术，术后恢复可；否认外伤及输血史。否认高血压及糖尿病病史。

个人及婚育史：生于江苏昆山，久居当地。未到过疫区及地方病流行区。生活较规律，居住条件较好。无吸烟及饮酒史。否认药物依赖、麻醉毒品等不良嗜好。否认工业毒物、粉尘、放射性物质接触史。否认性病及冶游史。25 岁结婚，配偶体健，育有 1 子体健。

家族史：父母已故，否认家族性遗传性疾病史。

（二）体格检查

上腹部陈旧性腹腔镜手术后瘢痕；双肾区无压痛及叩击痛，双侧输尿管体表走行区无压痛，膀胱区无隆起，尿道外口未见明显异常；肛指检查：前列腺无明显增生，未及压痛和硬结，指套无染血。

（三）辅助检查

国际前列腺症状评分（IPSS）：21 分（重度）。

生活质量评分（QoL）：5 分。

泌尿系 CT 平扫检查：①两肾多发小结石；②肝脏多发囊肿，肝右叶钙化灶；③胆囊术后改变；④腹主动脉及其分支硬化；⑤前列腺钙化灶。

自由尿流率测定：Qmax 3ml/s，Qave 1ml/s（低平曲线），VV 250ml，PVR 30ml。

尿流动力学检查：轻度逼尿肌功能减退，重度膀胱出口梗阻（LinPURR w+，Ⅴ级）。

膀胱镜检查：膀胱颈部僵硬，颈口瘢痕增生，颈口仅余针尖大小（Ⅱ型 BNC）。（病例 23 图 1）

（四）诊断

复发性膀胱颈部挛缩。

（五）诊疗经过

患者入院后完善相关术前准备后，行经尿道膀胱颈部电切结合药物注射（曲安奈德 80mg）。手术要点：直视下插入电切镜（Olympics 或佳乐）至膀胱颈部挛缩处，在挛缩针孔 3 点方向顺行电切瘢痕进入膀胱（第一次如电切镜操作困难可先使用尿道镜下内切开），扩大切口并电切膀胱颈部至环状纤维，用电切环逆行触探环状纤维至感觉柔软提示切除到位，小心止血。更换内鞘，使用内镜下注射针（病例 23 图 2）在膀胱颈部 3 点、6 点、9 点、12 点这 4 点及各点之间共 8 个点，距离黏膜缘 0.5～1.0cm 处，均匀注射曲安奈德共 80mg（2 支）。每点注射完后注意保留约 10 秒后再拔针，可避免注射液漏出。术后留置 F20 三腔超滑导尿管 2 周。术后病理：见增生纤维组织，符合瘢痕；另见前列腺组织及少量尿路黏膜局灶慢性炎性细胞浸润，并见纤维增生。1 个月后复查膀胱镜，见膀胱颈部开口稍小，较术前明显好转。后患者每月行膀胱镜下观察并重复膀胱颈部曲安奈德注射（病例 23 图 3），共 4 次。术后每 3 个月复查尿流率、IPSS 评分，随访 12 个月时，患者自述排尿满意，尿流率升至 Qmax 20ml/s（钟状曲线），IPSS 评分降至 8 分，QoL 降至 2 分。

（六）随访

随访至今报告排尿通畅。

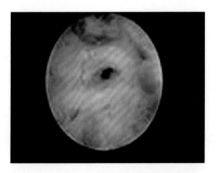

病例23图1 BNC术前膀胱镜检查

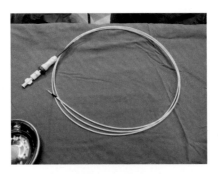

病例23图2　内镜下注射针

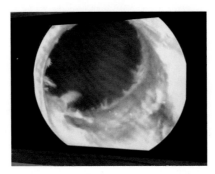

病例23图3　膀胱颈部电切＋曲安奈德注射3次后膀胱镜检查

二、病例分析

患者为老年男性，因前列腺电切术后复发性膀胱颈部挛缩（bladder neck contracture，BNC）来院要求进一步治疗。经尿道前列腺电切仍是治疗良性前列腺增生的金标准，也是泌尿外科最常见手术之一，而BNC则是一种并不少见的并发症，但是目前关于其治疗的文献却不多，与其治疗方法有限且疗效不佳有关。经尿道膀胱颈部电切是目前最为常用的手术方式，但是患者术后容易复发，甚至反复复发，造成患者和泌尿外科医生的较大困扰。BNC的膀胱镜下主要表现为两种类型：Ⅰ型，膀胱颈部僵硬，颈口变窄呈洞口状；Ⅱ型，膀胱颈口瘢痕增生至几乎闭合，颈口仅余针尖大小。BNC复发的主要原因是瘢痕增生，故防止瘢痕增生成为理论上治疗的关键。本例患者可明确诊断为复发性BNC（Ⅱ型）：病史特点为良性前列腺增生术后再次出现排尿困难、尿线变细，B超、CT提示前列腺体积不大，尿流率检查证实最大及平均尿流率显著降低，膀胱镜下可确诊和分型，初次膀胱颈部电切后再次复发。患者第一次手术行经尿道膀胱颈部电切结合药物注射（曲安奈德80mg），手术时间35分钟，术中出血少，无输血，后每月行膀胱颈部药物注射（手术时间15分钟），共4次。术后规律复查随访，至今排尿通畅（术后最大尿流率26ml/s），短期效果满意，长期疗效有待纳入更多病例和进一步观察。

三、疾病介绍

良性前列腺增生（benign prostate hyperplasia，BPH）是老年男性常见病，其发病率随年龄增长而增加。BPH 导致的下尿路梗阻和下尿路症状（lower urinary tract symptoms，LUTs）严重影响患者生活质量[1]。经尿道前列腺手术（包括经尿道前列腺电切或激光剜除术等）能有效解除下尿路梗阻，并改善患者生活质量。但膀胱颈部挛缩是前列腺增生术后的并发症之一，文献报道发生率为 0.3% ~ 20%[2~4]，发病机制不明，治疗棘手，尚无统一的治疗方法。PRIMICERI[5] 等发现小前列腺、吸烟、心血管疾病是前列腺增生术后发生 BNC 的危险因素；术中切除组织过多造成膀胱颈部损伤也是重要原因。KAYNAR 等[6]发现，在手术切除的 BNC 组织中，大多表现为胶原增生，炎性细胞浸润，表现为慢性炎症反应，和皮肤科的增生性瘢痕以及瘢痕疙瘩等类似，慢性的、持续性的炎症反应导致胶原大量增生，形成瘢痕，在皮肤伤口表现为增生性瘢痕，在膀胱颈部表现为 BNC。其治疗难点在于：前列腺部尿道因反复手术导致瘢痕化，局部组织弹性差。

BNC 的诊断基于病史、B 超、尿流率及膀胱镜检查。患者良性前列腺增生术后再次出现排尿困难、尿线变细，B 超提示前列腺体积不大，尿流率检查证实最大及平均尿流率显著降低，就应考虑 BNC 的可能，膀胱镜检查可确诊。BNC 的膀胱镜下主要表现为两种类型：Ⅰ型，膀胱颈部僵硬，颈口变窄呈洞口状；Ⅱ型，膀胱颈口瘢痕增生至几乎闭合，颈口仅余针尖大小[7]。本文采用这个分型方法。学者 Pansadoro 和 Emiliozzi[8] 将前列腺术后 BOO 进一步分为膀胱颈狭窄（Ⅰ型）、前列腺窝中部狭窄（Ⅱ型）和前列腺部完全狭窄（Ⅲ型）3 个类型。

尿道扩张是最常用的治疗方法，但长期行尿道扩张不但疗效差，还会造成患者很大的不便及痛苦，易导致疼痛、出血、感染、尿道损伤、再狭窄、假道形成等一系列并发症[1, 9]。膀胱颈部电切（或各种激光切除）是一个较好的办法，但容易复发，需要反复的尿道扩张甚至再次手术；开放手术切除膀胱颈部也是一个选择，但是该手术破坏了膀胱颈部的结构，虽近年来已有学者报道腹腔镜下 Y–V 成形术的成功经验[10, 11]，但该术式需要较为高超的手术技巧才易于成功，难以推广。国内外已有多篇文献报告前列腺癌根治术后或前列腺增生术后膀胱颈部挛缩行膀胱颈部切开结合药物注射的报道[7, 12]。常用的注射药物包括曲安奈德、化疗药物（如紫杉醇、丝裂霉素等）。丝裂霉素因其会导致药物外渗、膀胱颈部坏死等严重并发症，故少见于对其的应用研究[13]。曲安奈德是一种长效皮质激素，因其可抑制成纤维细胞的增生，抑制瘢痕内成纤维细胞的增生，在增强胶原分解作用的同时使瘢痕疙瘩组织萎缩、降低细胞迁移，故已广泛应用于皮肤科皮肤瘢痕增生的预防和治疗[14]。

四、病例点评

膀胱颈部挛缩从其根本机制上来说就是瘢痕的增生，所以曲安奈德理论上也可用于膀胱颈部瘢痕增生的预防和治疗。内镜注射针能较好地适配电切镜内鞘，使注射操作简单易行；注射后需要等待约 10 秒再拔针，可有效防止注射液漏出。曲安奈德是很普通的一种长效皮质激素，临床应用很广，且价格便宜。术后推荐留置导尿管 2 周，是根据 BNC 行电切膀胱颈部之后通常留置尿管 2 周而定。我科已治疗 10 余例复发性 BNC 患者，有效率达 80% 以上，证实经尿道膀胱颈部电切结合药物注射治疗复发性膀胱颈部挛缩简单易行、安全有效、可进一步临床推广。

参考文献

[1]Lee YH，Chiu AW，Huang JK.Comprehensive study of bladder neck contracture after transurethral resection of prostate[J].Urology，2005，65（3）：498-503.

[2] 胡晓勇，黄建文，宋鲁杰，等 . 腹腔镜改良膀胱颈 Y-V 成形术治疗前列腺增生术后复发性膀胱出口梗阻的疗效分析 [J]. 中华泌尿外科杂志，2019，（6）：412-415.

[3]Cornu JN，Ahyai S，Bachmann A，et al.A systematic review and meta-analysis of functional outcomes and complications following transurethral procedures for lower urinary tract symptoms resulting from benign prostatic obstruction：an Update[J].Eur Urol，2015，67（6）：1066-1096.

[4]Kang DH，Cho KS，Ham W S，et al.A systematic review and meta-analysis of functional outcomes and complications following the photoselective vaporization of the prostate and monopolar transurethral resection of the prostate[J].World J Mens Health，2016，34（2）：110-122.

[5]Primiceri G，Castellan P，Marchioni M，et al.Bladder neck contracture after endoscopic surgery for benign prostatic obstruction：incidence，treatment，and outcomes[J].Curr Urol Rep，2017，18（10）：79.

[6]Kaynar M，Gul M，Kucur M，et al.Necessity of routine histopathological evaluation subsequent to bladder neck contracture resection[J].Cent European J Urol，2016，69（4）：353-357.

[7] 刘升，罗大伟，吴开杰，等 . 膀胱颈部电切结合曲安奈德注射治疗良性前列腺增生术后膀胱颈部挛缩的疗效观察 [J]. 现代泌尿外科杂志，2020，25（4）：322-325.

[8]Pansadoro V，Emiliozzi P.Iatrogenic prostatic urethral strictures : classification and endoscopic treatment[J].Urology，1999，53（4）: 784-789.

[9]Ramirez D，Zhao L C，Bagrodia A，et al.Deep lateral transurethral incisions for recurrent bladder neck contracture : promising 5-year experience using a standardized approach[J].Urology，2013，82（6）: 1430-1435.

[10] 胡晓勇 . 腹腔镜改良膀胱颈 Y-V 成形术治疗前列腺手术后难治性膀胱出口梗阻 [J]. 上海医学，2020，43（6）: 347-349.

[11] 胡晓勇，黄建文，宋鲁杰，等 . 腹腔镜改良膀胱颈 Y-V 成形术治疗前列腺增生术后复发性膀胱出口梗阻的疗效分析 [J]. 中华泌尿外科杂志，2019，40（6）: 412-415.

[12]Zhang L，Liu S，Wu K，et al.Management of highly recurrent bladder neck contractures via transurethral resection combined with intra-and post-operative triamcinolone acetonide injections[J].World J Urol，2021，39（2）: 527-532.

[13]Redshaw JD，Broghammer JA，Smith TG，et al.Intralesional injection of mitomycin C at transurethral incision of bladder neck contracture may offer limited benefit : TURNS Study Group[J].J Urol，2015，193（2）: 587-592.

[14]Eltahawy E，Gur U，Virasoro R，et al.Management of recurrent anastomotic stenosis following radical prostatectomy using holmium laser and steroid injection[J].BJU Int，2008，102（7）: 796-798.

病例24　尿路上皮癌伴腺样分化

一、病历摘要

（一）基本信息

患者：男性，68岁，汉族。

主诉：发现血尿1周余。

现病史：患者于入院1周余前无明显诱因下出现血尿，为全程鲜红色肉眼血尿，伴尿痛，伴排尿不畅、尿等待，无尿频尿急，无发热畏寒，无恶心呕吐，无腰酸腰痛，至我院门诊就诊。行超声检查提示：膀胱前壁无回声，憩室可能；膀胱壁局部增厚，建议进一步检查；前列腺增生。为明确诊断，进一步行CTU检查提示：①膀胱前壁增厚、毛糙，建议进一步检查。②双肾囊肿。③肝脏多发血管瘤。④右侧肾上腺结节灶。尿常规检查提示：亚硝酸盐：阳性（+）、葡萄糖：阳性（++）、红细胞（镜检）2084个/μl、白细胞（镜检）38个/μl。为进一步诊治门诊以"血尿"收治入院。自起病以来，患者食欲可，睡眠可，胃纳佳，小便如上述，大便正常，近期体重无明显消瘦。

既往史：有糖尿病病史10余年，平素口服降糖药，控制一般；否认高血压、心脏病病史；否认脑血管疾病、精神病病史；否认肝炎、结核、疟疾、血吸虫病病史；否认手术、外伤史；否认输血史；否认食物、药物过敏史。

个人及婚育史：生于上海市，久居本地，无疫源接触史，无粉尘及毒化学物品接触史；否认烟酒史；已婚已育，家人体健。

家族史：否认家族性遗传性及传染病病史。

（二）体格检查

体温36.5℃，脉搏98次/分，呼吸19次/分，血压111/71mmHg。双侧肾区对称，无隆起，无叩击痛，两侧输尿管走行区无明显压痛，耻骨上区未触及肿块及充盈的膀胱，外阴发育正常。

（三）辅助检查

CTU（2020-11-26）：①膀胱前壁增厚、毛糙，建议进一步检查。②双肾囊肿。③肝脏多发血管瘤。④右侧肾上腺结节灶。（病例24图1）

胸部CT（2020-11-27）：①两肺肺气肿；右肺上叶及左肺下叶小结节影。②主动脉及冠状动脉硬化。③肝右叶钙化灶；肝实质稍低密度灶。④右侧肾上腺结节。⑤两肾周少许渗出性改变。

液基细胞学检查（2020-12-01）："尿"：可疑高级别尿路上皮癌（依据尿液巴黎诊断报告系统）。

病理细胞诊断（2020-12-01）："尿"涂片：可疑高级别尿路上皮癌（依据尿液巴黎诊断报告系统）。

细胞 DNA 定量检测（2020-12-01）：DNA 检测结果：可见 DNA 倍体异常细胞（≥ 3 个）。

血常规（2020-12-02）：血红蛋白（Hb）143g/L。

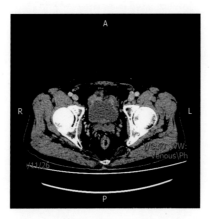

病例24图1　CTU

（四）诊断

膀胱恶性肿瘤（尿路上皮癌可能），前列腺增生，泌尿道感染，2 型糖尿病。

（五）诊疗经过

1. 完善术前检查，进一步明确诊断，排除手术禁忌证　术前完善心电图、心超、肺功能、胸部 CT、血常规、血凝常规、血生化、血糖等相关检查，明确无绝对手术禁忌证。根据 CTU 检查提示膀胱壁增厚。尿脱落细胞学检验提示可疑高级别尿路上皮癌。临床诊断考虑为膀胱尿路上皮癌，需进一步行膀胱镜检查术，必要时取活检或行膀胱肿瘤电切术。术前需注意血糖波动情况、泌尿道感染控制情况及有无重度贫血等情况。

2. 全麻下行膀胱镜检查＋膀胱肿瘤局部电切活检术　2020 年 12 月 3 日在全麻下行膀胱镜检查＋膀胱肿瘤局部电切活检术，术中见膀胱顶壁有直径 5cm×1.6cm 大小肿块 1 枚，基底较宽，肿瘤旁 1cm 膀胱黏膜充血，整个膀胱顶壁黏膜欠光滑呈小绒毛状改变，左侧壁及右侧壁部分黏膜可见绒毛样改变。考虑肿瘤范围过广，且广基无蒂，遂放弃整体切除，予局部电切取组织活检。组织送病理。术后予持续膀胱冲洗、积极抗感染、解痉、静脉补液等对症对症治疗。术后病理提示：（膀胱肿瘤）高级别浸润性尿路上皮癌伴腺样分化，癌累及浅层平滑肌。免疫组化结果：Ki-67（＋约 50%），CK7

（+），CK20（+），CD44（－），Uroplakin Ⅱ（+），GATA-3（+），P16（+），PD-L1（+50%）。特殊染色结果：PAS（+），Masson（+）。

3．进一步行腹腔镜下全膀胱切除＋双侧输尿管皮肤造口术　2020年12月15日在全麻下行腹腔镜下全膀胱切除＋双侧输尿管皮肤造口术。组织送病理。术后予以积极抗感染、静脉补液等对症治疗。术后病理提示：（根治性全膀胱切除术标本）高级别浸润性尿路上皮癌伴腺样分化，肿块2.5cm×2cm×1cm；癌累及深层平滑肌至外膜脂肪组织，神经见癌侵犯，脉管内未见癌栓；周围膀胱黏膜见高级别原位癌；双侧输尿管切缘、输精管切缘、精囊腺、前列腺尖端切缘均未见癌累及。免疫组化结果：PD-L1（+5%），C-erbB-2（3+），MLH1（+），PMS2（+），MSH2（+），MSH6（+），EGFR（+），CyclinD1（少量+）（病例24图2）。分子病理检查报告：HER-2基因阳性（HER-2扩增）（病例24图3）。

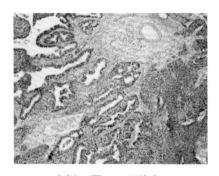

病例24图2　HE染色

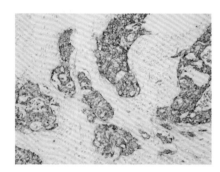

病例24图3　HER-2染色

4．术后护理及复查　术后予积极伤口、输尿管皮肤造口护理，术后1周拔除盆腔引流管；2020年12月23日复查泌尿系CT平扫：①结合病史，膀胱切除术后改变；②两肾周少许渗出性改变，双肾囊性灶；③肝脏钙化灶；④右侧肾上腺小结节灶。

5．进一步治疗　由于患者术后病理提示癌累及深层平滑肌至外膜脂肪组织，肿瘤分期较晚，予曲妥珠单抗免疫治疗，顺铂联合吉西他滨全身静脉化疗，同时对症处理化疗反应。

（六）随访

患者目前进行4个疗程免疫治疗＋化疗，无明显化疗反应及并发症，3个月后行CTU、胸部CT、骨扫描检查未见明显异常。

二、病例分析

该患者诊治过程为典型尿路上皮癌的诊治流程，术后病理提示为高级别浸润性尿路上皮癌伴腺样分化，此类肿瘤病理表现可见真腺腔结构，类似腺癌，预后较差，常规的化疗可能不敏感。针对这类肿瘤，我们会根据病理的免疫组化结果配合免疫治疗，经过跟胃肠外科专家会诊和讨论后，我们给患者推荐了曲妥珠单抗联合 GC 化疗的治疗，曲妥珠单抗针对 HER-2 过度表达的腺癌有非常好的疗效，配合 GC 化疗能更好的对抗伴腺样分化的高级别浸润性尿路上皮癌。

三、疾病介绍

尿路上皮癌是泌尿系统中常见的恶性肿瘤之一，可发生于泌尿系所有移行上皮，包括肾盂、输尿管、膀胱，甚至是尿道上皮，但以膀胱尿路上皮癌最为多见，约占所有尿路上皮癌的 90% 以上。据 2018 年全球癌症统计，男性新发病例中膀胱癌占到了 4.5%，排名第 6 位，死亡病例中排名第 9 位 [1]。根据肿瘤浸润的深度可分为非肌层浸润性尿路上皮癌和肌层浸润性尿路上皮癌 [2]，非肌层浸润性尿路上皮癌包含原位癌，其预后较差；而肌层浸润性尿路上皮癌也包含局部进展或转移性尿路上皮癌，属于晚期恶性肿瘤。

尿路上皮癌最常见也是最重要的症状为无痛性肉眼血尿，由于其多发于膀胱，故以全程性肉眼血尿多见。肉眼血尿的严重程度与肿瘤的大小，浸润深度无绝对关系，通常经过止血、多饮水等对症处理后，血尿症状可在不同程度上获得缓解，有时甚至可自发缓解。当膀胱尿路上皮癌肿瘤负荷较大，或者其位于膀胱颈时，可有尿频尿急等膀胱刺激症状出现。如为输尿管尿路上皮癌，肿瘤较大时堵塞输尿管，可致以上尿路扩张积水，有时会有同侧腰部酸胀不适感。晚期尿路上皮癌与一般恶性肿瘤相似，可出现严重血尿、局部疼痛、恶病质等相关症状。

尿路上皮癌的诊断除了典型的临床症状外，可进行泌尿系 B 超、CT、MRI 等相关影像学检查，如膀胱肿瘤较大时，影像学图像可清楚显示。增强 CT 在动静脉期可有不同程度的局灶性强化表现。尿核基质蛋白（NMP22）、尿脱落细胞学可进一步辅助诊断尿路上皮癌。但最重要的检查治疗手段为膀胱镜检查，可在直视下观察膀胱病变处，根据实际情况可进行局部病灶活检、肿瘤电切等相关操作，最终诊断金标准以病理结果为准。

鉴别诊断需与膀胱结石、膀胱结核、输尿管囊肿、膀胱息肉、尿路感染等相鉴别，肾盂尿路上皮癌需明确肿瘤原位部位是在肾盂内或是位于肾实质内。一般根据临床症状、影像学检查、尿液学检验及膀胱镜取组织病理活检，不难鉴别。

尿路上皮癌的治疗方式根据浸润深度不同而不同。非肌层浸润性尿路上皮癌可单纯进行经尿道膀胱肿瘤电切，根据肿瘤病理结果决定是否行二次电切，是否行膀胱灌注化疗，灌注化疗药物有吉西他滨、表柔比星、吡柔比星，其预后一般较好。但需要注意的是，膀胱尿路上皮癌的复发率极高，需要定期行膀胱镜检查，如有复发，可再次行单纯肿瘤电切。而肌层浸润性尿路上皮癌如无远处转移，患者身体条件允许的情况下，可行膀胱癌根治术，根据术后病理结果决定是否进一步化疗或免疫治疗 [3]。值得一提的是，原位癌、T1G3 等高危性尿路上皮癌，一般考虑需要行膀胱癌根治术。尿流改道主要有输尿管皮肤造口、回肠代膀胱等多种术式可选择，根据患者身体条件、个人意愿选择。

四、病例点评

该病例从原发血尿临床症状开始，进行影像学、检验学等临床验证，到膀胱镜检查取活检，病理提示浸润性尿路上皮癌，紧接着进行全膀胱切除术，病理再次提示肿瘤侵犯外膜脂肪组织，术后继续予一线化疗方案治疗，为典型的尿路上皮癌诊治病例。以长时间反复血尿主诉就诊的临床尿路上皮癌，需注意有无慢性贫血的可能；术前需完善胸腹部 CT 等检查，以明确有无远处转移；行双侧输尿管皮肤造口尿流改道的患者，术前需仔细说明其利弊，包括可能出现反复尿路感染等。当晚期尿路上皮癌一线化疗方案失效时，免疫治疗或许是全新的、可行的、有效的治疗选择之一。

参考文献

[1]Bray F，Ferlay J，Soerjomataram I，et al.Global cancer statistics 2018：GLOBOCAN estimates of incidence and mortality worldwide for 36 cancers in 185 countries[J].CA Cancer J Clin，2018，68（6）：394–424.

[2]Flaig TW，Spiess PE，Agarwal N，et al.Bladder cancer，version 3.2020，NCCN Clinical Practice Guidelines in Oncology[J].J Natl Compr Canc Netw，2020，18（3）：329–354.

[3] 韩馥馨，李晓燕，张素洁，等 . 尿路上皮癌的免疫治疗研究新进展 [J/OL]. 解放军医学院学报：1–5[2020–12–29].

病例25　膀胱嗜铬细胞瘤

一、病历摘要

（一）基本信息

患者：男性，45岁，汉族。

主诉：阵发性高血压半年余。

现病史：患者半年来反复出现血压突发升高，同时伴有胸闷、心悸及头晕表现，常常于排尿时发作，每日1～2次，血压最高可达250/130mmHg，近3天来自觉消瘦明显，约瘦2kg，无便秘、无血尿，无腹痛腹泻，无尿频尿急尿痛，曾于2019年9月18日在外院查血尿儿茶酚氨升高，但未进一步检查。2020年6月在我院内分泌科住院，检查明确有异位膀胱嗜铬细胞瘤。故予以术前准备，口服特拉唑嗪（1mg，1次/日）2周、今住院拟行手术。

既往史：有高血压病史约3年，血压最高可达280mmHg，一直口服非洛地平片（2.5mg，1次/日）降压，血压具体未监测。有2型糖尿病病史1年余，现无明显口干多饮多尿及视物模糊症状，近1个月来皮下注射甘舒霖（现剂量为早22U，晚20U）及口服二甲双胍缓释片（500mg，2次/日）降糖，血糖控制不详，1个月前在我院住院期间明确有甲状腺结节、脂肪肝、胆囊沉积症，暂未给予处理，否认冠心病、脑梗死、慢性肾炎病史。

个人史：已婚。

（二）体格检查

体温36.5℃，脉搏78次/分，呼吸20次/分，血压110/60mmHg，体重67.6kg，身高165cm，腹围91cm。神清，精神可，口唇无绀，口角无歪斜，气管居中。两肺呼吸音粗，未闻及明显干湿性啰音。心率78次/分，律齐。全腹软，无压痛。四肢肌力正常。病理征未引出。双下肢无水肿。无胫前斑。双侧足背动脉搏动正常。

（三）辅助检查

CT（2020-07-03）：下腹部CT增强膀胱内占位，考虑MT可能，不除外异位嗜铬细胞瘤。

心脏超声（2020-07-01）：心脏静息状态下超声心动图未见异常。

CT（2020-07-03）：下腹部CT增强膀胱内占位，考虑MT可能，不除外异位嗜铬细胞瘤。

CT（2020-07-03）：肾脏CT增强两肾CT增强未见明显异常。

（四）诊断

膀胱嗜铬细胞瘤。

（五）诊疗经过

1. 术前准备、用药、术前注意事项　术前口服特拉唑嗪（1mg，1次/日）2周，口服非洛地平控制血压，美托洛尔减慢心率。术前备血，术前3天扩容，补充代血浆及白蛋白20g。术中备药去甲肾上腺素、酚妥拉明。注意术中血压波动（病例25图1）。

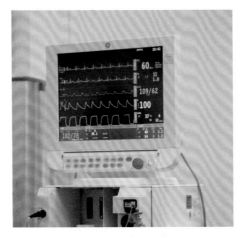

病例25图1　术前准备

2. 治疗或手术要点/特点　7月26日行腹腔镜下膀胱嗜铬细胞瘤切除术，术中见肿瘤约3cm×2.5cm，实质性。切除过程中血压稳定。切除过程中避免过度挤压膀胱肿瘤（病例25图2、病例25图3）。

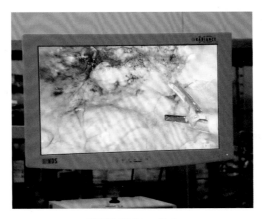

病例25图2　术中

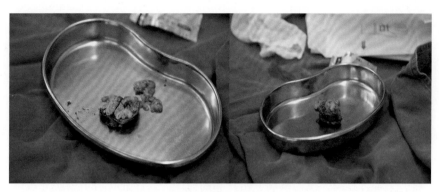

病例25图3　标本

3．术后处理及注意事项　术后病理（病例 25 图 4）：灰黄色已剖开组织大小 4cm×3cm×2cm，游离组织 1 块大小 2cm×2cm×1.5cm。全取。（膀胱肿块）参考免疫组化，为嗜铬细胞瘤，肿瘤组织位于膀胱肌层内，切缘组织均未见肿瘤组织累及。免疫组化：CK 广（－），CD56（＋），CgA（＋），Syn（＋），Ki-67（3%＋），CK7（－），NSE（＋），CK20（－）。

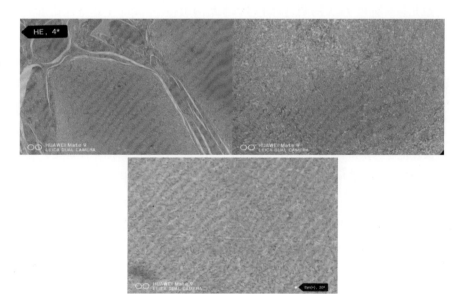

病例25图4　术后病理

（六）随访

术后患者血压稳定，排尿时无胸闷感。

二、病例分析

该病例为临床上较为罕见的膀胱异位嗜铬细胞瘤，易误诊为膀胱尿路上皮癌。该病例因血压升高入院，发现儿茶酚胺增多，进而发现膀胱内占位，因此避免了误诊。同时，患者术前准备充分，手术中严密监测血压、心率，在内分泌、麻醉科、泌尿科三个科室的协同配合下顺利完成该疾病的诊治。

三、疾病介绍

膀胱嗜铬细胞瘤根据临床表现可分为三种类型，即症状型、隐匿型和无功能型。其临床表现主要取决于肿瘤分泌的儿茶酚胺释放到血液中的浓度，典型临床表现为排尿时头痛、头晕、心悸、视物模糊、出汗和高血压，这些症状可由膀胱充盈、下腹部触诊、排尿或性交所诱发[1]。肿瘤位于三角区时可伴有排尿困难，用力排尿更易诱发高血压。但部分膀胱嗜铬细胞瘤患者（如隐匿性和无功能性）并无高血压等典型症状，需结合实验室检查和影像学检查进行诊断。约50%的膀胱嗜铬细胞瘤患者以无痛性血尿为主要症状，血尿主要是由于肿瘤表面血管扩张破裂或瘤体出血引起[2]。

膀胱嗜铬细胞瘤诊断主要从两个方面进行：①定性诊断。主要根据血压增高的症状及实验室检查。血、尿儿茶酚胺类物质如去甲肾上腺素和肾上腺素的测定，尤其是24小时尿儿茶酚胺和VMA的测定对定性诊断最为敏感[3]。对于上述指标在正常范围内的患者，也不能轻易排除，因为隐匿性和无功能性膀胱嗜铬细胞瘤血、尿儿茶酚胺和VMA的测定结果可为正常。②定位诊断。主要依靠影像学检查，如CT、MRI及B超检查。B超对其定位准确率为70%～90%[4]；CT定位准确，可发现直径0.5cm以上的肿瘤，同时还可根据肿瘤边界是否清晰及完整，判断有无邻近及远处器官转移，帮助评估有无恶性表现；MRI能显示组织特性，并能行冠状面和矢状面检查，故对异位、多发肿瘤的检查优于CT[5]。I-间位碘代苄胍（[131]I-MIBG）显像可以特异性定位，嗜铬细胞瘤的活性愈高，浓集[131]I-MIBG愈多[6]。[131]I-MIBG诊断膀胱嗜铬细胞瘤敏感性高于B超和CT，已被广泛应用。

膀胱镜检查为术前重要的定位诊断方法。肿瘤发生部位多位于膀胱颈、膀胱三角区及膀胱顶部[7]。当出现与常见起源于膀胱移行上皮的肿瘤明显区别时应警惕其是否为膀胱嗜铬细胞瘤。由于膀胱嗜铬细胞瘤多位于膀胱壁肌层内，肿瘤表面血管较丰富，膀胱镜活检不但不易取到肿瘤组织，反而会引起大量出血。另外，刺激肿瘤易诱发高血压、头痛及头晕等临床症状，所以多数学者不建议术前活检[8]。

四、病例点评

膀胱嗜铬细胞瘤的治疗以手术为主。由于膀胱嗜铬细胞瘤的恶性倾向率高，应行膀胱部分切除术，范围广泛或位置在三角区附近应做膀胱全切术，不宜做单纯肿瘤切除。手术应在全身麻醉下进行并注意检测中心静脉压和动脉压。孙福康[9]等认为术前准备应达到以下几条标准：①血压控制在正常范围；②心率＜ 90 次 / 分；③血细胞比容＜ 45%。

当结扎肿瘤的主要血管或切除肿瘤前，应通知麻醉师准备相应的应急措施，进一步适量扩容，避免血压骤然下降。术前如怀疑膀胱嗜铬细胞瘤，应积极术前准备，以增加手术的安全性。于术前 2 周开始服用特拉唑嗪，如达不到降压效果，加用钙离子拮抗剂以阻断钙离子进入嗜铬细胞从而抑制儿茶酚胺的释放。心率较快时，加用 β 受体阻滞剂如普萘洛尔等。术前 3 天开始扩容，本例患者术前 3 天开始补液，补充白蛋白及代血浆。若术中临时发现为膀胱嗜铬细胞瘤，也不必惊慌失措，主要做好各种应急准备，包括降压、升压和控制心律药物的准备。术中严密监测血压变化，根据情况及时处理也是手术成功的重要因素。

参考文献

[1]Bozbora A，Barbaros U，Erbil Y，et al.Laparoscopic treatment of hypertension after mieturition：bladder pheoehromoeytoma[J].JSLS，2006，10（2）：263-266.

[2]Siatelis A，Konstantinidis C，Volanis D，etal.Pheoehromocytoma of the urinary bladder：report of 2 cases and review of literature[J].Minerva Urol Neffol，2008，60（2）：137-140.

[3]Mrabet N，Bellil K，Bellil S，et al.Paraganglioma of urinary bladder：report of two cases[J].Tunis Med，2007，85（2）：163-165.

[4]Purandare NC，Sanghvi DA，Jhambekar NA.Pheochromocytoma of the urinary bladder[J].JU ltrasound Med，2005，24：881-883.

[5]张连宇，戴景蕊.膀胱非上皮性肿瘤的影像学表现[J].中华肿瘤杂志，2009，31（5）：384-387.

[6]张心如，徐佑璋，司捷曼，等.^{131}I-MIBG 肾上腺髓质扫描对嗜铬细胞瘤的诊断价值[J].临床泌尿外科杂志，2003，18（8）：454-455.

[7]Naqiyah I，Rohaizak M，Meah FA，et al.Phaeochromocytoma of the urinary bladder[J].Singapore Med J，2005，46（7）：344-346.

[8]Whalen RK，Althausgn AF，Daniels GH.Extra-adrenal pheochromocytoma[J].JUorl，1992，147（1）：1-10.

[9]孙福康，吴瑜璇，张祖豹，等.高危嗜铬细胞瘤围手术期处理（附 35 例报告）[J].中华泌尿外科杂志，2003，24（2）：80-82.

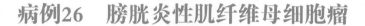

病例26　膀胱炎性肌纤维母细胞瘤

一、病历摘要

（一）基本信息

患者：男性，57岁。

主诉：膀胱肿瘤术后4个月，肉眼血尿10天。

现病史：患者于4个月前因膀胱肿瘤于外院行经尿道膀胱肿瘤激光气化术（术中见肿瘤位于膀胱右后壁，直径约4.0cm，基底窄）。术后病理：倾向于间叶组织肿瘤伴坏死。未予以进一步治疗。10天前患者出现间歇性全程肉眼血尿，色淡红，无血块。偶有尿痛，排尿通畅，无尿频尿急，无发热及腰腹部疼痛。患者为明确诊治前来我院，经彩超及膀胱镜检查后门诊以"膀胱肿瘤"收入院。

既往史：否认心、脑、肾等慢性病史。否认肝炎、结核病等传染病病史。否认药物、食物和其他过敏史。否认高血压及糖尿病病史。否认外伤史、手术史及输血史。预防接种史不详。

个人及婚育史：生于承德市，久居当地。25岁结婚，育有2女，配偶及其女体健。生活较规律，居住条件较好。无吸烟史。少量饮酒约20年，每日饮白酒约250ml，未戒酒。否认药物依赖、麻醉毒品等不良嗜好。否认工业毒物、粉尘、放射性物质接触史。否认性病及冶游史。

家族史：父母体健。家族中无同类疾病患者。否认肝炎、结核病等传染病病史。否认家族性、遗传性疾病史。

（二）体格检查

双肾区无压痛及叩击痛。双侧输尿管体表走行区无压痛。膀胱区无隆起。尿道外口无狭窄及脓性分泌物。双侧睾丸、附睾及精索未触及异常。

（三）辅助检查

尿常规：红细胞满视野。

尿脱落细胞检查（连查3次）未见肿瘤细胞。

彩超：膀胱左后壁近膀胱颈部见大小约45mm×50mm中低回声包块2个，局部向腔内突出，内部回声较均匀，基底较窄，不随体位改变而移动。

膀胱镜检查：膀胱内左后壁近膀胱颈部可见直径约5.0cm球状肿物两枚，基底窄，一枚肿物表面缺血呈暗红色（病例26图1A），另一枚肿物表面光滑，无出血、坏死及钙化（病例 26 图 1B）。

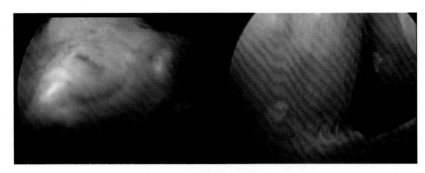

病例26图1　膀胱镜检查膀胱IMT表现

CT：平扫示膀胱壁厚，内见不规则软组织密度影（病例 26 图 2A），增强扫描不均匀强化（病例 26 图 2B），排泄期可见双肾、输尿管显影良好，膀胱内可见充盈缺损（病例 26 图 3），盆腔未见肿大淋巴结。

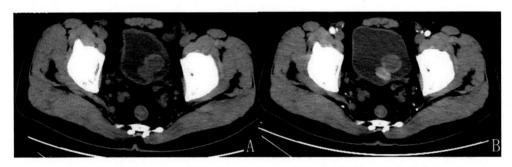

A. 平扫示膀胱壁类圆形软组织影突入膀胱；B. 增强扫描动脉期病灶实性部分条状强化，中心坏死部分无强化

病例26图2　膀胱IMT CT表现

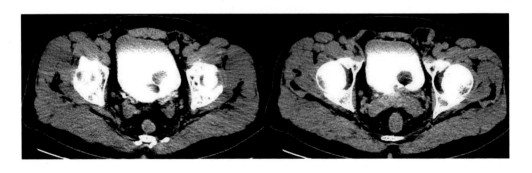

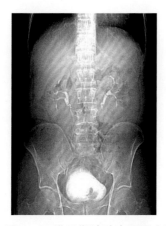

病例26图3 CT排泄期膀胱内可见充盈缺损

（四）诊断

膀胱肿瘤。

（五）诊疗经过

2020年7月6日行经尿道膀胱肿瘤等离子切除术。术后病理检查，光镜下：送检组织中查见密集排列的梭形瘤细胞浸润，瘤细胞大小、形态较一致，细胞核呈杆状，长梭形或短梭形，间质多量炎细胞浸润（病例26图4A）。免疫组化：ALK（＋）（病例26图4B）、SMA（＋）（病例26图4C）、S100（灶性＋）（病例26图4D）、CD34（血管＋）、Ki-67（＋30%）、Desmin（－）、CK（－）。

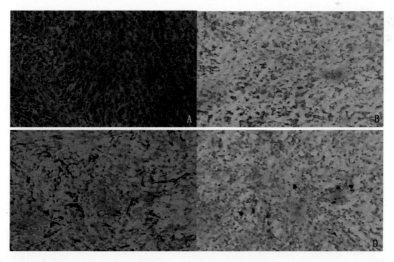

A. 镜下见密集排列的梭形瘤细胞浸润，间质多量炎细胞浸润（HE×40）；B. 瘤细胞显ALK阳性（免疫组化×40）；C. 瘤细胞显SMA阳性（免疫组化×40）；D. 瘤细胞显S100灶性阳性（免疫组化×40）

病例26图4 膀胱IMT病理图片

（六）随访

术后随访至今未见肿瘤复发及转移。

二、病例分析

本例患者于外院手术治疗后出现肉眼血尿就诊，经膀胱镜等检查诊断为膀胱肿瘤。因肿瘤基底窄故采取经尿道膀胱肿瘤等离子切除术。术后病理为膀胱 IMT。经过术后复查及随访未见复发及转移，治疗效果理想。

三、疾病介绍

IMT 早期被称为炎性假瘤，最早由 Brunn 在 1939 年报道 2 例，发生于肺。之后在腹部、后腹膜、头、颈、脑和四肢都有报道。目前，通过应用遗传学和分子生物学技术，发现 IMT 有 2 号染色体长臂和 9 号染色体短臂的异位，证实 IMT 是一种克隆性、增生性真性肿瘤，2002 年 WHO 正式将该病统一命名为"炎性肌纤维母细胞瘤"[1]。Roth 于 1980 年首次报道膀胱 IMT。膀胱 IMT 也被称作浆细胞假瘤、感染性假瘤、黄色假瘤、假性肉瘤样肌纤维增生、感染性肌纤维细胞增生、非典型纤维黏液肿瘤、非典型肌纤维细胞肿瘤等。膀胱 IMT 可见于任何年龄，以青年人多见，平均年龄约 28 岁，男女比例约 1 ： 2[2]。大部分 IMT 病因不明，部分患者发生于手术、创伤、炎症、异常修复、EB 病毒或特殊细菌感染等[3]。IMT 发生于膀胱的较少见，在病变发展过程中，其组织学具有不同的表现，病灶内可有出血、坏死、囊变以及钙化。

IMT 起病多较隐匿，临床表现多由肿块本身及压迫周围脏器引起，另可有腹痛、发热、体质量下降、乏力、贫血、血小板增多、红细胞沉降率加快等，临床症状与恶性肿瘤相似，但均缺乏特异性，症状和体征往往在肿瘤切除后消失[4]。膀胱 IMT 的主要临床表现为全程肉眼血尿，可伴有尿频、尿痛和排尿困难。大部分病变呈息肉状、团块状或菜花状肿块，有蒂或广基，部分为壁内结节或肿块。临床特征与尿路上皮癌相似，并且在影像上表现为浸润性生长的特点，临床诊断较为困难。

由于膀胱 IMT 在影像学检查甚至膀胱镜检查均很难和膀胱癌区分，易误诊，故膀胱 IMT 的诊断需要病理学检查，通常表现为界限清楚的结节状、团块状或息肉样肿物，直径 1 ~ 20cm，肿块基底较广，表面高低不平，有出血及血块覆盖，切面灰白、均质，有光泽，较韧。镜下典型特征为梭形细胞伴大量炎性成分浸润[5]。免疫组化染色有助于确诊，研究表明 IMT 患者的间变性淋巴瘤激酶（ALK）阳性率达 87%，ALK 阳性有助于鉴别膀胱 IMT 与膀胱其他梭形细胞肿瘤[6]，故 ALK 标记的阳性率可作为诊断 IMT 的一项指标。组织病理学表现为黏液型、梭型细胞密集型、纤维型三种亚型[7]。

膀胱 IMT 多发生于膀胱前壁、顶壁，膀胱三角区罕见，CT 平扫多呈息肉状，并可沿黏膜下浸润生长，直径 20 ～ 50mm，密度均匀，坏死、囊变少见。增强扫描动脉期病灶快速强化，静脉期进一步强化，延迟期呈持续性明显强化[8]；部分病灶可突破膀胱壁，引起周围脂肪间隙密度增高。因膀胱 IMT 影像表现无明显特异性，较大的膀胱 IMT 需与膀胱癌、膀胱肉瘤相鉴别。膀胱癌多见于 40 岁以上男性，以膀胱三角区好发，病变较大时，常累及精囊腺，或发生盆腔淋巴结转移，增强早期病灶多明显均一强化。膀胱肉瘤多见于儿童，好发于膀胱基底部，坏死多见。肉瘤恶性程度高，肿瘤血管管壁不完整，造影剂容易漏出并随微小静脉回流，导致延迟期病变强化快速降低。相反，膀胱 IMT 的肿瘤血管高成熟度保证了病变延迟期持续显著强化。当膀胱 CT 检查表现为自膀胱壁伸向膀胱腔的较大软组织影，膀胱壁周围无明显浸润表现，未见远处淋巴结受累或其他器官转移，且病变延迟强化明显，结合患者相对年轻和（或）有盆腔手术史，需考虑膀胱 IMT[9]。

　　手术是膀胱 IMT 主要的治疗方法，包括经尿道膀胱肿瘤电切术、膀胱部分切除术、根治性膀胱切除术。选择何种方式主要根据肿瘤的大小、数量及侵犯的深度，临床以前两种最为常见。术后膀胱灌注治疗目前仍存在争议，有报道应用 ALK 抑制剂治疗 IMT 取得较好的效果 [10]。

四、病例点评

　　膀胱 IMT 常以血尿、尿痛为最常见症状，大多数属良性病变，但具有局部浸润性生长及复发倾向，当梭形细胞出现异型性核、不规则的空泡状核、包涵体样核仁及较多核分裂时应视为恶性，所以术后定期复查是必需的。作者结合本例膀胱 IMT 临床及病理资料等，总结了膀胱 IMT 临床及病理特点，对指导临床工作有意义。

参考文献

[1]Fletcher CDM，Unni KK，Gertens F.World Health Organization classification of tumors：pathology and genetics of tumors of soft tissue and bone[J].Lyon：IARC Press，2002：48-106.

[2]庄晓云，李贝贝，金乾秀，等 . 膀胱炎性肌纤维母细胞瘤 1 例 [J]. 实用放射学杂志，2018，34（8）：1306-1307.

[3]伊庆同，龚旻，胡巍，等 . 膀胱炎性肌纤维母细胞瘤 1 例 [J]. 临床泌尿外科杂志，2008，23（12）：898.

[4]刘波，刘继红，柯昌庶，等 . 膀胱炎性肌纤维母细胞瘤一例报告并文献复习 [J]. 中华泌尿外科杂志，2007，28（5）：335-337.

[5]Young RH.Pseudoneoplastic lesions of the urinary bladder and urethra：a selective review with emphasis on recent information[J].Semin Diagn Pathol，1997，14（2）：133-146.

[6]Tsuzuki T，Magi-Galluzzi C.ALK-1 expression in inflammatory myofibroblastic tumor of the urinary bladder[J].Am J Surg Pathol，2004，28（12）：1609-1614.

[7] 尚吉文，杨毅，李鹏杰，等.腹腔镜膀胱部分切除术治疗膀胱炎性肌纤维母细胞瘤1例并文献复习[J].微创泌尿外科杂志，2014，3（1）：32-34.

[8] 周刚，熊永发，曹钟，等.膀胱炎性肌纤维母细胞瘤一例[J].临床放射学杂志，2017，36（5）：755-756.

[9] 葛长峰，王伟根，梁文杰.膀胱炎性肌纤维母细胞瘤影像学分析[J].现代实用医学，2010，22（4）：420-421.

[10]Jacob SV，Reith JD，Kojima AY，et al.An unusual case of systemic inflammatory myofibroblastic tumor with successful treatment with ALK-inhibitor[J].Case Rep Pathol，2014，2014：470340.

第五章 肾及肾上腺疾病

病例27 肾癌

一、病历摘要

（一）基本信息

患者：女性，58 岁。

主诉：体检发现左肾占位。

现病史：患者于 4 天前体检 B 超发现左肾占位，考虑肾癌可能，排尿通畅，无肉眼血尿，无尿频尿急，无腰腹部疼痛，无发热。门诊以"左肾肿瘤"收入院。

既往史：否认心、脑、肾等慢性病史。否认肝炎、结核病等传染病病史。否认药物、食物和其他过敏史。否认外伤及输血史。否认高血压及糖尿病病史。否认外伤史、手术史及输血史。正常预防接种。

个人及婚育史：生于浙江省仙居县，久居当地。未到过疫区及地方病流行区。生活较规律，居住条件较好。无吸烟及饮酒史。否认药物依赖、麻醉毒品等不良嗜好。否认工业毒物、粉尘、放射性物质接触史。否认性病及冶游史。21 岁结婚，配偶体健。14 岁月经来潮，月经周期 28 ～ 29 天，每次月经持续约 4 ～ 5 天，已经绝经。生育 1 男。

家族史：父母体健。家族中无同类疾病患者。否认肝炎、结核病等传染病病史。否认家族性、遗传性疾病史。

（二）体格检查

双肾区无压痛及叩击痛。腹部可触及较大质韧肿物，无触痛，双侧输尿管体表走行区无压痛。膀胱区无隆起。

（三）辅助检查

CTU：左肾巨大占位，考虑恶性肿瘤，病灶压迫左侧肾盂致其积水扩张，并与左侧静脉分界欠清致其远端明显扩张，病灶周围脂肪间隙多发渗出（病例 27 图 1）。

核素 GFR 检查：双侧肾功能正常（病例 27 图 2）。

尿脱落细胞（连续三次）：涂片见少量尿路上皮细胞，未见肿瘤细胞。

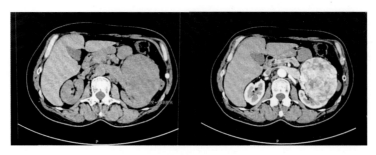

病例27图1　CTU

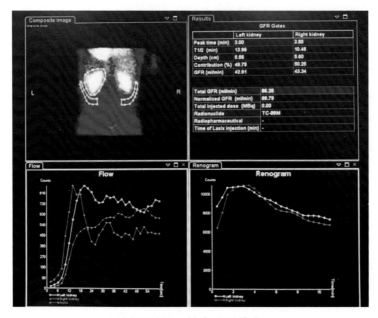

病例27图2　核素GFR检查

（四）诊断

左肾透明细胞癌。

（五）诊疗经过

2019 年 12 月 28 日全麻下行后腹腔镜下左肾根治性切除术（病例 27 图 3）。纵向切开标本，肿物直径约 9.0cm，表面呈鱼肉状（病例 27 图 4）。术后病理检查报告：左肾透明细胞癌，Ⅱ级，肿块大小直径 9cm，脉管、神经未见肯定癌侵犯，肿块未累及肾包膜、肾窦及肾盂，输尿管切端、肾门血管及肾周脂肪均阴性（病例 27 图 5）。免疫组化结果：Pax-8（+），CK7（-），CD117（-），HMB45（-），TFE3（+），RCC（+），CD（+），CK 广（+），Vimentin（+），Ki-67（8%+），P504S（-），E-cadherin（+），特殊染色结果：网染（-），PAS（-）。

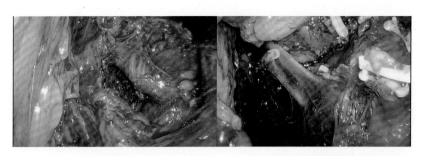

肾静脉 肾动脉

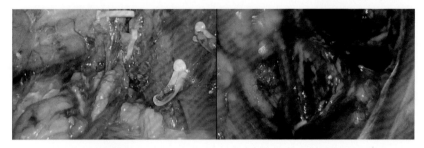

输尿管 肾上腺

病例27图3 术中重要解剖

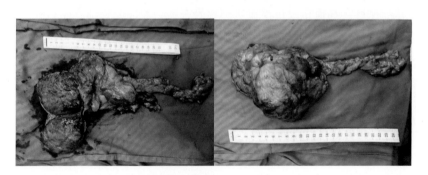

病例27图4 术中标本

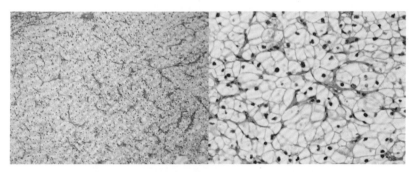

　　A. 肿瘤细胞呈巢状和腺泡状排列，由小的薄壁血管构成网状间隔（HE×10）；B. 肿瘤细胞胞质透明，胞膜清楚，核圆形，大小一致（HE×20）。

病例27图5 病理检查

（六）随访

术后 1 年随访预后良好。

二、病例分析

患者为 56 岁女性，体检发现左肾占位入院。体检 B 超发现左肾肿瘤，查体：腹软，左上腹触及腹部肿物。CTU 发现左肾巨大占位，直径约 9cm，考虑恶性肿瘤。本例患者结合病史及影像学表现符合左肾恶性肿瘤（$T_{2a}N_0M_0$）诊断，选择行手术治疗。根治性肾切除术，是目前唯一得到公认可能治愈肾癌的方法。可选择开放性手术或腹腔镜手术，手术可选择经腹或经腰部入路。针对该患者我们选择经腰后腹腔镜下左肾根治性切除术，达到预期效果。

三、疾病介绍

1. 概述 肾细胞癌发病率占成人恶性肿瘤的 2% ~ 3%，在泌尿系统肿瘤中仅次于前列腺癌和膀胱癌，但却是泌尿系统致死率最高的恶性肿瘤[1]。发病高峰年龄在 60 ~ 70 岁，中位诊断年龄为 64 岁，男女发病率约为 2 ：1。肾癌的病因尚不明确，与遗传、吸烟、肥胖、高血压及抗高血压药物等有关。大部分肾细胞癌是散发性的非遗传性肾癌，遗传性肾癌占 2% ~ 4%。吸烟和肥胖是目前公认的肾癌危险因素，因此减少吸烟及控制体重是预防肾癌发生的重要措施。目前尚未发现与肾癌具有明确关系的致癌物质，需要进一步研究遗传因素与环境暴露之间相互作用的潜在影响[2]。

2. 病理学 肾脏肿瘤常见的病理类型包括：肾透明细胞癌、乳头状肾细胞癌、嫌色性肾细胞癌、集合管癌、肾髓质癌。新定义了 5 种具有临床意义的肾细胞癌：①管状囊性肾细胞癌；②获得性囊性疾病相关肾细胞癌；③透明细胞乳头状肾细胞癌；④ MiT 家族易位性肾细胞癌；⑤遗传性平滑肌瘤病及肾细胞癌综合征相关肾细胞癌[1]。

肿瘤分期推荐采用 2017 年 AJCC 的 TNM 分期和基于 TNM 分期系统的肾癌临床分期（病例 27 表 1、病例 27 表 2）。

病例27表1　2017年AJCC肾癌TNM分期

原发肿瘤（T）	
T_X	原发肿瘤无法评估
T_0	无原发肿瘤的证据
T_1	肿瘤局限于肾脏，最大径 ≤ 7cm
T_{1a}	肿瘤最大径 ≤ 4cm
T_{1b}	肿瘤最大径 ≤ 7cm
T_2	肿瘤局限于肾脏，最大径 > 7cm

续表

原发肿瘤（T）	
T_{2a}	肿瘤最大径 ≤ 10cm
T_{2b}	肿瘤局限于肾脏，最大径 > 10cm
T_3	肿瘤侵及肾段静脉或肾静脉或下腔静脉，或侵及肾周围组织，但未侵犯同侧肾上腺、未超过肾周筋膜
T_{3a}	肿瘤侵及肾段静脉分支或肾静脉，或侵犯肾盂肾盏，或侵犯肾周围脂肪和（或）肾窦脂肪，但未超过肾周筋膜
T_{3b}	肿瘤侵及横膈膜下的下腔静脉
T_{3c}	肿瘤侵及横膈膜上的下腔静脉或侵犯下腔静脉壁
T_4	肿瘤侵透肾周筋膜，包括侵犯同侧肾上腺
区域淋巴结（N）	
N_X	区域淋巴结无法评估
N_0	没有区域淋巴结转移
N_1	有区域淋巴结转移
远处转移（M）	
M_0	无远处转移
M_1	有远处转移

病例27表2　2017年AJCC肾癌临床分期

分期	肿瘤情况		
Ⅰ期	T_1	N_0	M_0
Ⅱ期	T_2	N_0	M_0
Ⅲ期	T_3	N_0 或 N_1	M_0
	T_1，T_2	N_1	M_0
Ⅳ期	T_4	任何 N	M_0
	任何 T	任何 N	M_1

3. 诊断　肾癌的诊断包括临床诊断和病理诊断。临床诊断主要依靠影像学检查，结合临床表现和实验室检查确定临床分期 cTNM。肾癌确诊需依靠病理学检查，依据术后组织学确定的侵袭范围进行病理分期 pTNM 诊断，如 pTNM 与 cTNM 分期有偏差，以 pTNM 分期诊断为准。

4. 临床表现

（1）临床症状：早期肾癌多无临床症状，晚期肾癌可出现血尿、腰痛、腹部肿块"肾癌三联征"，但仅占 6% ~ 10%。无症状肾癌的发现率逐年升高，目前约占肾癌患者的 60%。有症状的肾癌患者中 10% ~ 40% 出现副瘤综合征，即肾癌患者出现一系列由肿瘤引起的全身性症状、体征和实验室检查异常，与远处转移、感染、营养不足和治疗无关，包括贫血、高血压、发热、肝功能异常、高钙血症、红细胞增多症等。有症状的患者中约 30% 肾癌患者表现转移灶症状，如骨痛和持续性咳嗽等。体格检查对肾癌的诊断价值有限。在出现腹部包块、腹壁静脉怒张、平卧位不消失的精索静脉曲张和双下肢水肿时，应考虑肾癌的可能并进一步做检查。

（2）实验室检查：必须包括的实验室检查项目，如尿素氮、肌酐、肝功能、全血细胞计数、血红蛋白、血钙、血糖、红细胞沉降率、碱性磷酸酶和乳酸脱氢酶（推荐）。

（3）影像学检查：通过超声、CT、MRI 等影像学检查可以将肾脏肿块划分为囊性和实性肿块。肿块是否具有强化效应是鉴别囊实性肿块的一个重要标准。超声彩色多普勒超声能够提供肿块的血供信息，在检测下腔静脉癌栓方面具有一定优势，敏感性和特异性分别为 75% 和 96%。超声造影（CEUS）在某些 CT/MRI 诊断困难的病例可以提供额外的影像学特征信息，如复杂性肾囊肿、小的肾脏肿块等。

5. 治疗　综合影像学检查结果确定肾肿瘤的临床分期 cTNM，同时利用辅助检查手段评估患者对治疗的耐受能力，根据 cTNM 分期与耐受能力初步制定治疗方案。依据术后组织学确定的侵袭范围进行病理分期 pTNM 评价，如 pTNM 与 cTNM 分期有偏差，则按照 pTNM 分期结果修订术后治疗方案。

（1）局限性肾细胞癌的治疗：2017 年版美国癌症联合委员会（AJCC）TNM 分期中的 $T_{1 \sim 2}N_0M_0$ 期肾癌，临床分期为 I、II 期。①手术治疗：外科手术是局限性肾癌首选的治疗方法，目前局限性肾癌的手术治疗主要包括根治性肾切除术（radical nephrectomy，RN）和肾部分切除术（partial nephrectomy，PN）。②积极监测（active surveillance，AS）是指通过连续的影像学检查（超声、CT 或 MRI）密切监测肾肿瘤大小变化，暂时不处理肾肿瘤，在随访期间一旦出现肿瘤进展则接受延迟的干预治疗。适应证：伴有严重合并症或预期寿命比较短的高龄患者、小肾癌患者可采用积极监测手段。③其他保留肾单位治疗：主要包括各种消融治疗，适用于不适合手术的小肾癌患者，但需要按适应证慎重选择。适应证包括：不适合外科手术、需尽可能保留肾单位、有全身麻醉禁忌、有严重合并症、肾功能不全、遗传性肾癌、双肾肾癌、肿瘤最大径 < 4cm 且位于肾脏周边者。肾癌患者消融前需穿刺活检明确病理诊断，为后续治疗及随访提供支持。

（2）局部进展性肾细胞癌的治疗：局部进展性肾细胞癌既往称为局部晚期肾细胞癌，也是 2017 版 AJCC 肾癌 TNM 分期系统的 III 期病变，具体包括：$T_1N_1M_0$、$T_2N_1M_0$、$T_3N_0M_0$ 和 $T_3N_1M_0$ 期。局部进展性肾癌的治疗方法仍然为根治性肾切除术。术者可以根据自己的经验，采取经腰或经腹的入路，以开放、腹腔镜或机器人辅助下腹腔镜方式完成手术。现有的证据表明，对于发生下腔静脉癌栓的肾细胞癌病例，通过手术完整切除肾脏及癌栓可以获得最佳疗效。对于比较复杂的病例，可以在血管外科、肝胆外科或心脏外科医师的帮助下以团队合作的形式完成手术。

（3）晚期/转移性肾细胞癌的治疗：肿瘤已突破 Gerota 筋膜，出现区域淋巴结转移或出现远处转移，即 TNM 分期为 $T_4N_{0\sim1}M_0/T_{1\sim4}N_{0\sim1}M_1$ 期（临床分期为Ⅳ期）者，称之为晚期/转移性肾细胞癌（下称转移性肾细胞癌）。此期肾细胞癌以全身药物治疗为主，辅以原发灶或转移灶的姑息手术或放疗。转移性肾细胞癌的治疗需全面考虑原发灶及转移灶的情况、肿瘤危险因素评分及患者的体能状况评分，选择恰当的综合治疗方案。

四、病例点评

患者左肾恶性肿瘤 $T_2N_0M_0$ 期属于局限性肾癌，腹腔镜下左肾根治术可以达到治愈的目的。目前治疗的热点集中在术后是否需要辅助治疗，局限性肾癌手术后尚无标准辅助治疗方案。T_{1a} 肾癌手术治疗 5 年生存率高达 90% 以上，不推荐术后选用辅助治疗。$T_{1b}\sim T_2$ 期肾癌手术后 1～2 年内有 20%～30% 的患者发生转移。手术后的辅助细胞因子治疗、放疗、化疗不能降低复发率和转移率，不推荐术后常规应用辅助性放、化疗。但是这类患者有可能在免疫治疗、靶向治疗等临床实验中获益[3～5]。

参考文献

[1]Steven C，et al.Campbell-Walsh Urology 11 edition.2015，1320-1321.

[2]Robert JM（Chair），et al.NCCN Clinical Practice Guidelines in Oncology ™ Kidney Cancer-Version 1.2019，19.

[3]Haas NB，et al.Adjuvant sunitinib or sorafenib fbr high-risk，non-metastatic renal-cell carcinoma（ECOG- ACRIN E2805）: a double-blind，placebo-controlled，randomised，phase 3 trial[J].Lancet，2016，387（10032）: 2008-2016.

[4]Ravaud A，et al.Adjuvant sunitinib in high-Risk renal cell carcinoma after nephrectomy[J].N Engl J Med，2016，375（23）: 2246-2254.

[5]Motzer RJ，et al.Randomized phase HI trial of adjuvant pazopanib versus placebo after nephrectomy in patients with localized or locally advanced renal cell carcinoma[J].J Clin Oncol，2017，35（35）: 3916-3923.

病例28 肾上腺区局灶性Castleman病

一、病历摘要

（一）基本信息

患者：男，51岁。

主诉：体检发现左侧肾上腺占位20天。

现病史：患者于20天前体检查腹部彩超时发现左侧肾上腺区占位（直径约6.5cm）。无高血压、心悸、四肢麻木及乏力、恶心、呕吐、腰腹痛等症状。无发热、贫血、消瘦、盗汗等全身症状。门诊以"左肾上腺肿瘤，不除外肾上腺嗜铬细胞瘤"收入院。

既往史：慢性胃炎病史2个月，未特殊诊治。否认心、脑、肾等慢性病史。否认肝炎、结核病等传染病病史。正常预防接种。否认药物、食物和其他过敏史。否认高血压及糖尿病病史。否认外伤史、手术史及输血史。

个人及婚育史：生于承德市，久居当地。未到过疫区及地方病流行区。生活较规律，居住条件较好。无吸烟及饮酒史。否认药物依赖、麻醉毒品等不良嗜好。否认工业毒物、粉尘、放射性物质接触史。否认性病及冶游史。25岁结婚，育1子1女，配偶及其子女体健。

家族史：父母体健。家族中无同类疾病患者。否认肝炎、结核病等传染病病史。否认家族性、遗传性疾病史。

（二）体格检查

体表淋巴结未触及肿大。双肾区无压痛及叩击痛。双侧输尿管体表走行区无压痛。膀胱区无隆起。阴茎发育正常。尿道外口无狭窄及脓性分泌物。

（三）辅助检查

彩超：脾肾间见5.5cm×6.5cm低回声均质团块。

CT：左肾上腺区见团块状软组织密度影，边缘欠清，内密度均匀，大小约6.4cm×4.6cm×5.2cm，增强扫描病变见渐进性强化，左肾受压移位（病例28图1）。

MRI：左肾上腺区占位，大小6.5cm×4.3cm×5.5cm，边缘清楚，内信号较均匀。增强检查早期显著强化。钾离子及儿茶酚胺、醛固酮、皮质醇等与肾上腺病变相关的内分泌学实验室检查均未见异常。

（四）诊断

左肾上腺肿瘤，不除外肾上腺嗜铬细胞瘤。

（五）诊疗经过

术前积极扩容准备 2 周。2020 年 3 月 30 日全麻下行后腹腔镜左肾上腺肿瘤切除术，术中见左侧肾上腺区团块状肿物，大小约 6.5cm×4.5cm×5.0cm，质韧，与周围组织界限欠清，肿物血供丰富，肾上腺、肾、肾血管受压移位。将肿物完整切除。术中血压无明显波动。术后病理检查示结节样肿物一枚，包膜较完整，切面鱼肉状，呈灰白色。镜下观察示淋巴滤泡增生，体积增大，套区增生的淋巴细胞围绕滤泡生发中心呈同心圆状（病例 28 图 2A、病例 28 图 2B），滤泡间区内小血管增生（病例 28 图 2C、病例 28 图 2D），有浆细胞浸润。免疫组化染色检查：K（散在 +）、λ（散在 +）、CD23（滤泡 +）、CD38（散在 +）、CD30（−）、CyclinD1（散在 +）、CD10（−）、CD21（滤泡 +）。病理诊断为"左肾上腺区病变考虑 Castleman 病"。患者术后病情平稳，术后 3 个月复查 CT 未见肿瘤复发和转移（病例 28 图 3）。

（六）随访

随访至今预后良好。

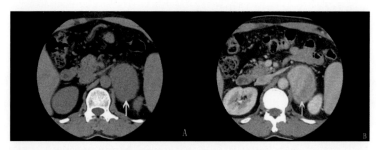

病例28图1 左侧肾上腺区局灶性Castleman病的CT表现（箭头所示为肿瘤）

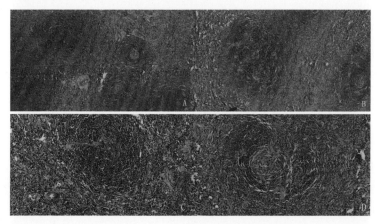

A. 套区膨胀形成向心性环状结构，呈"洋葱皮"样（HE×10）；B. 一个套区包绕两个生发中心（HE×10）；C. 滤泡间血管垂直插入生发中心形成"棒棒糖"样生发中心（HE×20）；D. 滤泡中血管增生（HE×20）

病例28图2 左侧肾上腺区局灶性Castleman病病理图片

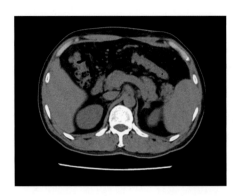

病例28图3　术后3个月复查CT未见肿瘤复发和转移

二、病例分析

本例患者以肾上腺区占位为首发表现，无明显临床症状，术前CT检查示左肾上腺肿物呈渐进性强化，与肾上腺其他肿瘤不易鉴别，误诊率极高。通过术后病理最终确诊。该患者手术顺利，术后病理为透明血管型，术后恢复良好。

三、疾病介绍

Castleman病（Castleman disease，CD）又称巨大淋巴结增生或淋巴结错构瘤，由Castleman等于1956年总结报告而得名。CD好发于胸部、颈部、腹部、骨盆、腋窝的淋巴组织，是一种病因尚不明确的的淋巴增生性疾病。多数认为与慢性抗原刺激、病毒感染或药物引起的反应性淋巴组织异常增生有关，鲜有发生在肾上腺区的CD[1]。CD并无特异性的临床症状，主要表现为无痛性巨大的淋巴结肿大。CD临床分型有局灶型（unicentric Castleman's disease，UCD）和多中心型（multicentric Castleman's disease，MCD））两种，与MCD相比，UCD发病年龄较为年轻，多在30岁左右，男女之间发病率无明显差异[2]。Frizzera于1988年提出诊断标准[3]：UCD的诊断：①单一部位淋巴结肿大；②特征性增生性组织病理学改变并除外可能的原发病；③除UCD外多无全身症状及贫血、血沉加快、球蛋白增高等实验室检查异常；④肿物切除后长期存活。MCD的诊断：①两个部位及以上的淋巴结肿大并侵犯外周淋巴结；②特征性增生性组织病理学改变并除外可能的原发病；③有多系统受累的表现；④手术、放疗、化疗仅获部分缓解。

CD的病理分为透明血管型、浆细胞型和混合型三种类型。最常见的类型是透明血管型，主要表现为淋巴滤泡增生，体积增大，可见小血管进入；浆细胞型主要表现为各级浆细胞增生浸润；透明血管型和浆细胞型都有γ和λ两种轻链的表达，显示了多克隆性。在透明血管型中，两种轻链染色散在均匀分布，而在浆细胞型中，γ和λ染色

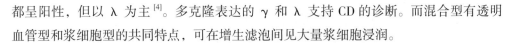

都呈阳性，但以 λ 为主[4]。多克隆表达的 γ 和 λ 支持 CD 的诊断。而混合型有透明血管型和浆细胞型的共同特点，可在增生滤泡间见大量浆细胞浸润。

CD 影像学同样缺乏特异性，大部分肿瘤边界清晰，部分肿瘤周围可见条索状或絮状影。CT 表现为软组织密度，值约 30 ~ 60HU。其动脉期强化明显，增幅 > 50HU。造影剂的流量和流速与肿瘤的增强程度有关[5]。MRI：T_1WI 呈等低信号或低信号、T_2WI 呈高信号，DWI 序列呈高信号，增强扫描类似于 CT。CD 的影像学与病理类型有较大关联，透明血管型 CD 病灶边缘可出现薄环形强化，病灶周围可见供血血管影。而浆细胞型 CD 多表现为一组或多组增大淋巴结，病灶较小，密度均匀，因其滤泡间大量的浆细胞浸润，血管增生稀少，故 CT 增强扫描病灶动脉期无强化或轻度强化。由于症状、影像学诊断较为困难，故 CD 的诊断多依据术后病理结果[6]。

肾上腺 CD 较为少见，且临床症状与实验室检查并无特征，较难与其他疾病鉴别，可依据影像学与其他腹膜后疾病进行初步鉴别诊断，如：①副神经节瘤：囊实性肿块，且病灶明显强化，肿块边缘清晰无卫星结节。②神经鞘瘤：囊实性肿块，易囊变，沿神经及大血管走行，多呈哑铃状，同样呈渐进性强化。③淋巴瘤：无痛性淋巴结肿大，肝脾增大，可出现"三明治"征，即结节融合包绕血管，与 CD 较难鉴别。④平滑肌肉瘤：多发于腹膜后间隙，肿块呈浸润性生长，易侵袭周围血管组织，多坏死，无钙化，动脉期可见典型的瘤内血管影。⑤淋巴结结核：可见点状、弧形钙化，钙化中心可见坏死，增强后可见环形强化。

UCD 大多数病理为透明血管型，无全身症状，治疗以手术切除肿瘤为主要手段，预后理想，无需其他后续治疗[7]；而少部分病理为浆细胞型，同时伴有全身症状，治疗方式同样以手术为主，预后较好，肿瘤不易复发，且全身症状随肿瘤的切除而消退。而 MCD 临床常呈侵袭性病程，全身多系统受影响，预后相对较差，存在转变为恶性淋巴瘤的可能。需要经手术、放疗、化疗及系统治疗。常常需要联合抗病毒治疗、单克隆抗体、免疫调节治疗等多种治疗手段。

四、病例点评

本例患者无特异性的临床表现和影像学特征，术前确诊困难。治疗主要依靠手术切除，确诊依靠病理结果，预后良好。

参考文献

[1] 魏峰，李金红，李双标 . 巨大腹膜后 Castleman 病 1 例报告并文献复习 [J]. 现代泌尿生殖肿瘤杂志，2015，7（4）: 204-207.

[2]Luo JM，Li S，Huang H，et al.Clinical spectrum of intrathoracic castleman disease：a retrospective analysis of 48 cases in a single chinese hospital[J].BMC Pulm Med，2015，15（1）：1-9.

[3] 曹海波，胡平，陈述政，等 . 腹膜后 Castleman 病（附二例报告及文献复习）[J]. 腹部外科，2002，15（3）：175-176.

[4] 李飞，吴芃，魏强，等 . 左侧腹膜后巨淋巴结增生症 1 例讨论 [J]. 现代泌尿生殖肿瘤杂志，2017，9（5）：309-310.

[5] 杜亮，崔凤，熊发奎 . 腹膜后 Castleman 病 CT 及 MR 影像特征与鉴别诊断 [J]. 浙江临床医学，2020，22（2）：266-268.

[6] 关迪，刘丹，闫伟，等 . 腹膜后 Castleman 病误诊为肾癌一例报告 [J]. 中华泌尿外科杂志，2015，36（9）：704.

[7] 姜崇浩，李守宾，刘俊江，等 . 局灶性肾 Castleman 病一例报告 [J]. 中华泌尿外科杂志，2018，39（4）：307.

病例29　巨大肾上腺嗜铬细胞瘤

一、病历摘要

（一）基本信息

患者：男，35 岁。

主诉：反复间歇性头痛 1 年。

现病史：患者于 1 年前因头痛发现血压升高，血压最高 190/100mmHg，未规律治疗。当地医院诊治，发现右侧肾上腺区实质性占位。

既往史：否认高血压、糖尿病、脑血管疾病病史，否认肝炎、疟疾病病史，预防接种史不详，无外伤史，无输血史，否认食物、药物过敏史。

个人及婚育史：已婚育，育有子女一人，体健。

家族史：无相关肿瘤家族史，母亲因脑血管意外去世。

（二）体格检查

体温 36.3℃，脉搏 102 次 / 分，呼吸 19 次 / 分，血压 153/97mmHg，身高 175.0cm，体重 65.5kg，BMI 21.4。发育正常，营养良好，体型中等，全身皮肤色素沉着，全身多处皮下结节，大者约 4cm，质地韧，活动度可。全身浅表淋巴结无肿大。两侧呼吸运动一致，肋间隙正常，双肺呼吸音清，无啰音，无哮鸣音。心率 102 次 / 分。心律齐。心音正常，各瓣膜听诊区未闻及病理性杂音，未闻及心包摩擦音。腹软，未触及腹部肿物，腹壁可触及多发的质韧肿物，无明显阳性体征。全腹无压痛，反跳痛，肝、脾肋下未触及，未触及包块。双肾区无饱满，无压痛及叩击痛，沿双侧输尿管走行区未触及条索状肿物及压痛，耻骨上膀胱区无隆起及压痛，阴毛呈男性分布，外阴发育未见异常。

（三）辅助检查

1. 实验室检查　①血儿茶酚胺测定：肾上腺素（AD）2431.73pg/ml，甲氧基肾上腺素（MN）4.65nmol/L 及甲氧基去甲肾上腺素（NMN）1.92nmol/L 均升高，为正常高限两倍以上，其中 MN、NMN 的敏感性和特异性最高。②血常规：血红蛋白 118g/L，红细胞计数 4.50×10^{12}/L，白细胞计数 11.67×10^9/L，血小板计数 434×10^9/L，中性粒细胞百分比 73.0%，单核细胞数百分比 1.16×10^9/L，血细胞比容 37.4%（40% ~ 50%）。

2. 定位检查　①腹部超声：右侧肾上腺区见一稍高回声区，大小约 10.3cm×7.7cm，边界尚清，内回声尚均，未见明显血流信号：左侧肾上腺区未见明显局限性异常回声及异常血流信号。检查示：右侧肾上腺区实性占位（嗜铬细胞瘤）。②CT平扫＋增强（病例29图1）：CT螺旋扫描，扫描层厚0.5mm，重建层厚7mm；静脉注射碘对比剂100ml，速率3.0ml/s。放射学表现：右侧肾上腺区见类圆形肿块影，边界清，密度欠均匀，大小约10.8cm×6.7cm，邻近肝脏、右肾及腔静脉受压推移，增强后动脉期其内可见小血管影，门脉期及延迟期进一步强化；肝叶大小比例正常，肝裂无增宽。肝实质内未见明显异常强化密度影。肝外胆管未见明显异常扩张。胆囊形态规则。胰腺、脾脏及两肾大小、形态、密度正常，增强后未见明显异常强化。腹膜后淋巴结未见明显肿大。腹腔内未见明显游离积液，腹壁未见明显异常。③MRI：右肾上腺区见一巨大肿块影，边界清楚，呈稍长T_1稍长T_2信号，DWI呈明显高信号，反相位较同相位未见明显压脂，最大截面积约10.5cm×6.3cm，增强扫描动脉期病灶内见线样血管强化影，门脉期及延迟期其内见片絮状强化，呈渐进性强化；肿块压迫邻近右肝组织、肝段下腔静脉及右肾上极，右肝内见动脉期斑片状明显强化，余期呈等信号。左侧肾上腺未见明显异常信号。扫描野内腹背部皮下见多发结节、团块影，较大者位于左背部皮下，最大截面积约5.3cm×1.1cm，增强后渐进性强化。

3. 其他检查 ①心电图提示窦性心动过速（病例29图2）。②动态心电血压同步记录提示窦性心动过速，血压昼夜节律变化大部分时间血压增高。③心脏超声提示三尖瓣少量反流。

（四）诊断

右侧肾上腺嗜铬细胞瘤。

（五）诊疗经过

患者初步考虑右侧肾上腺巨大嗜铬细胞瘤、多发神经纤维瘤病，术前口服多沙唑嗪控释片、美托洛尔控制血压心率3周后行右侧肾上腺巨大嗜铬细胞瘤切除术。术中所见及术后病理见病例29图3至病例29图7。术后病理：符合嗜铬细胞瘤，局部包膜伴微灶浸润，脉管内见可以癌栓。免疫组化结果：Melan-A（－），S-100（＋），CgA（＋），Syn（＋），CD34（血管＋），EMA（－），TH（＋），Ki-67（＋3%），P53（－）。

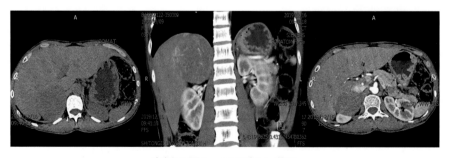

病例29图1 CT平扫＋增强

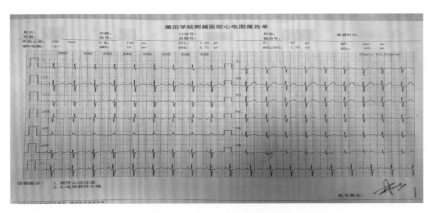

病例29图2　心电图提示窦性心动过速

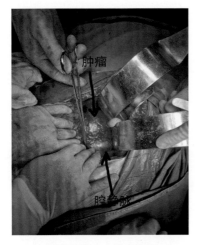

病例29图3　术中所见

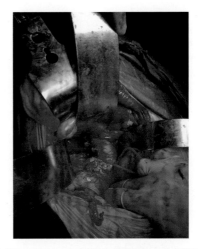

病例29图4　肿瘤巨大与腔静脉关系紧密

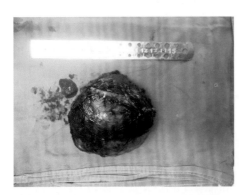

病例29图5　肿瘤完整切除术后标本

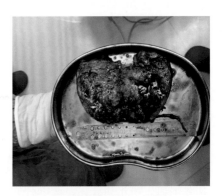

病例29图6　术后标本

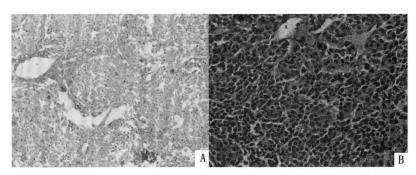

A. 肿瘤细胞形成索、巢、大巢并伴丰富的血管和窦隙样结构（HE×10）。B. 肿瘤细胞呈大巢状或弥漫性排列，肿瘤细胞有异型，核深染（HE×20）

病例29图7　术后病理

二、病例分析

患者为青年男性，35岁，因反复间歇性头痛一年入院，发现血压升高，血压最高190/100mmHg，血压控制不佳。CT发现右侧肾上腺区实质性占位。术前定性定位诊断考虑右侧肾上腺嗜铬细胞瘤。嗜铬细胞瘤巨大，发病早，母亲有脑血管意外史，结合患者查体有多发皮下结节，不排除遗传病可能，最长见的比如VHL综合征、MEN综合征、家族性PGL。如果患者在后期的随访过程中出现其他脏器的病变，比如肾癌、甲状腺癌、胰腺囊肿、视网膜母细胞瘤，结合基因检测，比如VHL、RET、SDHB、SDHD，则需要诊断为相应的遗传病。手术方式包括开放手术、腹腔镜手术和机器人手术，因为考虑肿瘤巨大，与肝脏腔静脉关系紧密，决定行右侧嗜铬细胞瘤切除术。

三、疾病介绍

1. 概述　嗜铬细胞瘤起源于嗜铬细胞。胚胎期，嗜铬细胞的分布与身体的交感神经节有关。随着胚胎的发育成熟，绝大部分嗜铬细胞发生退化，其残余部分形成肾上腺髓质。因此绝大部分嗜铬细胞瘤发生于肾上腺髓质。肾上腺外的嗜铬细胞瘤可发生于自颈动脉体至盆腔的任何部位，但主要见于脊柱旁交感神经节（以纵隔后为主）和腹主要见于分叉处的主动脉旁器。嗜铬细胞瘤约占高血压病因的0.5%～1%。90%以上的患者可经手术治愈。

尤其像此例患者，嗜铬细胞瘤巨大，对于巨大嗜铬细胞瘤目前尚无明确统一的标准。既往巨大嗜铬细胞瘤定义为肿瘤质量超过500g，但是嗜铬细胞瘤体积大、肿瘤内部常伴有出血、坏死和液化，所以肿瘤大小和重量未必呈正比，所以我们将巨大嗜铬细胞瘤定义为肿瘤直径大于10cm[1]。巨大嗜铬细胞瘤心脑血管等并发症比如儿茶酚胺性心脏病、心律失常、脑卒中、TIA比例高，发作时有引起急症意外的危险，危害性更大，加之尚有一部分为恶性嗜铬细胞瘤，故应及早诊治[2~5]。

2．临床表现 ①典型的症状：包括"头痛、心悸、多汗"三联征其发生率为50%以上。②高血压是最常见的临床症状，发生率0~90%。50%~60%为持续性，40%~50%为阵发性。③体位性低血压，10%~50%患者可出现，由血容量减少所致。④心血管并发症，约12%患者首次以心血管并发症就诊，特别是肿瘤较大患者。⑤其他症状：部分患者可伴有白细胞增多症，红细胞增多症；部分患者可能会以心肌病、高钙血症、血尿、糖尿病、库欣综合征、肠梗阻、甚至视力下降等原因就诊。嗜铬细胞瘤称之为"10%肿瘤"，10%可以恶变：多见于女性，多见于肾上腺外，5年生存率36%~60%；10%为双侧多发；多见于家族性疾病；10%好发于肾上腺以外，称之为PGL，最多见于主动脉旁嗜铬体。10%为儿童发病，多见于家族性疾病。

巨大嗜铬细胞瘤需要考虑相应的遗传病及恶性可能。①与恶性肾上腺嗜铬细胞瘤的鉴别主要根据肿瘤的生物学行为来判断，比如出现转移，最常见的部位为骨骼、肝、淋巴结、肺，其次为脑、胸膜、肾等；病理结果往往不能给出良恶性的判断；影像学检查常直径＞6cm，且不规则，有钙化区。恶性嗜铬细胞瘤的治疗较困难，一般对放疗和化疗不敏感，可用抗肾上腺素药对症治疗；已发生转移的恶性嗜铬细胞瘤预后不一，重者在数个月内死亡，少数可活10年以上，5年生存率约为45%。②MEN（多发性内分泌腺瘤病）为一组遗传性多种内分泌组织发生肿瘤综合征的总称，有2个或2个以上的内分泌腺体病变。分为两型：MEN1（常染色体显性遗传疾病，MEN1基因位于第11号染色体，11q13带，编码一含610个氨基酸的蛋白质，称为"多发性内分泌腺瘤蛋白"）和MNE2〔常染色体显性遗传疾病，发病机制系ret原癌基因（RET）发生突变所致〕。③VHL综合征常表现为一系列的病变，基本组成分为两部分：A．视网膜、脑干、小脑或脊髓的血管母细胞瘤；B．腹腔脏器病变（嗜铬细胞瘤、肾囊肿或肾细胞癌、胰腺囊肿等）。不同病变的组合其临床表现不相同。VHL综合征是根据视网膜和中枢神经系统两个以上不同部位的血管母细胞瘤或一个血管母细胞瘤伴有腹腔器官的病变而作出临床诊断。本病血、尿儿茶酚胺升高，也可出现心悸、多汗、焦虑等症状，需做可乐定抑制试验以鉴别儿茶酚胺是来自交感神经还是嗜铬细胞瘤。④肾上腺皮质癌。A．皮质癌常见广泛出血、坏死；B．破坏包膜、侵入血管及周围组织者一般为癌；C．核分裂象多，大于2/10高倍视野者多为恶性；D．癌有广泛而明显的核异型、多核瘤巨细胞、较大的核仁及核内有包涵体；E．肿瘤体积、重量有一定参考价值。

3．治疗 嗜铬细胞瘤的治疗是完整的手术切除。根据手术医生及麻醉医生的能力、经验，手术存活率在98%~100%。腔镜下的肿瘤切除已经成为绝大部分肾上腺肿瘤治疗的标准术式，同样也适用于嗜铬细胞瘤的处理。手术治疗腹腔镜下或开放手术切除肿瘤可获得良好的疗效[6]。肿瘤较大时，可采用经腹腔入路腹腔镜手术，肿瘤较小时也可选用腹膜后入路手术，肿瘤巨大时，开放手术较为安全。由于肾上腺嗜铬细胞瘤患者血液中的儿茶酚胺增高所致周围血管长期处于收缩状态，血容量相对较低，切除肿瘤后儿茶酚胺含量减少，血管舒张，导致血压急剧下降，术中、术后出现难以纠正的低血容量休克，甚至危及生命。为此，应加强围术期处理，包括充分的术前准备、细致的术中操作和严密的术后监护。

（1）术前准备：①扩张周围血管：嗜铬细胞瘤手术切除前采用 α 受体拮抗药使血压下降，减轻心脏的负担，并使原来缩减的血管容量扩大。常用的 α-受体拮抗药为作用较长（半衰期36小时）的酚苄明，开始时每日口服2次，每次10mg，按需逐渐加量至血压得到控制。不良反应为直立性低血压，鼻黏膜充血。选择性的 α-受体拮抗药哌唑嗪多沙唑嗪也可获满意效果，并可避免全部 α-受体拮抗的不良后果，如明显的低血压和心动过速。半衰期较短，可较灵活调节用量。起始用小剂量以避免严重的直立性低血压。在手术治疗前，α-受体拮抗药的应用一般不得少于2周，并进正常或含盐较多的饮食（心力衰竭者除外），以使原来缩减的血容量恢复正常。虽然酚苄明作用时间较长，仍宜用到手术前一日为止，以免手术时出现血压骤升。若降压效果不佳，可加用钙离子通道阻滞剂，如硝苯地平30~60mg/d，分三次口服，能取得较好效果，这可能是由于钙离子参与儿茶酚胺代谢的缘故。术前 β-受体拮抗药不必常规应用，如患者有心动过速或心律失常则需采用。②扩充血容量：如输血、补液，常用低分子右旋糖酐500ml/d静脉滴注。③完善的三大指标：血压控制在正常范围，心率<90次/分，血细胞比容<45%。

（2）术中注意事项：切除嗜铬细胞瘤有一定危险性，必须在富有经验的外科医师和麻醉师主持下施行。在麻醉诱导期，手术过程中，尤其在接触肿瘤时，可出现血压急骤升高和（或）心律失常。对血压骤增者，可采用速效的 α-受体拮抗药酚妥拉明静脉推注，继之以静脉滴注或用硝普钠静脉滴注。对心律失常者，可用 β₂-受体拮抗药或其他抗心律失常药，如利多卡因等。肿瘤被切除后，血压一般降至90/60mmHg。如血压低，周围循环不良，表示血容量不足，应补充适量全血或血浆，必要时也可静脉滴注适量去甲肾上腺素，但不可用缩血管药来代替补充血容量。

（3）术后处理：嗜铬细胞瘤切除后，血压多能恢复正常，但在手术后第1周，血压仍可偏高，同时血、尿儿茶酚胺也可偏高。因此，在手术后1个月左右，应根据血压状态和血、尿儿茶酚胺，方能更准确地判断治疗效果。小部分患者手术后仍有高血压，可能因合并原发性高血压，或儿茶酚胺长期增多损伤血管所致。由于嗜铬细胞瘤有可能为多发性或复发性，故术后应随访观察。

四、病例点评

随着对嗜铬细胞瘤认识程度的提高，典型肾上腺嗜铬细胞瘤的诊治已逐渐为广大临床医师所掌握。但是对于巨大嗜铬细胞瘤而言，在术前诊断、术前准备、手术方式的选择及随访都有进一步改进的空间。巨大嗜铬细胞瘤肿瘤巨大，往往累及肝脏、腔静脉，暴露困难，同时有一定比例的恶性可能，手术难度大，所以开放手术不失为一种安全有效的手术方式。

参考文献

[1] 祝宇，孙复康，等. 手术治疗巨大嗜铬细胞瘤 20 例报告 [J]. 中华泌尿外科杂志，2004，19（3）：148-150.

[2]Mamilla D，Araque KA，Brofferio A，et al.Postoperative manage-ment in patients with pheochromocytoma and paraganglioma[J].Cancers，2019，11（7）：936.

[3]Aksakal N，Agcaoglu O，Sahbaz NA，et al.Predictive factors of operative hemodynamic instability for pheochromocytoma[J].The A-merican Surgeon，2018，84（6）：920-923.

[4]Namekawa T，Utsumi T，Kawamura K，et al.Clinical predictors of prolonged postresection hypotension after laparoscopic adrenalecto-my for pheochromocytoma[J].Surgery，2016，159（3）：763-770.

[5]Cohen JK，Cisco RM，Scholten A，et al.Pheochromocytoma crisis resulting in acute heart failure and cardioembolic stroke in a 37-year-old man[J].Surgery，2014，155（4）：726-727.

[6]Neumann HPH，Young WF Jr，Eng C. Pheochromocytoma and para-ganglioma[J].The new england journal of medicine，2019，381（6）：552-565.

病例30 原发巨大输尿管息肉

一、病历摘要

（一）基本信息

患者：女，41岁。

主诉：间断肉眼血尿10余年，加重12天。

现病史：患者于10余年前无明显诱因出现间断性全程肉眼血尿，色淡红，无血块。排尿通畅，无尿频、尿急，无尿痛及腰腹部疼痛，无发热，自行口服药物治疗（具体药名、剂量不详），血尿症状缓解。12天前再次出现全程肉眼血尿，伴右侧腰腹部疼痛，口服药物不缓解。CT示右输尿管中下段占位。门诊以"右侧输尿管肿瘤"收入院。

既往史：否认心、脑、肾等慢性病史。否认肝炎、结核病等传染病病史。正常预防接种。否认药物、食物和其他过敏史。否认外伤及输血史。否认高血压及糖尿病病史。否认外伤史、手术史及输血史。

个人及婚育史：生于承德市，久居当地。未到过疫区及地方病流行区。生活较规律，居住条件较好。无吸烟及饮酒史。否认药物依赖、麻醉毒品等不良嗜好。否认工业毒物、粉尘、放射性物质接触史。否认性病及冶游史。22岁结婚，配偶体健。15岁月经来潮，月经周期27～29天，每次月经持续3～4天，末次月经2018年8月15日。月经量中等，颜色正常，无血块，无痛经。怀孕1次，生育1女。

家族史：父母体健。家族中无同类疾病患者。否认肝炎、结核病等传染病病史。否认家族性、遗传性疾病史。

（二）体格检查

双肾区无压痛及叩击痛，双侧输尿管体表走行区无压痛，膀胱区无隆起，尿道外口无狭窄及脓性分泌物。

（三）辅助检查

CT：右输尿管中下段见软组织密度影，增强后轻度不均匀强化，延迟期局部未见显影（病例30图1）。

尿脱落细胞（连续三次）：涂片见多量鳞状上皮细胞及少量尿路上皮细胞，未见肿瘤细胞。

（四）诊断

输尿管息肉。

（五）诊疗经过

患者于 2018 年 8 月 29 日全麻下行输尿管镜检查示距右侧输尿管口约 4.0cm 处可见漂浮于输尿管前壁的圆柱形肿物，质软，表面尚光滑，直径约 1.5cm，沿输尿管逆行进入约 10.0cm，未见肿物基底部，考虑右侧输尿管息肉可能性大。遂取右侧腹部斜切口，逐层切开后寻及右侧输尿管上段，管腔内可触及质软肿物；纵向切开输尿管，输尿管前壁可见圆柱肿物，质软，表面尚光滑，基底窄，将肿物完全提出可见其长约 15.0cm，宽约 1.5cm（病例 30 图 2）。距肿物基底部约 0.5cm 处切除肿物及输尿管，行输尿管端-端吻合术，内留置 F6 输尿管双"J"管 1 根。术后病理检查报告示右输尿管息肉。光镜描述：送检组织四周表面被覆尿路上皮，上皮下组织疏松水肿，血管扩张、充血、慢性炎细胞浸润（病例 30 图 3）。

患者痊愈出院。术后 2 个月经膀胱镜完整拔除右侧输尿管双"J"管，复查 CT 右侧输尿管未见狭窄，右肾无积水。

（六）随访

患者无腰腹部疼痛及肉眼血尿，随访至今预后良好。

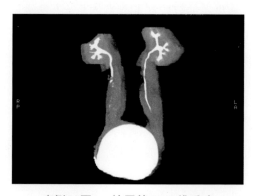

病例30图1　输尿管CT三维重建

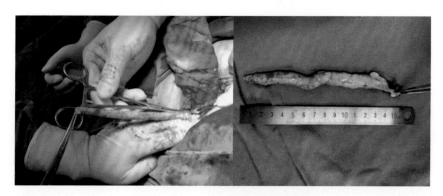

病例30图2　术中所见输尿管息肉

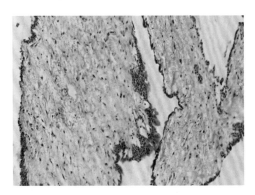

病例30图3　输尿管息肉HE染色切片（HE×20）

二、病例分析

输尿管息肉发病与慢性长期的炎性刺激有关，但本例患者术中未见长期刺激形成继发性息肉的病因（如结石、炎症等）存在，故为原发性输尿管息肉。本例患者早期就表现出间断性全程肉眼血尿，近期出现右侧腰腹部疼痛，但CT未见输尿管梗阻以上扩张、积水；并且，该患者的输尿管息肉为单发于右侧输尿管上段，但息肉巨大，临床罕见。本例患者由于输尿管镜检查未见肿物基底部，故选择开放手术，术中切除15.0cm×1.5cm大小的输尿管息肉；术后复查CT右侧输尿管未见狭窄，右肾无积水，无腰腹部疼痛及肉眼血尿等不适症状，达预期手术效果。

三、疾病介绍

输尿管肿瘤占成人泌尿系肿瘤的1%以下，多为恶性肿瘤，而输尿管息肉为较为常见的非恶性肿瘤。原发性输尿管息肉是一种临床上少见的非上皮细胞来源的良性输尿管肿瘤，来自于中胚层[1]。多为细长条状，巨大息肉可为葡萄串状，有较多分叶。原发输尿管息肉约占输尿管良性肿瘤的25%，发病年龄多为20～40岁[2]。

输尿管息肉发生可能与梗阻、感染、创伤、慢性刺激、激素失衡和发育缺陷、结石等有关。尿路上皮在多种因素作用下，产生上皮样化生、增生，引起黏膜炎性改变形成赘生物突入管腔内，形成息肉。输尿管息肉早期无特有症状，当息肉增大到一定程度可以引起输尿管部分或完全梗阻，造成肾积水，同时可继发出血、炎性改变，甚至恶变[3]。输尿管息肉的典型临床表现如肾区疼痛或间断血尿。输尿管息肉多发于输尿管上段，左侧多发。Ludwig等回顾分析了1980—2015年间报道的131例输尿管息肉患者的临床表现，发现腰腹部疼痛和血尿是最常见的症状，有41.7%的患者因巨大输尿管息肉导致同侧肾盂积水，86.5%的输尿管息肉为单发，多发在输尿管上端[4]。

输尿管息肉临床诊断依赖影像学检查和输尿管镜活检。静脉肾盂造影是诊断输尿管息肉诊断最常用的方法，可显示输尿管腔内充盈缺损，可呈长条状、蚯蚓状或不规则形，边缘光滑，病变以上段输尿管及肾盂可扩张积水，病变段输尿管壁光整，蠕动正常。因 X 线下充盈缺损随输尿管蠕动而活动，称为"蚯蚓蠕动征"，该征象是诊断输尿管息肉特征性的 X 线征象 [5]。超声检查可发现梗阻部位以上输尿管和肾盂扩张积水。CT 尿路成像可以使病变的范围、程度显示更为直观准确，有利于了解病变的性质及治疗方法的选择。主要表现为管腔内等密度软组织结节影，边缘光滑，增强扫描病变可轻度强化，于延迟期、排泄期即输尿管内充盈对比剂时病变显示最清晰。在高密度对比剂的衬托下呈低密度的结节。通常附于一侧管壁，不侵及周围组织。输尿管镜检查可以明确病变部位、数目，活检可明确病变性质，对于治疗方案的选择起决定性作用 [6]。此外，逆行肾盂造影等检查手段也有助于输尿管息肉的诊断。

输尿管息肉需与阴性输尿管结石、输尿管癌及单纯输尿管狭窄等鉴别。阴性输尿管结石好发于输尿管的三个生理性狭窄处，CT 表现为高密度，其形态往往较规则，无蚯蚓状充盈缺损改变，结石下方输尿管管壁紧贴结石，无明显扩张。其梗阻造成的疼痛较剧烈。输尿管癌好发于 40 岁以上患者输尿管下 1/3 处，常表现为不规则充盈缺损，病变处输尿管边缘消失或僵硬，肿瘤下方输尿管呈杯状扩张，病变往往不限于输尿管腔而侵及周围组织，短期内梗阻完全，而输尿管息肉引起的梗阻则是一个慢性发展过程，这是影像学鉴别最重要的标志。尿脱落细胞学检查有助于输尿管息肉和输尿管癌的鉴别。诊断困难时可经输尿管镜活检明确诊断。单纯性输尿管狭窄多见于小儿，以输尿管远端多见，表现为管腔单纯性狭窄，腔内未见充盈缺损，管壁稍增厚，病变段以上输尿管呈均匀扩张，有助于和较小输尿管息肉鉴别 [7]。

目前，针对输尿管息肉的主要治疗方法临床上尚无统一标准，手术切除息肉仍为首选方案 [8]。手术方式可选择开放手术、钬激光或电切切除息肉，该三种手术方式风险均较低，亦能尽可能地保留肾功能。

四、病例点评

术式选择应根据息肉对输尿管造成梗阻狭窄程度而定，对于切除息肉仍不能保证输尿管通畅者应采用开放手术彻底切除息肉和病变段输尿管，再行输尿管端－端吻合。

参考文献

[1]El-Haress M，Ghandour W，Bahmad M，et al.Giant ureteral fibroepithelial polyp with intermittent prolapse reaching the urethral meatus：a case report[J].Urol Case Rep，2017，13：6-9.

[2] 沈弋桢，张爱民，刘少鸽 . 原发输尿管巨大息肉合并输尿管套叠一例报告 [J]. 中华泌尿外科杂志，2011，32（4）：261.

[3] 何书明，梁培育，许海波，等 . 巨大输尿管息肉突出尿道外口 1 例报告 [J]. 中国现代医学杂志，2007，17（4）：512.

[4]Ludwig DJ，Buddingh KT，Kums JJM，et al.Treatment and outcome of fibroepithelial ureteral polyps：A systematic literature review[J].Can Urol Assoc J，2015，9（9–10）：E631–E637.

[5] 万刚，刘建光，杨进益 . 原发巨大输尿管息肉一例报告 [J]. 中国保健营养，2017，27（2）：365.

[6] 李培军，余洋，米占虎，等 . 输尿管息肉的诊断与治疗（附 22 例报告）[J]. 中华泌尿外科杂志，2001，22（6）：382.

[7] 成钢 . 输尿管息肉的影像学诊断 [J]. 交通医学，2008，22（6）：723–724.

[8] 蔡运林，张宗平，岳小峰 . 原发性巨大下输尿管息肉 1 例报告并文献回顾 [J]. 中国临床医学，2016，23（4）：541–543.

病例31　下腔静脉后输尿管

一、病历摘要

（一）基本信息

患者：女，51岁。

主诉：反复右侧腰背部胀痛1年余，加重1个月。

现病史：患者于1年余前无明显诱因下出现右侧腰背部酸胀不适，症状呈阵发性，不剧烈，能自行缓解，不伴发热、血尿、尿频、尿急、尿痛，不伴腹痛、恶心、呕吐，大便正常。1个月前腰痛症状加剧，于当地医院就诊，CT示右输尿管上段扩张，遂行右侧输尿管镜检查，术中发现右输尿管上段迂曲，半硬质输尿管镜未能通过，术中右侧输尿管内留置D-J管。为进一步诊治来我院门诊，阅CT片考虑为下腔静脉后输尿管。门诊以"下腔静脉后输尿管"收入院。

既往史：否认心、脑、肾等慢性病病史。否认肝炎、结核病等传染病病史。正常预防接种。否认药物、食物和其他过敏史。否认外伤及输血史。否认高血压及糖尿病病史。否认外伤史、手术史及输血史。

个人及婚育史：生于上海市宝山区，久居当地。未到过疫区及地方病流行区。生活较规律，居住条件较好。无吸烟及饮酒史。否认药物依赖、麻醉毒品等不良嗜好。否认工业毒物、粉尘、放射性物质接触史。否认性病及冶游史。25岁结婚，配偶及子女体健。14岁月经来潮，月经周期26～28天，每次月经持续3～4天，末次月经2006年3月12日。月经量中等，颜色正常，无血块，无痛经。怀孕1次，生育1女。

家族史：父母体健。家族中无同类疾病患者。否认肝炎、结核病等传染病病史。否认家族性、遗传性疾病史。

（二）体格检查

腹软，未触及明显肿块，无压痛；双肾区无隆起，右肾区有叩击痛；双侧输尿管体表走行区无压痛；膀胱区未触及明显肿块，无隆起，无压痛；尿道外口无狭窄及脓性分泌物。

（三）辅助检查

CTU：下腔静脉后输尿管伴近端输尿管扩张、肾盂积水，右侧输尿管内D-J管（病例31图1）。

（四）诊断

下腔静脉后输尿管。

（五）诊疗经过

2017 年 4 月 8 日全麻下行后腹腔镜右侧输尿管成形术。

1. 患者取左侧卧位，于右侧腋后线第 12 肋缘下切口（约 2.0cm），弯钳钝性扩开腰背筋膜，达腹膜后间隙，示指钝性分离，将腹膜向内侧推开。

2. 经切口将可视腹膜后扩张器置入腹膜后间隙，注入空气 600ml，扩张腹膜后腔隙。

3. 于右腋中线髂嵴上 2cm 做第 2 切口，置入 10mm Trocar 套管，平第 1 切口上缘，于右肋缘下、腋前线处分别做第 3 切口（约 1.0cm），置入 10mm Trocar 套管。CO_2 气腹压 12 ~ 14mmHg。

4. 清除腹膜外脂肪，切开肾周筋膜；沿腰大肌前方游离、显露扩张的输尿管、肾盂以及骑跨于输尿管前方的下腔静脉（病例 31 图 2A）。松解输尿管与下腔静脉之间的粘连，游离输尿管至腔静脉压迫段远端。于腔静脉压迫近端扩张输尿管位置斜行离断输尿管，将远端输尿管或远端肾盂及输尿管自腔静脉后方拖出至正常位置。

5. 纵向剪开远端输尿管断端（约 1.0cm），与近端输尿管切缘相近，4-0 可吸收线先固定两断端的最高点及最低点，间断缝合后壁后置入 6F 双 "J" 管 1 条，然后间断缝合（病例 31 图 2B）。观察无张力及成角，检查无活动性出血后留置腹膜后引流管，退镜，缝合切口。术后 5 天拔除引流管，痊愈出院。术后 2 个月经膀胱镜完整拔除右侧输尿管内 D-J 管，复查 CT 右侧输尿管未见狭窄，右肾无积水。

（六）随访

右腰痛症状未再发作。

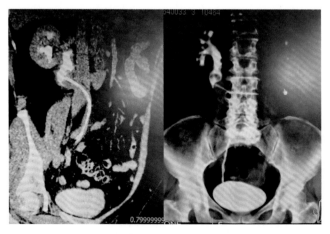

病例31图1　CTU提示右输尿管中上段环绕于下腔静脉后方

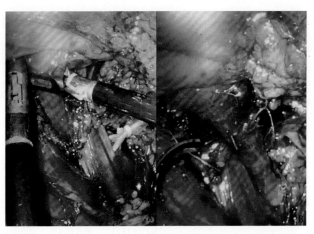

A. 近端输尿管，下腔静脉，远端输尿管；B. 复位吻合后的输尿管，下腔静脉

病例31图2　输尿管成形术中

二、病例分析

下腔静脉后输尿管是一种先天性疾病，是下腔静脉在胚胎期发育异常引起的。研究显示大部分下腔静脉后输尿管患者成年后出现症状[1]。目前大多数学者倾向于若仅有轻度积水，无明显症状患者，可以密切观察，定期随访复查[2]。肾积水中度以上、右肾功能受损、症状较重或反复感染、肾盂肾炎、合并结石、出血、肿瘤等病变应积极手术治疗[3]。当梗阻引起重度积水、肾无功能时可行肾切除术。此病例为中老年女性，出现反复右腰痛症状1年余，CT检查提示右肾中度积水，有手术指征。接受后腹腔镜右输尿管成形术后恢复较好。后腹腔镜右输尿管成形术是一种成熟的手术方式，治疗下腔静脉后输尿管具有安全、有效、创伤小、恢复快的优势。

三、疾病介绍

腔静脉后输尿管也称环绕腔静脉输尿管，是下腔静脉在胚胎期发育异常引起的。在胚胎期，后主静脉、下主静脉和上主静脉与下腔静脉的发生有关，三对静脉的分支互相吻合形成静脉环。静脉环前面部分为后主静脉腰段及其分支，后面部分为上主静脉、下主静脉及其分支。胚胎第12周时后肾从骨盆上升，穿过此静脉环至腰部。正常情况下后主静脉在上主静脉出现时即退化萎缩。如果后主静脉不萎缩而继续存在，代替静脉环的后面部分形成腔静脉，输尿管位于其后则形成腔静脉后输尿管。腔静脉后输尿管并非输尿管发育异常，因此称为"输尿管前下腔静脉"可能更为准确[4]。腔静脉后输尿管临床上少见，发病率为0.13%[5]，男性患者较多，临床上男女比例约为2.8：1，常见于右侧，内脏转位及重复腔静脉时可见于左侧。腔静脉后输尿管由

Hochstetter 于 1893 年在尸检中首次描述，1940 年首次临床诊断[6]。Bateson 等将腔静脉后输尿管分为 Ⅰ 型（低襻型）和 Ⅱ 型（高襻型）两型。Ⅰ 型（低襻型）常见，占 90% 左右，输尿管于 $L_{3\sim4}$ 水平呈鱼钩状或 "S" 状穿入下腔静脉后方，在下腔静脉与腹主动脉之间穿出。下腔静脉与脊柱间隙小，易产生梗阻症状。Ⅱ 型（高襻型）少见，肾盂输尿管移行处或部分肾盂横行向左于 $L_{2\sim3}$ 水平至下腔静脉后方，同样在下腔静脉与腹主动脉之间穿出，因下腔静脉与脊柱间有右肾动脉，两者有一定的间隙，且肾盂部分较宽，故梗阻多数较轻，不需手术治疗[7]。有报道腔静脉后输尿管可并发蹄铁形肾、对侧肾畸形如肾发育不良、异位、积水、旋转不良、先天性输精管缺失、尿道下裂、多囊肾、腹膜后纤维化及隐睾等[8]。本文介绍病例患者为 Ⅰ 型下腔静脉后输尿管。

腔静脉后输尿管诊断主要靠影像学（IVP、CTU、MRU 等）检查。对右腰部酸胀、绞痛或伴血尿患者应先行 B 超筛查，如发现不明原因右肾、输尿管扩张应考虑腔静脉后输尿管的可能。IVU 是诊断腔静脉后输尿管的主要方法，影像表现为肾积水、输尿管上段扩张向中线移位，典型者呈现 S 形或 "鱼钩状" 影像。逆行尿路造影可全程显示输尿管，缺点为有创检查。右侧位片可见脊柱与扩张的输尿管重叠，而中段输尿管恢复在脊柱前方的正常位置，此点为重要征象。CTU 对病变结构的显示接近人体的真实解剖，增强扫描也可以排除其他原因（腹膜后肿瘤、异位血管等）导致的肾、输尿管扩张积水。曲面重建技术（cerved projection reformation，CPR）将扭曲、重叠的输尿管拉直伸展显示在同一平面上，有利于观察复杂、微小的病变。MRU 可以清晰显示输尿管的走形特征，病肾受损及积水程度，且无辐射，故认为是目前诊断腔静脉后输尿管较好的无创影像学方法，尤其适用于造影剂过敏、肾功能不全、孕妇及逆行尿路造影失败的患者。

目前认为造成输尿管梗阻的原因有：①腰大肌和腔静脉的压迫；②先天性的或输尿管炎症、纤维变性等致管腔狭窄；③输尿管与腔静脉炎性粘连，输尿管蠕动功能受损；④合并结石等[9]。

开放手术输尿管分离、切断及再吻合以前曾经是治疗本病的金标准。需要在腰部行一个较大的切口，以最大限度显露手术视野，显露下腔静脉和其后的输尿管，步骤复杂耗时长。近年来随着科技的进步，腹腔镜手术因其创伤小、恢复快、切口美观、疗效确切等优势，已取代开放手术。目前腹腔镜治疗腔静脉后输尿管的主要问题是较长的手术时间及相对较多的并发症。常见的并发症其一为腔静脉损伤，一般由于分离腔静脉或腔静脉后输尿管引起，一旦发生，立即用纱布压迫止血，小的渗血可用此法止血，或者用 5-0 尼龙线缝扎，其二为输尿管吻合口漏[10]。

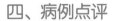

四、病例点评

此病例为中年女性，出现反复右腰痛症状 1 年余，CT 检查提示下腔静脉后输尿管伴右肾中度积水，有手术指征。接受后腹腔镜右输尿管成形术后恢复较好。后腹腔镜右输尿管成形术是一种成熟的手术方式，治疗下腔静脉后输尿管具有安全、有效、创伤小、恢复快的优势。

参考文献

[1]Sforza S，Di Maida F，Mari A，et al.Is a drainage placement still necessary after robotic reconstruction of the upper urinary tract in children？ experience from a tertiary referral center[J].J Laparoendosc Adv Surg Tech，2019，29（9）：1180-1184.

[2]Liu EP，Sun X，Guo H，et al.Retroperitoneoscopic ureteroplasty for retrocaval ureter：report of nine cases and literature review[J].Scand J Urol，2016，50（4）：319-322.

[3]Matsumura Y，Iemura Y，Fukui S，et al.Ureteral cancer developing in retrocaval ureter：a case report[J].Hinyokika Kiyo，2018，64（1）：13-16.

[4]Tamhankar AS，Savalia AJ，Sawant AS，et al.Transperitoneal laparoscopic repair of retrocaval ureter：our experience and review of literature[J].Urol Ann，2017，9（4）：324-329.

[5]Hostiuc S，Rusu MC，Negoi I，et al.Retrocaval ureter：a metaanalysis of prevalence[J].Surg Radiol Anat，2019，41（11）：1377-1382.

[6]Atawurah H，Maison POM，Owusu-Ansah M，et al.Retrocaval ureter：report of two cases[J].Case Rep Urol，2019，2019：1-3.

[7]Bateson EM，Atkinson D.Circumcaval ureter：a new classification[J].Clin Radiol，1969，20（2）：173-177.

[8]Fernando MH，Jayarajah U，Arulanantham A，et al.Retrocaval ureter associated with cryptorchidism：a case report and review of literature[J].Clin Case Rep，2018，6（8）：1592-1594.

[9]李国平，李道源，曾德更，等 . 后腹腔镜输尿管成形术治疗腔静脉后输尿管的疗效分析 [J]. 中国医科大学学报，2020，12.

[10]吕文伟，霍庆祥，张寒，等 . 经腹腹腔镜腔静脉后输尿管吻合术治疗腔静脉后输尿管的安全性和疗效分析 [J]. 腹腔镜外科杂志，2015，20（7）：790-492.

病例32　左侧重复肾盂输尿管畸形、异位输尿管口囊肿

一、病历摘要

（一）基本信息

患者：男性，22岁，撒拉族。

主诉：间歇性左腰部疼痛2周。

现病史：患者于2周前在无明显诱因下觉左腰部酸痛，无尿频、尿急、尿痛及肉眼血尿，无畏寒、发热，无恶心、呕吐。遂于我院门诊就诊，CT检查示左侧输尿管囊肿伴左侧肾盂、输尿管全程扩张（病例32图1至病例32图4）。

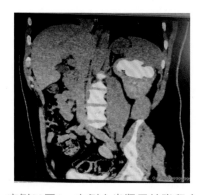

病例32图1　左侧上半肾盂扩张积水

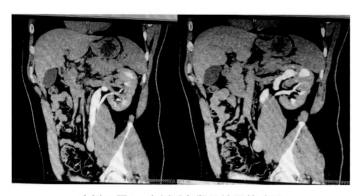

病例32图2　左侧重复肾盂输尿管畸形

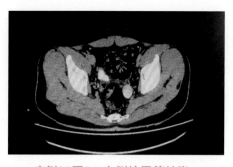
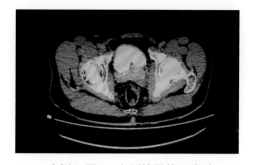

病例32图3　左侧输尿管扩张　　　　　　　　病例32图4　左侧输尿管口囊肿

既往史：否认高血压、糖尿病、脑血管疾病病史，否认肝炎、疟疾病病史，预防接种史不详，无外伤史，无输血史，否认食物、药物过敏史。

个人史：生于青海省海东地区，久居上海，未婚，无疫源接触史，无粉尘及毒化学物品接触史，吸烟3年，平均10支/日。

家族史：否认家族性遗传病及传染病史。

（二）体格检查

体温36.0℃，脉搏80次/分，呼吸18次/分，血压120/80mmHg，身高170cm，体重65kg，BMI 22。发育正常，营养良好，体型中等，表情自如、神志清楚；精神状态良好，查体合作。腹部平坦，腹软，未触及腹部肿物，全腹无压痛，反跳痛，肝、脾肋下未触及，未触及包块。生理反射存在，病理反射未引出。双侧肾区对称，无隆起，左肾区有压痛叩击痛，两侧输尿管走行区无明显压痛，耻骨上区未触及肿块，外生殖器正常。

（三）辅助检查

CT尿路成像（CTU）：两肾形态、位置如常，未见明显异常密度及异常强化影，增强后皮髓质交界清晰。左侧上半肾盂、输尿管全程明显扩张，左侧输尿管膀胱开口较右侧稍偏下，其开口处见壶状向膀胱内膨出，边界清，直径约1.0cm，排泄期局部可见结节状充盈缺损影（病例32图5至病例32图6）。

（四）诊断

1. 左侧输尿管口囊肿。

2. 左侧重复肾盂输尿管畸形。

3. 左上半肾积水。

（五）诊疗经过

择期行经尿道输尿管口囊肿切开术。术中膀胱颈部后唇见一直径1.5cm囊肿，膀胱充盈压迫后变小，膀胱内余处未见明显异常。输尿管两侧输尿管口正常，喷尿清，三角区黏膜光滑，未见新生物。用针状电极沿囊肿底部切开约1cm，见囊内底部见异位输尿管开口。再次充盈膀胱，囊壁可覆盖异位输尿管开口（病例 32 图 7 至病例 32 图 8）。术后应用抗生素预防感染。膀胱持续引流 5 天后，拔除导尿管，术后患侧无腰痛、无发热等情况。

二、病例分析

患者为青年男性，间歇性左侧腰痛发病，CT 发现左侧重复肾盂输尿管畸形、上半肾输尿管扩张积水、左侧输尿管开口囊肿。术中发现双侧输尿管有正常开口，膀胱颈部后唇囊肿，切开囊肿后发现左侧输尿管异位开口，术后诊断考虑左侧完全性重复肾盂输尿管畸形，左侧输尿管异位开口囊肿。术中选择行囊肿底部横向切开保留囊壁，有效地防止后期膀胱输尿管反流引起的肾积水。

三、疾病介绍

重复肾盂输尿管畸形是较常见的畸形，发病率为 0.5% ~ 0.9%[1]，可分为完全性和不完全性两种。完全性输尿管全段无汇合，末端单独开口，一般下组输尿管开口靠头侧及外侧，上组输尿管开口靠内、下，即 Meyer-Weigert 定律；其中上组输尿管容易发生异位开口，如开口于尿道前列腺部、阴道、前庭等，临床最易出现漏尿、尿失禁、长期感染等症状，上述病例即典型的上组输尿管异位开口，同时伴发输尿管口囊肿[2]。不完全性输尿管可汇合于上、中、下段，形成 "Y" 形或 "V" 形输尿管，汇合部位越低越容易引起尿路感染。由于临床症状与双输尿管走行、开口位置、积水程度、合并感染等情况密切相关，因而对这些病理改变的清晰显示非常重要，是明确诊断的前提。

CTU 图像不受肠道气体、骨骼的影响，对积水、不积水的输尿管均能显示，对双输尿管走行、汇合部位、异位开口、输尿管口囊肿等细节及空间形态显示清晰，后处理方法丰富，结合原始图像能明显提高重复肾盂输尿管畸形的检出率，是一种具有极大临床应用价值的影像诊断方法。正是影像诊断技术的发达，重复肾盂输尿管畸形不难与单纯肾囊肿、双肾盂畸形、同侧融合肾等疾病鉴别[3 ~ 5]。

无症状无合并症的重复肾盂输尿管畸形无需治疗。若上半肾感染、肾盂积水、结石形成以及异位输尿管开口引起尿失禁者，可做上半病肾及输尿管切除术。若重复肾功能尚好，且无严重肾盂、感染、结石等合并症，可采用异位开口的重复输尿管膀胱移植术[6, 7]。

重复肾盂输尿管畸形是泌尿系统中一种常见的畸形，国内外学者对其发病机制、诊断及治疗方法进行了大量的研究，特别是新的病理分型、新的诊断及治疗方法被不断发现和改进。随着对重复输尿管畸形新的分型的描述和研究，结合目前先进的影像学诊断方法，为临床治疗重复肾输尿管畸形提供了新的思路。运用腹腔镜技术手术

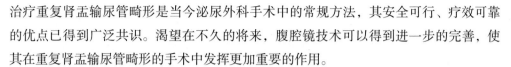

治疗重复肾盂输尿管畸形是当今泌尿外科手术中的常规方法，其安全可行、疗效可靠的优点已得到广泛共识。渴望在不久的将来，腹腔镜技术可以得到进一步的完善，使其在重复肾盂输尿管畸形的手术中发挥更加重要的作用。

输尿管末端在膀胱内外膨起呈囊肿样称输尿管口囊肿，分为膀胱内型输尿管囊肿和膀胱外型输尿管囊肿。多为先天性发育异常引起，儿童多见。囊肿表面为膀胱黏膜，内层为输尿管黏膜，其间为肌纤维及结缔组织。囊肿呈球形或卵圆形。有的随输尿管蠕动，尿液进入囊肿而膨起，有的可形成巨大囊肿，充满膀胱，偶尔输尿管囊肿可经女性尿道突出至尿道口外。输尿管囊肿的形成与胚胎发育有关。胚胎发育过程中，自中肾管分出的输尿管，其下端开口由原来的生理性闭锁状态逐渐形成一层分隔在输尿管和膀胱间的薄膜，以后此膜吸收形成正常的输尿管开口。如薄膜未被吸收，就会造成输尿管口不同程度的狭窄。与此同时，输尿管口周围鞘膜的先天性薄弱，使输尿管口固定于膀胱壁的力量减弱，也是形成囊肿的诱因。

输尿管囊肿都伴有输尿管口不同程度的狭窄，早期可以造成下段输尿管扩张，逐渐可以发生全输尿管及肾盂不同程度的扩张，甚至造成严重的肾实质损害。若囊肿过大可堵塞膀胱内口，引起双侧肾积水，可导致肾衰竭。尿路梗阻常并发感染和结石，手术可以解除尿路梗阻，防止肾实质损害，使尿液引流通畅，感染容易控制。

手术是治疗输尿管囊肿的有效方法，手术治疗原则是解除梗阻，防止反流，处理并发症及保护肾功能。对于小的单纯性输尿管囊肿，无尿路梗阻，也无临床症状，不需要治疗，可予观察并定期复查。而合并尿路梗阻者，应积极手术治疗。既往主要以耻骨上经膀胱囊肿切除，输尿管抗反流成形术为主。开放手术的疗效确切，但对患者侵袭创伤大，恢复慢，并发症多。随着经尿道电切术（TUR）技术的不断提高，近年来选用 TUR 术治疗输尿管口囊肿的效果比较理想[8~10]。术中常规膀胱镜检确定诊断，当膀胱排空时，膀胱内压小，囊肿内压大，囊肿变大；反之，则变小，因此易误判其大小和位置，检查时膀胱必须充盈 250ml，方能判断其正常位置和大小。TUR 手术方式有三种：①经尿道输尿管囊肿切除术；②经尿道输尿管囊肿去顶术；③经尿道输尿管膨出囊壁部分切除术。采用经尿道囊肿切除术，术后易反流。经尿道输尿管囊肿去顶术，若切口小可导致引流不通畅，术后仍有肾积水；若切口大则导致反流。由于切除多少比较难掌握。手术切除囊肿壁下方，切除多少以使残留囊壁恰好可覆盖输尿管开口为标准。这样切口低而大，引流通畅，不会导致肾积水，而当膀胱有尿充盈后，残留囊壁可覆盖输尿管开口，起到一个活瓣作用，防止尿液反流。经尿道电切术行输尿管囊肿壁部分切除治疗输尿管囊肿比开放手术操作简单，创伤小，痛苦小，且相对于开放手术并发症少，术后恢复快，且对原有生理结构改变较小，值得临床推广应用。但对于术前确诊患者伴有膀胱输尿管返流或肿瘤时及异位输尿管膨出及内镜手术后反流不能自愈者应行开放手术。该病临床表现多种多样，治疗必须根据个体的具体情况进行选择，目的是尽可能避免并发征的出现，以期达到最佳疗效。

四、病例点评

重复肾输尿管常常合并输尿管囊肿，目前的诊断和治疗方法多样，各有优缺点。诊断首选检查为超声，但 CTU 诊断的精确性更高，可以作为进一步明确诊断方法，但输尿管囊肿诊断的金标准还是膀胱镜检查。治疗方法仍存在争议，需要考虑多方面因素，包括术者偏好、患者年龄、输尿管梗阻程度、输尿管囊肿情况、膀胱输尿管反流、膀胱功能和对侧肾输尿管功能等。重复肾输尿管合并输尿管囊肿通常选择重复肾部分切除术，膀胱内型输尿管囊肿一般选用经尿道输尿管囊肿切开术，膀胱外型输尿管囊肿选择肾部分切除术、输尿管膀胱重建[11]。

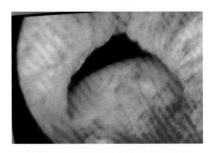

病例32图5　膀胱颈部后唇肿物

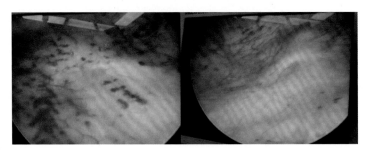

病例32图6　双侧输尿管正常开口

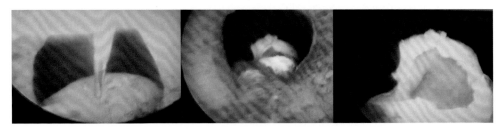

病例32图7　沿底部横行切开囊肿

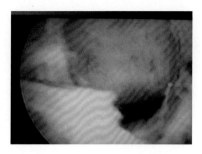

病例32图8　左侧异位输尿管开口

参考文献

[1]Ross JH，Kay R.Ureteropelvic junction obstruction in anomalous kidneys[J].Urol Clin North Am，1998，25（2）: 219-225.

[2]Atta ON，Alhawari HH，Murshidi MM，et al.An adult ureterocele complicated by a large stone：a case report[J].Int J Surg Case Rep，2018，44: 166-171.

[3]Limura A，Yi SQ，Terayama H，et al.Complete ureteral duplication associated with megaureter and ureteropelvic junction dilatation：report on an adult cadaver case with a brief review of the literature[J].Ann Anat，2006，188（4）: 371-375.

[4]Van Der Molen AJ，Cowan NC，Mueller-lisse UG，et al.CT urography：definition，indications and techniques.A guideline for clinical practice[J].Eur Radiol，2008，18（1）: 4-17.

[5]Kwatra N，Shalaby-Rana E，Majd M.Scintigraphic features of duplex kidneys on DMSA renal cortical scans[J].Pediatr Radiol，2013，43（9）: 1204-1212.

[6]Ehrlich RM，Gershman A，Fuchs G.Laparoscopic renal surgery in children[J].J Urol，1994，151（3）: 735-739.

[7]Jean-Stéphane Valla，Breaud J，Carfagna L，et al.Treatment of ureterocele on duplex ureter：upper pole nephrectomy by retroperitoneoscopy in Children based on a series of 24 cases[J].Europ Urol，2003，43（4）: 426-429.

[8]Adorisio O，Elia A，Landi L，et al.Effectiveness of primary endoscopic incision in treatment of ectopic ureterocele associated with duplex system[J].Urology，2011，77（1）: 191-194.

[9]Wang MH，Greenfield SP，Williot P，et al.Ectopic ureteroceles in duplex systems：long-term follow up and treatment-free status[J].J Pediatr Urol，2008，4（3）: 183-187.

[10]Cooper CS，Passerini-Glazel G，Hutcheson JC，et al.Long-term followup of endoscopic incision of ureteroceles：intravesical versus extravesical[J].J Urol，2000，164（3）：1097-1100.

[11]Sahoko N，Takashi K，Taku M，et al.The half-loop transurethral incision technique for bilateral ureterocele in adult[J].Urol Case Rep，2018，18：6-8.

第六章　前列腺疾病

病例33　Zinner综合征

一、病历摘要

（一）基本信息

患者：男，65岁。

主诉：排尿困难伴下腹部不适2个月。

现病史：患者于2个月前无明显诱因出现排尿困难伴下腹部不适，于当地医院就诊，彩超示：左肾缺如，左侧精囊肿物，直径约5.0cm。患者无尿频、尿急，无尿痛及肉眼脓血尿。无血精，无寒战、发热。患者为明确诊治前来我院，门诊以"Zinner综合征"收入院。

既往史：否认心、脑、肾等慢性病史。否认结核病等传染病史。预防接种史不详。否认药物、食物和其他过敏史。否认外伤及输血史。糖尿病病史10年，应用胰岛素控制血糖，血糖控制可。丙型病毒性肝炎病史10年，干扰素治疗（具体不详）。患慢性胃炎4年。2年前因肠息肉于外院行手术治疗。高血压2年，血压最高时达160/120mmHg，口服药物治疗（具体药名、剂量不详），血压控制尚可。

个人及婚育史：生于承德市，久居当地。未到过疫区及地方病流行区。生活较规律，居住条件较好。无吸烟及饮酒史。否认药物依赖、麻醉毒品等不良嗜好。否认工业毒物、粉尘、放射性物质接触史。否认性病及冶游史。22岁结婚，育2子2女，配偶及其子女体健。

家族史：父母已故，具体死因不详。家族中无同类疾病患者。否认肝炎、结核病等传染病病史。否认家族性、遗传性疾病史。

（二）体格检查

外生殖器未见异常，双侧睾丸、附睾、精索未触及异常。肛诊：前列腺Ⅰ度大、质韧、无压痛，中央沟变浅，前列腺左前方可扪及一囊性包块，直径约5.0cm，表面光滑、质软、边界欠清晰，诊毕指套无血染。

（三）辅助检查

本院超声：右侧精囊 3.7cm×1.2cm×1.4cm，右侧精囊形态、大小、回声未见异常。左侧精囊似可见，大小约 3.8cm×1.5cm×1.4cm，回声欠均匀。其前方、膀胱后方可见 5.0cm×2.4cmm×2.8cm 无回声（病例 33 图 1）。

本院 CT 示：右侧肾脏大小及形态正常，左肾未见明确显示。左中下腹腰大肌内侧见条形管状略低密度影，其末端于膀胱左后方膨大呈囊状低密度影，大小约 5.0cm×2.4cm×3.0cm，囊壁可见钙化，增强后未见强化（病例 33 图 2）。盆腔未见肿大淋巴结。

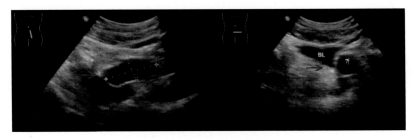

病例33图1　彩超示左侧精囊肿物（红色箭头所示为肿物）

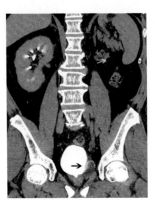

病例33图2　CT示：左肾缺如（黄色箭头所示），左侧输尿管残端（红色箭头所示），
左侧精囊肿物（黑色箭头所示）

（四）诊断

Zinner 综合征。

（五）诊疗经过

患者于 2020 年 6 月 21 日在全麻下行腹腔镜左侧精囊肿物切除＋左侧输尿管残端切除。术中游离后发现肿物位于左侧精囊，与膀胱、前列腺相邻，直径大约 5.0cm，囊壁较厚，呈囊液性，内有脓浆液物质，基本明确为精囊囊肿，囊肿上方有类似输尿管管腔残留，近段闭锁（病例 33 图 3），仔细分离后将肿物及输尿管残端完整切除（病例

33 图 4 ）。术后病理：左侧精囊囊肿，囊壁由黏膜、肌层、外膜构成，黏膜部分内衬移形上皮，部分为假复层柱状上皮（病例 33 图 5 ）。左侧输尿管发育异常。

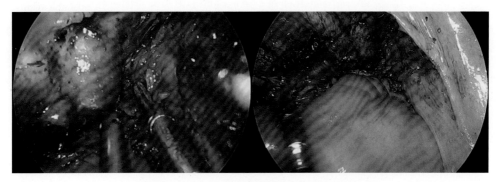

病例33图3　术中所见（红色箭头所示为左侧精囊肿物，蓝色箭头所示为左侧输尿管残端）

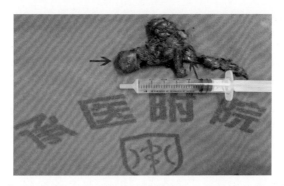

病例33图4　术后标本（红色箭头所示为左侧精囊肿物，蓝色箭头所示为左侧输尿管残端）

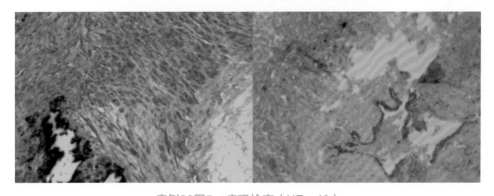

病例33图5　病理检查（HE×40）

（六）随访

术后随访至今，患者恢复良好，无排尿困难及下腹部不适，未见肿物复发。

二、病例分析

本例患者年龄 66 岁，临床症状明显，主要临床表现为排尿困难伴下腹部不适。该患者在行肛诊时可触及囊性肿物。结合患者临床表现、查体及彩超、CT 术前考虑诊断为 Zinner 综合征。行腹腔镜手术，手术创伤小、视野清晰、术后恢复快。结合术中所见及术后病理明确诊断为 Zinner 综合征。患者术后临床不适症状消失。复查未见肿物复发，预后良好。

三、疾病介绍

先天性精囊囊肿（seminal vesicle cyst，SVC）少见，同时并发同侧肾缺如及输尿管异位开口于精囊亦即 Zinner 综合征的病例临床极为罕见。胚胎期中肾管发育成输尿管、肾盂肾盏及集合系统，还演变成附睾管、输精管、精囊腺和射精管。若妊娠第 4 ～ 13 周时中肾管发育畸形，则可发生射精管闭锁、精囊阻塞形成囊肿及其他泌尿生殖系统畸形，如同侧肾不发育缺如、输尿管发育不全或异位开口于精囊等 [1]。绝大多数 SVC 是先天性的，且通常是单侧发病，常继发于肾发育不良或缺如以及其他泌尿生殖系统畸形。继发性 SVC 常见于老年男性前列腺手术后或慢性前列腺炎患者，且双侧发病常见 [2]。Zinner 综合征发病率约为 2.14/10 万，病变位于右侧与左侧的比例约为 2：1[3]。

Zinner 综合征的发病年龄多在 20 ～ 40 岁。因其发病隐匿，且临床表现缺乏特异性，所以多是在查体或影像学检查时才被发现。有症状者多表现为射精异常、不育，排尿困难、膀胱刺激症状、腹盆腔或会阴区不适等 [4]。SVC 体积大小可能和临床症状相关，SVC < 5.0cm 常无症状，而 ≥ 5.0cm 者症状较为明显 [5]。直肠指诊简单、易行，诊断率高达 79%。体检时直肠指诊精囊区可触及前列腺后外侧囊性肿物，有时会发现尿道下裂、隐睾等泌尿生殖系统畸形体征。影像学检查特征明显，最为常用。影像学检查是诊断该病的首选，超声检查具有简单、易操作、廉价等优点，而且对 SVC 有较高的敏感性和特异性，作为初筛首选。SVC 超声图像表现为在膀胱后壁与前列腺底部之间、中线外侧的囊性占位，囊肿并发感染、出血时表现为非均质占位，直肠超声探头可清晰显示精囊腺，腹部超声及高频探头对肾、膀胱、阴囊行进一步检查，可明确有无肾缺如、隐睾等泌尿生殖系统异常的声像图表现。CT 或 MRI 可以判断囊肿大小、位置和性质，有助于后续手术治疗。辅助检查可以对囊肿进行定位，而且可以根据囊肿形态、内容物的密度或信号以及推压方式与邻近器官组织的改变等特点进行鉴别诊断 [4, 6]。如果能发现精囊周围残留的无功能输尿管组织是支持 Zinner 综合征 SVC 的重要证据 [7]。

SVC 需与苗勒管囊肿及射精管囊肿进行区分。苗勒管囊肿位于前列腺后正中部、双侧精囊之间的精阜区，是苗勒管退化不全在前列腺内形成的肿，均为单个，与精囊管不相通，向上凸向膀胱，下方呈尖端延伸至前列腺。囊肿较大时推挤膀胱后壁正后方；矢状面或冠状面呈典型的倒置水滴状。输精管囊肿定位在尿道前列腺部后部的精阜区，常为单发偏于一侧，是由输精管扩张所致，表现为椭圆形或管状囊状影，其长轴方向与射精管一致 [8]。

　　Zinner 综合征在治疗上可保守，可手术。对于年轻未婚、囊肿直径＜ 2.5cm 者，未出现明显症状时可采取保守治疗。依据第 10 版 *Campbell-Walsh Urology*，手术指征包括：囊肿引起临床症状者以及射精管梗阻导致不育者。手术方式包括经尿道囊肿去顶术、经直肠穿刺抽吸术，腹腔镜囊肿切除或开放手术等。囊肿穿刺抽吸术及囊肿去顶术由于其术后高复发风险，只适用于基础疾病多、囊肿切除手术不能耐受及高龄患者等，对于年轻患者及有生育要求患者不建议行此术式。而开放手术由于对患者手术创伤大、出血风险高、术后并发症多等，故现已不作为 Zinner 综合征手术首选术式。囊肿的解剖位置较深，腹腔镜手术更具有优势。而且腹腔镜手术具有创伤小、出血少、恢复快以及并发症少等优点，因此目前常常被众多学着作为手术首选方式。也有学者采用经尿道 SVC 切开＋精囊囊壁电灼术取得很好的效果 [7]。

四、病例点评

　　临床上发现一侧肾缺如合并有同侧盆腔内占位，需要考虑 Zinner 综合征的可能。精囊囊肿有开放手术及腹腔镜手术，因其解剖位置的特殊性，腹腔镜手术有其独特优势，随着腹腔镜下精囊处理技巧的深入研究，腹腔镜手术出血少、视野好、恢复快、安全，有替代传统开放手术的趋势。

参考文献

[1] 白文俊，王晓峰，陈国强 . 阴茎异常勃起的诊断与处理（附 13 例报告）[J]. 中华泌尿外科杂志，2004，25（1）：47-49.

[2] 陈雨鑫，章杰城，姚雄波，等 .Zinner 综合征 1 例报道并文献复习 [J]. 国际泌尿系统杂志，2020，40（1）：158-159.

[3]Pereira BJ，Sousa L，Azinhais P，et al.Zinner's syndrome：An uptodate review of the literature based on a clinical case[J].Andrologia，2009，41（5）：322-330.

[4] 马新龙，史葆光，王亚楠，等 .Zinner 综合征的诊治经验 [J]. 中华泌尿外科杂志，2019，40（12）：939-940.

[5] 王明松，李波军，刘旭东，等 .Zinner 综合征的诊断和微创治疗（附 2 例报告并文献复习）[J]. 临床泌尿外科杂志，2015，30（12）：1118-1121.

[6]Jiang XS，Wang HJ，Lin JH，et al.Zinner's syndrome：clinical features and imaging diagnosis[J].Asian J Androl，2018，20（3）：316-317.

[7] 余木生，张翎，吴忠亮，等 .Zinner 综合征 1 例报告 [J]. 现代泌尿生殖肿瘤杂志，2016，8（6）：367-368.

[8] 关键，张小玲，胡杉，等 .Zinner 综合征的影像特征 [J]. 中华放射学杂志，2014，48（6）：480-483.

病例34　局限性前列腺恶性肿瘤

一、病历摘要

（一）基本信息

患者：男性，57岁。

主诉：体检发现PSA升高，穿刺诊断前列腺癌2周余。

现病史：患者于2017年5月因"体检发现PSA升高，穿刺诊断前列腺癌2周余"入院。患者体检发现前列腺特异性抗原（prostate specific antigen，PSA）6.7ng/ml，f/t PSA 0.14；前列腺MRI示：前列腺两侧外周带信号不均匀伴小斑片T_2WI稍低信号影（病例34图1）。在我院行经会阴前列腺穿刺活检，病理示：前列腺腺癌（Gleason 3+3 = 6，3+/10，ISUP 1级，肿瘤占比15% ~ 60%）。患者既往有尿频、尿急、排尿不畅伴有夜尿增多表现，夜尿每晚2 ~ 3次，无尿痛、血尿、腰痛表现，未服用前列腺增生药物。发病以来，患者精神状态良好，饮食睡眠可，大便正常，近期体重无明显变化。

既往史：有高血压病史10余年，平素规律服药，血压控制尚可；否认糖尿病、脑血管疾病及精神疾病史，否认肝炎、结核及疟疾病史，否认外伤手术史及输血史。

个人史：已婚已育，配偶子女体健。

家族史：否认家族性遗传病及肿瘤病史。

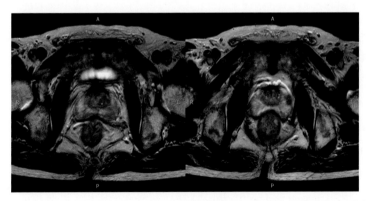

病例34图1　前列腺MRI示前列腺中央带增生，两侧外周带信号不均匀伴小斑片T_2WI稍低信号影

（二）体格检查

双侧肾区对无叩击痛，两侧输尿管走行区无明显压痛，耻骨上区未触及膀胱，外

生殖器正常，肛指检查：前列腺Ⅱ度大小，质地韧，未扪及明显结节。

（三）辅助检查

胸、腹部 CT 未见肿瘤转移。骨 ECT：右侧第 8 前肋放射性分布异常浓聚，考虑良性病变可能（病例 34 图 2）。

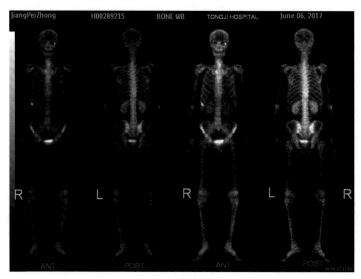

右侧第 8 前肋放射性分布异常浓聚，结合病史及融合图像，考虑骨折性改变，左侧眼眶处放射性分布异常浓聚

病例34图2　全身骨显像

（四）诊断

1. 前列腺恶性肿瘤（$pT_2N_0M_0$）。

2. 高血压。

（五）诊疗经过

患者入院完善相关常规检查，告知患者当前病情、可选治疗方案及其利弊，包括根治性手术或放射治疗。患者决定行根治性手术治疗。于全麻下行腹膜外途径腹腔镜下保留性神经前列腺根治性切除术，手术顺利，完整切除前列腺（病例 34 图 3），术中出血量约 50ml。术后予以预防感染，并解痉、镇痛等对症治疗。患者术后第 1 天恢复饮食，术后第 3 天后拔除盆腔引流管，术后 2 周拔除导尿管。术后病理：前列腺腺癌，侵犯左右两侧叶，Gleason 3+3 = 6，ISUP 1 级，精囊未见侵犯，膀胱颈部切缘、前列腺尖部切缘未见侵犯。术后 2 周查 PSA 处于低限水平（< 0.01ng/ml），嘱患者提肛锻炼，拔除导尿管后 2 个月患者尿控恢复，无需使用尿垫。

（六）随访

术后定期规律随访 3 年，复查 PSA < 0.2ng/ml，影像学检查未见肿瘤复发，尿控可，

存在勃起功能障碍。

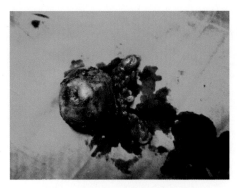

病例34图3 前列腺根治标本

二、病例分析

患者为中年男性，因体检发现 PSA 升高就诊，经相关辅助检查及前列腺穿刺活检证实为局限性前列腺恶性肿瘤，Gleason 3+3 = 6，ISUP 1 级，临床分期 $pT_2N_0M_0$。患者一般情况可，预期寿命＞ 10 年，为早期前列腺癌，治疗目的为根治肿瘤，同时减少相关并发症的发生，使患者达到无瘤生存及提高生活质量。依据患者病情最佳治疗方案为前列腺根治性切除或前列腺根治性放疗，患者无明显手术禁忌，取得患者知情同意后于全麻下经腹膜外行保留性神经的腹腔镜前列腺根治性切除术，手术顺利，术后病理分期与术前相符，手术切缘阴性。术后嘱患者早期下床活动，并嘱其坚持行规范的提肛锻炼以增强盆底肌功能，患者最终于术后 2 个月左右恢复尿控。术后 2 周复查 PSA ＜ 0.01ng/ml，术后未行其他特殊治疗，规律随访 3 年，未出现生化复发，治疗效果理想。根治术中虽采取筋膜间切除方法以保护海绵体血管神经束，但患者勃起功能仍未能恢复。对于血管神经损伤所致的勃起功能障碍患者，可在疾病治愈后择期行阴茎假体植入术以提高生活质量。

三、疾病介绍

前列腺癌已成为全球男性常见的恶性肿瘤之一，最新统计显示前列腺新增病例量占男性恶性肿瘤中第 1 位，同时前列腺癌所致的死亡病例占男性恶性肿瘤死亡病例第 2 位 [1]。前列腺癌多见于中老年男性，尸检研究的系统回顾显示，年龄＜ 30 岁男性前列腺癌患病率为 5%，每 10 年前列腺癌患病风险增加 1.7 倍，年龄＞ 79 岁男性前列腺癌患病率达 59%（48% ~ 71%）[2]。由于前列腺癌发病隐匿，且肿瘤进展相对较慢，早期发现前列腺癌并积极治疗对改善患者预后具有重要意义，其中早期前列腺癌通过根治性手术或放疗可达到治愈标准 [3]。前列腺特异性抗原（PSA）是前列腺特异的血清标记物，定期规律检测 PSA 是诊断早期前列腺癌的重要手段。目前指南推荐 50 岁以上男性每年行 PSA 检测一次，而存在前列腺肿瘤家族史男性将检测年龄提前到 45 岁 [4]。多数局限性前列腺癌患者无特殊临床表现，多因 PSA 筛查异常而进一步行磁共振及病理检查确诊 [5]。

对于早期局限前列腺癌，部分低危患者（GS 6 分，阳性针数 2 ~ 3 针且每针肿瘤负荷 ≤ 50%，临床分期小于 T_{2a}，PSA ≤ 10ng/ml 且 PSAD ≤ 0.15ng/ml）为避免过度治疗，在充分告知病情的情况下可进行主动监测，包括 PSA 动态监测、影像学复查及重复穿刺活检等，由于需要长期随访，患者心理负担较大，因此应慎重选择主动检测 [6]。根治性手术及根治性放疗是局限性前列腺癌最常用的治疗方式，相关研究显示两种治疗方式在患者远期生存上并无差异，但根治性放疗可降低手术相关并发症的发生率 [7]。由于放疗存在一定的复发率，且设备及技术要求较高，因此在我国临床工作中应用相对较少，目前仍主要应用于不耐受根治性手术患者的治疗。局限性前列腺癌行根治手术目的在于彻底切除前列腺肿瘤，同时减少术中及术后并发症发生，包括术中出血、直肠损伤，术后尿失禁及勃起功能障碍等 [7]。随着微创外科及腔镜技术的推广，腹腔镜下前列腺根治性切除术可在局限的空间内直视下精细的解剖和切除前列腺，术中出血及直肠损伤风险较小，但术后仍有部分患者存在不同程度尿失禁及勃起功能障碍表现 [8]。研究已发现在达到彻底切除肿瘤的前提下保留足够长的远端尿道对术后控尿恢复具有重要意义，同时减少盆底肌肉损伤，适度缩小膀胱颈口，对膀胱前后壁进行重建亦有益于术后控尿功能的恢复 [9, 10]。在勃起功能保护方面，保留海绵体血管神经束的前列腺根治性切除术是标准的治疗方式，对于局限在前列腺包膜内的前列腺癌可采用此术式。随着机器人外科技术的推广，更精细的解剖分离及重建可进一步提升患者术后控尿效果及保护患者勃起功能 [11]。术后积极康复锻炼对控尿功能的恢复亦起到重要的作用，术后患者下床活动即可嘱患者进行提肛锻炼，每日 200 ~ 300 次，并持续到导尿管拔除后 3 个月左右，有利于患者控尿功能的恢复。

根治术后定期复查监测也是局限性前列腺癌治疗的重要环节。PSA 在成功的根治术后 6 周内应处于低级水平。在接受根治性治疗的患者中，持续可测到较高水平的 PSA 被认为是与残留癌灶或微转移有关，术后应积极予以局部放疗或辅助内分泌治疗。根治术后每隔 3 个月监测 PSA 对早期发现生化复发具有重要意义，同时术后完善骨扫描等等影像学检查，监测患者是否存在影像学进展，对于根治术后肿瘤进展患者应积极予以辅助内分泌治疗 [12]。

该患者病史特点清晰，属于典型早期局限性前列腺恶性肿瘤，无混淆因素，诊断及治疗路线清晰，治疗方式适当，手术效果满意，可作为典型示教病例。

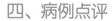

四、病例点评

局限性前列腺癌是疾病治愈的关键阶段，规律行 PSA 筛查有助于早期发现局限性前列腺癌。根治性手术是局限性前列腺癌主要的治疗方式之一，成熟的手术技巧对减少术中、术后并发症及术后控尿功能恢复具有重要的意义，对于较年轻患者可在控瘤前提下积极尝试保留患者海绵体神经血管束，保护患者勃起功能。本患者因 PSA 升高就诊，最终确诊为早期局限性前列腺癌，通过根治性手术患者已达到治愈标准，术中无特殊并发症，术后控尿恢复可，治疗效果理想。

参考文献

[1]Siegel RL，Miller KD，Jemal A.Cancer statistics，2020[J].CA Cancer J Clin，2020，70（1）：7-30.

[2]Çeker G，Çalışkan S.The risk factors of upgrading in prostate cancer[J].Cancer，2020，126（19）：4432.

[3]Bill-Axelson A，Holmberg L，Garmo H，et al.Radical prostatectomy or watchful waiting in prostate cancer-29-year follow-up[J].N Engl J Med，2018，379（24）：2319-2329.

[4]Mottet N，van den Bergh R，Briers E，et al.EAU-EANM-ESTRO-ESUR-SIOG guidelines on prostate cancer-2020 update.Part 1：screening，diagnosis，and local treatment with curative intent[J].Eur Urol，2021，79（2）：243-262.

[5]Barry MJ，Simmons LH.Prevention of prostate cancer morbidity and mortality：primary prevention and early detection[J].Med Clin North Am，2017，101（4）：787-806.

[6]Carlsson S，Benfante N，Alvim R，et al.Long-Term outcomes of active surveillance for prostate cancer：the memorial sloan kettering cancer center experience[J].J Urol，2020，203（6）：1122-1127.

[7]Hoffman KE，Penson DF，Zhao Z，et al.Patient-Reported outcomes through 5 years for active surveillance，surgery，brachytherapy，or external beam radiation with or without androgen deprivation therapy for localized prostate cancer[J].JAMA，2020，323（2）：149-163.

[8]周利群.腹腔镜前列腺癌根治术围手术期的并发症：Montsouris 三年经验总结 [J].中华泌尿外科杂志，2002，23（7）：60.

[9]Walz J，Epstein JI，Ganzer R，et al.A critical analysis of the current knowledge of surgical anatomy of the prostate related to optimisation of cancer control and preservation of

continence and erection in candidates for radical prostatectomy : an update[J].Eur Urol，2016，70（2）：301-311.

[10] 夏国伟，丁强，徐可，等 . 经腹膜外腹腔镜下前列腺癌根治术及其控尿技术 [J]. 中华泌尿外科杂志，2006，27（11）：758-760.

[11]De Carvalho PA，Barbosa J，Guglielmetti GB，et al.Retrograde release of the neurovascular bundle with preservation of dorsal venous complex during robot-assisted radical prostatectomy : optimizing functional outcomes[J].Eur Urol，2020，77（5）：628-635.

[12]Chierigo F，Capogrosso P，Dehò F，et al.Long-Term Follow-Up After Penile Prosthesis Implantation-Survival and Quality of Life Outcomes[J].J Sex Med，2019，16（11）：1827-1833.

病例35 良性前列腺增生

一、病历摘要

（一）基本信息

患者：男性，62 岁。

主诉：进行性排尿困难 4 年，加重伴尿潴留 2 个月余。

现病史：患者于 4 年前无明显诱因下出现尿频、尿急、尿等待及排尿困难，未予重视及积极治疗。近 2 个月来上述症状加重，口服"非那雄胺片、盐酸坦索罗辛缓释胶囊"等药物治疗，效果不佳。伴多次尿潴留病史，急诊 B 超提示双侧肾积水。服药前查肌酐 142μmol/L，PSA 10.14ng/ml，F/T 0.14。2 周后复查 PSA 11.09ng/ml，F/T 0.18。肛门指检：前列腺 II 度增生，中央沟消失，质偏硬，未及明显硬结。前列腺多参数 MRI：前列腺大小 5.2cm×6.6cm×4.2cm，凸向膀胱，T_2WI 呈等高信号，增强后强化欠均匀（病例 35 图 1）。行经会阴系统性前列腺穿刺活检，穿刺病理示良性前列腺组织，间质散在慢性炎细胞浸润。穿刺后仍继续口服前列腺增生药物，拔除导尿管后再次出现尿潴留，收治入院。病程中胃纳、睡眠尚可，体重无明显下降。

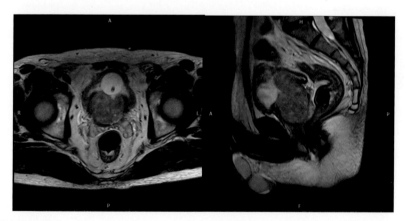

前列腺体积增大，约 5.2cm×6.6cm×4.2cm，中央带呈结节样增生，T_1WI 主体呈等低信号，其内有点状高信号。T_2WI 呈等高信号，增强后强化欠均匀。外周带略受压变薄，信号未见明显异常。精囊腺饱满，信号未见明显异常。盆腔内结构清晰，未见异常信号影。盆腔内未见明显肿大淋巴结影。盆腔内未见明显游离积液。

病例35图1 前列腺MRI

既往史：否认心、脑、肾等慢性病病史，否认糖尿病、精神病病史；否认肝炎、结核病等传染病病史，正常预防接种；否认药物、食物和其他过敏史；否认输血史，否认手术外伤史。

个人史：生于上海市辖区，久居当地。未到过疫区及地方病流行区。生活较规律，居住条件较好，无吸烟史，饮酒40年，每次量不定。否认药物依赖、麻醉毒品等不良嗜好。否认工业毒物、粉尘、放射性物质接触史；否认性病及冶游史。

家族史：父母已故，否认家族性遗传性及传染病史。

（二）体格检查

双侧肾区对称，无隆起无叩击痛，双侧输尿管走行区无明显压痛，耻骨上区未触及肿块。阴茎阴囊发育正常，导尿管引流畅，尿道外口无脓性分泌物，尿液略浑浊。肛指检查：前列腺Ⅱ度增生，中央沟消失，质偏硬，未及明显硬结，指套无染血。

（三）辅助检查

入院后查 PSA 6.9ng/ml；泌尿系 CT 平扫：双侧输尿管中下段积水扩张伴周围少许炎性渗出；膀胱炎症；前列腺增生。尿常规：红细胞（镜检）54 个 /μl、白细胞（镜检）56 个 /μl，肌酐 85μmol/L。

（四）诊断

1. 良性前列腺增生。

2. 泌尿系感染。

（五）诊疗经过

入院后更换导尿管并抗感染治疗，复查尿常规，泌尿系感染好转后，排除手术禁忌，在全麻下行经尿道前列腺剜除术。术中见前列腺三叶增生，中叶凸向膀胱明显（病例 35 图 2A），膀胱内小梁小室增生，双侧输尿管开口正常。以双极等离子能量平台行剜除操作，手术顺利（病例 35 图 2B），术后留置 20F 三腔气囊导尿管，予持续膀胱冲洗、抗感染、解痉等治疗。术后第 2 天停持续膀胱冲洗，术后 3 天出院。术后 1 周拔除导尿管，拔管后排尿通畅，尿控理想，病理提示：电切组织为良性前列腺组织，灶性慢性炎细胞浸润。术后 1 年随访，无明显尿频、尿痛，排尿畅，尿控可，阴茎勃起功能正常。最大尿流率 29ml/s，残余尿 15ml，PSA 2.4ng/ml，泌尿系 CT 平扫：双侧肾脏形态正常，未见集合系统扩张，膀胱内未见结石。

（六）随访

术后随访至今，患者恢复良好，排尿畅，IPSS 评分 2 分。

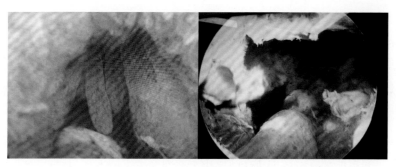

病例35图2 前列腺剜除术前见前列腺三叶增生，术后见尿道通畅

二、病例分析

良性前列腺增生是老年男性常见疾病，可引起下尿路梗阻，重者造成肾功能不全甚至衰竭。本病例长期下尿路梗阻，病程中出现多次尿潴留，就诊时 B 超提示双侧肾积水，肌酐升高，肾功能受损。急诊以留置导尿，解除尿路梗阻，恢复肾功能为首要目标。良性前列腺增生治疗可采用药物保守治疗或手术，本病例既往无前列腺增生药物服用史，予服用 α - 受体阻滞剂及 5α - 还原酶抑制剂，服药后效果不明显，手术指征强烈。术前需排除禁忌证，经检查，本病例 PSA 升高，PSA 为前列腺器官特异性指标，非前列腺癌特异性指标，可受尿潴留、前列腺炎、肛门指检等影响而升高，本例患者复查 PSA 仍升高，肛门指检前列腺质偏硬，多参数 MRI 提示 T_2WI 呈等高信号，增强后强化欠均匀。遂行经会阴前列腺穿刺活检。活检阴性后，继续口服药物，同时留置导尿管，待血肌酐恢复正常后，行手术治疗。手术采用双极等离子能量平台行前列腺剜除术，术中剜除增生的前列腺腺体，手术损伤小，可快速出院，无明显并发症，术后排尿通畅，尿控理想，手术效果明确。

三、疾病介绍

良性前列腺增生是泌尿系统最常见的疾病之一，常见于老年男性。这是继冠心病、高血压和糖尿病之后，50 岁以上男性的第四大主要疾病[1]。前列腺随着年龄的增长，其体积可逐渐变大，尤其是 45 岁之后尤为明显，在双氢睾酮的作用下，前列腺移行带组织增生，挤压尿道，致使膀胱颈出口排出阻力升高，虽然前列腺组织增生被归类为良性，但如果不加以治疗，它可能导致下尿路症状，并显著降低患者的生活质量，其最常见的表现为尿频、尿急，以夜尿增多明显，夜尿次数的增多对睡眠质量及生活质量有显著的负面影响[2]；最重要的症状为排尿困难，如果前列腺增生导致的排尿困难进一步加重，可引起急性尿潴留[3]。除此之外，良性前列腺增生患者抑郁的发生率与下尿路症状和勃起功能障碍的严重程度有关。在几项研究中，超过 1/5 的良性前列腺增生男性报告了抑郁症状[4, 5]。

虽然前列腺增生在老年男性中的发病率极高，但并非所有的前列腺增生患者均会出现明显的临床症状，很多患者仅仅在体检时发现前列腺增生，而没有前列腺增生引起的一系列临床症状。当出现前列腺增生症时，临床首先采用的是药物治疗。目前应用比较广泛的主要有四大类药物：① α–受体阻滞剂：最早由 CAINE[6] 等在 1976 年报道良性前列腺增生患者口服酚苄明可显著改善临床症状，该疗法取得良好治疗效果之后，α肾上腺素能受体阻滞剂才逐渐应用于前列腺增生的治疗当中，经过数十年的发展，现在选择性更高的 α–受体阻滞剂有多沙唑嗪、特拉唑嗪、坦索罗辛、赛洛多辛等。其主要作用于膀胱颈开口平滑肌，使平滑肌松弛，减轻尿道开口梗阻，降低排尿时的阻力。② M–受体阻滞剂：主要作用于膀胱逼尿肌，可有效减轻前列腺增生引起的尿频、尿急症状，但在伴有排尿困难的患者中需谨慎使用，其可能进一步加重排尿困难而引起尿潴留，常用的有山莨菪碱、间苯三酚等。③ 5α–还原酶抑制剂：由于前列腺增生肥大与双氢睾酮有直接的关系，所以阻断睾酮转化为双氢睾酮就显得尤为重要。一项关于 5α–还原酶抑制剂非那雄胺的多中心临床研究发现[7]，非那雄胺组患者的前列腺体积在服药 8 个月内逐渐缩小并趋向稳定，而对照组的前列腺体积则逐渐增大，且实验组的最大尿流率增幅亦明显高于对照组。④ 中医中药：目前许多中医治疗方法[8] 及中药[9] 均有应用于临床治疗前列腺增生的报道，取得了一定的效果，与常用的西药互为补充，或可收到更加满意的临床疗效。

当相关治疗前列腺增生的药物单用或者联用仍无法明显改善患者的临床症状及生活质量时，则需要考虑进行外科手术干预[10]。经过数十年的临床和设备发展，前列腺切除手术由最早的开放手术，逐渐发展到经尿道前列腺电切术，在过去一段时间里，经尿道前列腺电切是中等或较小体积前列腺手术的最佳选择，但随着钬激光前列腺剜除术、等离子前列腺剜除术、腹腔镜前列腺切除术、经尿道前列腺汽化术等不同术式的出现，也给予了患者和临床医师更多的治疗前列腺增生的选择[11]。对于年老体弱难以接受切除手术的前列腺增生患者，置入前列腺支架以解除尿路梗阻症状也是一种有效的可供选择的方案[12]，并且在一定程度上也避免了经尿道前列腺切除 / 消融 / 汽化手术引起的尿失禁、逆行射精、勃起功能障碍等术后并发症的出现。

四、病例点评

良性前列腺增生是老年男性常见病，当出现典型尿频、尿急、排尿困难等临床症状时，可首先采用药物治疗，单用或者联合应用，但需注意药物引起的相关不良反应，如低血压、尿潴留等；当药物无法继续控制前列腺增生引起的临床症状时，需进行手术治疗，根据患者的身体条件、前列腺体积大小等选择安全有效的术式。

参考文献

[1]Issa Muta M，Fenter Thomas C，Libby B，et al.An assessment of the diagnosed prevalence of diseases in men 50 years of age or older[J].Am J Manag Care，2006，12（4）：83-89.

[2]Bliwise DL，Foley DJ，Vitiello MV，et al.Nocturia and disturbed sleep in the elderly[J].Sleep Med，2009，10（5）：540-508.

[3]Mark S，Roger K，Scott D，et al.Burden of male lower urinary tract symptoms（LUTS）suggestive of benign prostatic hyperplasia（BPH）-focus on the UK[J].BJU Int，2015，115（4）：508-519.

[4]Johnson TV，Abbasi A，Ehrlich SS，et al.Major depression drives severity of american urological association symptom index[J].Urology，2010，76（6）：1317-1320.

[5]Haghsheno MA，Mellstrom D，Peeker R，et al.Lower urinary tract symptoms are associated with low levels of serum serotonin，high levels of adiponectin and fasting glucose，and benign prostatic enlargement[J].Scand J Urol，2015，49（2）：155-161.

[6]Caine M，Pfau A，Perlberg S.The use of alpha-adrenergic blockers in benign prostatic obstruction[J].Br J Urol，1976，48（4）：255-263.

[7]McConnell JD，Bruskewitz R，Walsh P，et al.The effect of finasteride on the risk of acute urinary retention and the need for surgical treatment among men with benign prostatic hyperplasia.Finasteride Long-Term Efficacy and Safety Study Group[J].N Engl J Med，1998，338（9）：557-563.

[8]胡志明，刘清国，纪智，等."益肾疏肝，理气疏机"法针刺治疗前列腺增生症30例的临床疗效观察[J].中华中医药杂志，2020，35（6）：3261-3265.

[9]李进，应瑞林.前列舒乐治疗前列腺增生症临床观察[J].中华男科杂志，2000，6（1）：61.

[10]Christian G，Alexander B，Aurelien D，et al.EAU guidelines on the assessment of non-neurogenic male lower urinary tract symptoms including benign prostatic obstruction[J].Eur Urol，2015，67（6）：1099-109.

[11]王政昊，白云金，张兴明，等.不同手术方式治疗大体积良性前列腺增生的有效性和安全性的网状 Meta 分析[J].中国循证医学杂志，2020，20：1413-1420.

[12]何昊玮，易晓明，许松，等.螺旋形热膨胀前列腺支架置入术26例临床分析[J].中华男科学杂志，2019，25（5）：414-419.

病例36　转移性去势抵抗性前列腺癌

一、病历摘要

（一）基本信息

患者：男性，47岁。

主诉：发现前列腺癌5个月余，治疗后PSA升高。

现病史：患者于5个月前出现排尿不畅，伴有明显肉眼血尿及尿频、尿急，无腰痛、发热等表现。门诊查前列腺特异性抗原（prostate specific antigen，PSA）提示109.9ng/ml。行前列腺增强MRI：前列腺癌可能，伴盆腔淋巴结肿大，骨盆转移，向上侵犯膀胱可能（病例36图1）。胸部CT：左侧第6、7肋骨骨折。ECT全身骨显像：颅骨、脊柱、双侧肩胛骨、骨盆及双侧股骨等广泛放射性分布异常浓聚，结合病史考虑肿瘤骨转移（病例36图2）。前列腺穿刺活检：前列腺腺癌（Gleason 4+5 ＝ 9，9+/10，ISUP 5级，肿瘤占比40% ~ 90%）。诊断：前列腺癌（$T_4N_1M_1$）。明确诊断后行联合内分泌治疗（皮下注射亮丙瑞林微球3.75mg Qm ＋口服比卡鲁胺50mg Qd），治疗后1个月复查PSA下降至3.17ng/ml，出现轻微骨痛表现，治疗后3个月复查PSA 28ng/ml，4个月PSA 31.87ng/ml。患者2018年1月于我院就诊，现为进一步诊治收入院。自发病来，患者胃纳欠佳，睡眠可，大便可，近期体重无显著变化。

既往史：无高血压、心脑血管疾病史，无糖尿病病史，无传染病史，无外伤手术史，无输血史，无食物、药物过敏史。

个人及婚育史：生于湖北省，久居当地，无疫源疫区接触史，无吸烟嗜酒史。无化学物质、有毒物质及放射物质接触史；无冶游史。婚育史：已婚，育有一子。

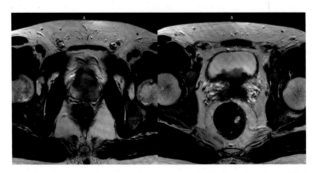

前列腺癌可能大，伴盆腔淋巴结肿大，骨盆转移，向上侵犯膀胱可能

病例36图1　前列腺增强MRI

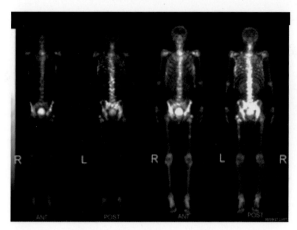

全身骨显像示颅骨、脊柱、双侧肋骨、双侧肩胛骨、骨盆及双侧股骨等广泛放射性分布异常浓聚，结合病史，考虑肿瘤骨转移

病例36图2 ECT全身骨显像

家族史：否认家族特殊病史及肿瘤病史。

（二）体格检查

双侧肾区对称，无隆起无叩击痛，两侧输尿管走行区无明显压痛，耻骨上区未触及膀胱，外生殖器正常；肛门指检：前列腺约Ⅰ度大小，质地硬，可触及质硬结节，中央沟消失。

（三）辅助检查

查前列腺增强 MRI 示：前列腺癌治疗后改变，病灶向上侵犯膀胱，伴骨盆、骶椎及两侧股骨中上段转移（病例 36 图 3）。全身骨显像示：全身广泛放射性分布异常浓聚，考虑肿瘤骨转移，病灶较 5 个月前增多（病例 36 图 4）。考虑患者病情进展。

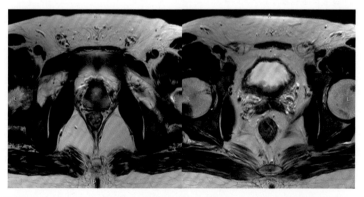

前列腺癌治疗后改变，病灶向上侵犯膀胱，伴骨盆、骶椎及两侧股骨中上段转移

病例36图3 前列腺增强MRI

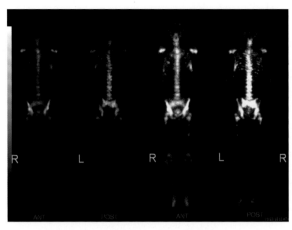

全身骨显像示全身广泛放射性分布异常浓聚，肿瘤骨转移，与5个月前比较，病灶增多

病例36图4　ECT全身骨显像

（四）诊断

转移性去势抵抗性前列腺癌（$T_4N_1M_1$）。

（五）诊疗经过

予皮下注射亮丙瑞林微球3.75mg Qm ＋口服阿比特龙1000mg Qd ＋多西他赛140mg Q3w化疗。治疗后1个月复查PSA 56.65ng/ml，共行5次化疗，患者PSA维持在55ng/ml左右，患者不能耐受，遂行新型内分泌治疗（亮丙瑞林＋阿比特龙）。停止化疗后，PSA呈升高趋势，化疗结束后3个月，PSA 134.8ng/ml，患者同时出现腰骶部髂骨疼痛加剧，右侧下肢麻痹，腰椎MRI：胸腰骶椎及附件骨质信号不均，L_1椎体右侧椎间孔软组织肿块形成，考虑多发骨转移。全身骨显像：全身广泛放射性分布异常浓聚，考虑肿瘤骨转移，病灶较化疗前增多。患者骨痛加剧明显，只能卧床，予口服强阿片类止痛治疗。化疗结束后4个月复查PSA 198.4ng/ml，考虑阿比特龙药物抵抗，予口服恩杂鲁胺160mg Qd治疗，恩杂鲁胺治疗1个月后复查PSA 303.8ng/ml，2个月复查PSA 438.0ng/ml，患者病情控制欠佳，骨痛加剧。予锶-89核素内照射治疗，治疗后腰骶部疼痛较前好转，继续口服恩杂鲁胺；恩杂鲁胺治疗3个月后患者出现发音困难，听力下降，复查PSA 504.9ng/ml，完善颈部CT：颈椎诸椎体，$T_{1\sim5}$椎体，两侧1～5肋骨及右侧肩胛骨转移瘤伴寰椎右侧病理性骨折。头颅MRI示：右侧小脑半球下方颅外占位，考虑转移瘤可能。遂行脑部伽玛刀治疗，1周后患者吞咽功能恢复，发音部分恢复，停止恩杂鲁胺治疗。行NGS检测提示CKD12体细胞突变，在雄激素剥夺治疗基础上，改用静脉注射紫杉醇120mg Q3w ＋口服替吉奥40mg Qd化疗，并静脉注射PD-1抑制剂欧狄沃180mg Q3w免疫治疗。联合化疗及免疫治疗1周期后复查PSA 580ng/ml，血红蛋白55g/L，患者骨痛明显加剧，同时体重下降，予输血、止痛等对症处理。2周期后复查 PSA 681.4ng/ml，患者一般情况差，体重持续下降，停止化疗及免疫联合治疗。停止联合治疗 1 个月后复查 PSA 1065ng/ml，患者因右侧股骨干骨折入院行骨折内固定手术治疗。停止治疗后 2 个月复查 PSA 869ng/ml，3 个月复查 PSA 2256ng/ml，患者病情进行性恶化，4 个月后患者因前列腺癌全身转移，恶病质，呼吸循环衰竭死亡。

二、病例分析

患者为中年男性，因血尿、PSA 升高，检查考虑前列腺癌伴全身转移，经穿刺明确为前列腺癌。根据治疗指南开始予以联合内分泌治疗，经治疗 1 个月后患者 PSA 下降，但之后病情迅速进展成为去势抵抗前列腺癌（mCRPC），同时患者影像学及临床症状出现进展明显。因病情进展快，遂改用阿比特龙二代抗雄激素治疗并联合多西他赛化疗。患者对治疗反应不明显，PSA 仍维持在治疗前水平，半年后患者 PSA 上升，并出现明显骨痛，椎体转移至神经根压迫，右下肢活动障碍，需采用强阿片类止痛药控制疼痛，完善影像学检查提示病情较前进展，考虑阿比特龙抵抗。改用口服恩杂鲁胺继续治疗，但患者症状缓解仍不明显，复查提示 PSA 仍继续上升。行锶 -89 核素内照射治疗，经治疗后患者骨痛症状有所缓解，半个月后患者出现颅骨转移、寰椎病理性骨折，提示病情仍在进展，复查 PSA 出现明显上升。行基因检测，发现 CKD12 体细胞突变，在雄激素剥夺治疗的基础上采用化疗联合免疫治疗，但未见明显效果，患者再发骨痛，出现下肢骨折。此后病情进展加速，无法逆转，患者死亡。该病例发病年龄较轻，发现时已出现远处转移，对常规治疗方法无显著应答，同时病情进展极快，对二代抗雄治疗亦无理想效果。患者整个病程中骨转移症状明显，相关并发症较多。针对此类侵袭性极强、治疗效果差的前列腺癌患者，应从发病机制上去探索造成这类病理现象及临床表现的原因，同时应联合多学科进行干预，在延长寿命的同时，着重改善生活质量。

三、疾病介绍

雄激素剥夺治疗是晚期前列腺癌主要的治疗方式，但几乎所有雄激素剥夺治疗患者后期会进展成为转移性去势抵抗前列腺癌（mCRPC）[1]，使得疾病的治疗较为棘手。相关研究显示前列腺肿瘤细胞自身利用肾上腺来源的雄激素前体硫酸脱氢表雄酮（DHEA）合成睾酮（T）及双氢睾酮（DHT）是 mCRPC 发生的重要机制[2]，同时雄激素受体（AR）扩增、雄激素受体剪切变体（如 ARv7）形成以及前列腺癌神经内分泌化等因素共同促进 mCRPC 的发生[3, 4]。随着第二代雄激素阻断药物的临床应用，mCRPC 患者的生存时间得到不同程度的延长。阿比特龙通过选择性抑制细胞色素 P450c17a 酶（CYP17A1）从而阻断肾上腺来源的 DHEA 合成 T 和 DHT，临床试验（COU-AA-302 研究）显示 1088 例既往未化疗的 mCRPC 随机分入阿比特龙联合强的松组或安慰剂联合强的松组，阿比特龙能显著延长影像学无进展生存期（16.5 VS 8.2 个月，HR = 0.52，$P < 0.001$）和 OS（34.7 VS 30.3 个月，$HR = 0.81$，$P = 0.0033$），同时可延缓疼痛进展，延迟化疗和阿片类药物使用，从而延缓了患者身体状态的恶化[5]。阿比特龙联合强的松组以激素相关不良反应和肝功能异常为主，但多为轻度，多数患者能耐受。恩扎鲁胺作为二代雄激素受体（AR）拮抗剂，其对 AR 的亲和力高于比卡鲁胺，同时恩扎鲁胺有阻止 AR 向核内转移并抑制转录的活性。恩扎鲁胺临床试验（PREVAIL 研究）纳入 1717 例未化疗或接受过阿比特龙治疗的无症状或轻度症状患者，恩扎卢胺（160mg/d）组较安慰剂组能显著降低影像学进展风险和死亡率，同时可延迟化疗使用和骨相关事件发生时间，延长至 PSA 进展时间，提高软组织病灶治疗反应率，推迟阿片类药物首次使用时间和患者身体状态恶化，其常见不良反应包括疲劳和高血压[6]。

随着二代全基因组测序技术（NGS）的推广及临床应用，精准治疗在 mCRPC 患者治疗中发挥着重要的作用，DNA 损伤修复（DDR）通路异常是肿瘤发生及进展的重要进展的重要机制之一，其中同源重组修复通路（HRR）在前列腺癌进展中发挥着重要的作用[7]，奥拉帕利（Olaparib）是一种口服多聚二磷酸腺苷核糖聚合酶（PARP）抑制剂，利用肿瘤 DNA 损伤反应（DDR）途径的缺陷，可优先杀死癌细胞。奥拉帕立临床试验（PROfound 研究）显示，相比恩扎鲁他胺和阿比特龙，奥拉帕利可显著提高无进展生存（7.4 个月 VS 3.6 个月）[8]，这项研究的结果表明，奥拉帕利可作为 BRCA1/2 种系或体细胞突变 mCRPC 的治疗新选择。

骨转移灶进展及骨相关事件的发生是 mCRPC 的主要表现之一，其中骨痛及骨折事件严重影响患者生活质量及生存时间。因此，针对骨转移灶进行积极处理是 mCRPC 治疗中重要的组成部分。双膦酸盐是有效的骨吸收抑制剂，通过抑制破骨细胞活化和功能阻断病理性骨溶解。研究显示唑来膦酸治疗 mCRPC 时可减少骨相关时间发生率，但对患者生存获益无显著影响[9]。锶 -89 全身放射性核素照射适用于姑息性化疗无反应且不适合局部外照射者，广泛骨转移的前列腺癌患者有时可获益于该治疗，但应注意骨髓抑制的发生[10]。镭 -223 作为新一代的全身放射性核素药物，其可通过高能 α 线使细胞双链 DNA 断裂，相关临床试验（ALSYMPCA 研究）显示镭 -223 相比安慰剂可改善无内脏转移 mCRPC 患者的 OS（14.9 VS 11.3 个月，$HR = 0.695$，$P = 0.00007$），延迟首次骨相关事件发生时间（15.6 VS 9.8 个月，$HR = 0.658$，$P = 0.00037$），显著提高患者健康相关生活质量[11]。

总之，mCRPC 是前列腺癌疾病进展阶段中治疗的难题之一，虽然二代雄激素阻断药物在临床应用中体现了较好的疗效，但多数患者在治疗 1～2 年会出现药物抵抗现象，进一步探索二代抗雄治疗耐药机制可能为疾病的治疗找到新的方向。同时可通过基因检测发现潜在的治疗靶点。mCRPC 患者常存在多种合并症，且内分泌治疗常会带

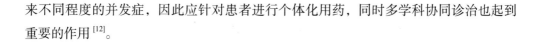

来不同程度的并发症，因此应针对患者进行个体化用药，同时多学科协同诊治也起到重要的作用[12]。

四、病例点评

去势抵抗前列腺癌已成为泌尿外科治疗的难题之一，大部分患者病情发展相对较缓慢，对二代抗雄治疗效果较好，少部分患者疾病侵袭性强，对阿比特龙或恩扎鲁胺原发抵抗，预后较差。本例患者病情进展快，治疗效果差，是较为特殊的前列腺癌类型，在诊治过程中应结合患者疾病发展情况积极调整治疗方案，同时多学科合作也在该类患者治疗中起到重要的作用，其治疗目的主要在于延长患者生存期同时减少相关并发症发生率，尽量改善患者生活质量。

参考文献

[1]Niu Y，Guo C，Wen S，et al.ADT with antiandrogens in prostate cancer induces adverse effect of increasing resistance，neuroendocrine differentiation and tumor metastasis[J]. Cancer Lett，2018，439：47–55.

[2]Takizawa I，Hara N，Nishiyama T，et al.Adrenocorticotropic hormone is involved in regulation of androgen synthesis in men receiving androgen deprivation therapy for localized prostate cancer[J].J Urol，2010，184（5）：1971–1976.

[3]Beltran H，Prandi D，Mosquera JM，et al.Divergent clonal evolution of castration–resistant neuroendocrine prostate cancer[J].Nat Med，2016，22（3）：298–305.

[4]Cato L，de Tribolet–Hardy J，Lee I，et al.ARv7 represses tumor–suppressor genes in castration–resistant prostate cancer[J].Cancer Cell，2019，35（3）：401–413.

[5]Ryan CJ，Smith MR，de Bono JS，et al.Abiraterone in metastatic prostate cancer without previous chemotherapy[J].N Engl J Med，2013，368（2）：138–148.

[6]Armstrong AJ，Lin P，Tombal B，et al.Five–year survival prediction and safety outcomes with enzalutamide in men with chemotherapy–nave metastatic castration–resistant prostate cancer from the PREVAIL trial[J].Eur Urol，2020，78（3）：347–357.

[7]Castro E，Romero–Laorden N，Del Pozo A，et al.PROREPAIR–B：A prospective cohort study of the impact of germline DNA repair mutations on the outcomes of patients with metastatic castration–resistant prostate cancer[J].J Clin Oncol，2019，37（6）：490–503.

[8]de Bono J，Mateo J，Fizazi K，et al.Olaparib for metastatic castration–resistant prostate cancer[J].N Engl J Med，2020，382（22）：2091–2102.

[9]James ND，Sydes MR，Clarke NW，et al.Addition of docetaxel，zoledronic acid，or both to first−line long−term hormone therapy in prostate cancer（STAMPEDE）：survival results from an adaptive，multiarm，multistage，platform randomised controlled trial[J].Lancet，2016，387（10024）：1163−1177.

[10]James ND，Pirrie SJ，Pope AM，et al.Clinical outcomes and survival following treatment of metastatic castrate−refractory prostate cancer with docetaxel alone or with strontium−89，zoledronic acid，or both：the TRAPEZE randomized clinical trial[J].JAMA Oncol，2016，2（4）：493−499.

[11]Smith M，Parker C，Saad F，et al.Addition of radium−223 to abiraterone acetate and prednisone or prednisolone in patients with castration−resistant prostate cancer and bone metastases（ERA 223）：a randomised，double−blind，placebo−controlled，phase 3 trial[J].Lancet Oncol，2019，20（3）：408−419.

[12]Cornford P，Bellmunt J，Bolla M，et al.EAU−ESTRO−SIOG guidelines on prostate cancer.Part Ⅱ：treatment of relapsing，metastatic，and castration−resistant prostate cancer[J].Eur Urol，2017，71（4）：630−642.

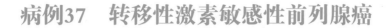

病例37　转移性激素敏感性前列腺癌

一、病历摘要

（一）基本信息

患者：男性，68 岁。

主诉：反复无痛性全称肉眼血尿 2 个月余。

现病史：患者于 2 个月前出现暗黑色血尿，伴有血凝块，伴排尿不畅，无明显尿频、尿急、尿痛表现，无发热、腰腹部疼痛不适。门诊查 CTU 示：①膀胱后壁占位，伴腹膜后及盆腔内两侧髂血管旁多发淋巴结转移；②两侧腹股沟区稍大淋巴结影；③前列腺增生伴钙化。门诊拟"血尿待查"收治入院。自发病来，患者胃纳欠佳，睡眠可，大便可，近期体重无显著变化。

既往史：有高血压、冠心病病史，有 2 型糖尿病病史；有脾切除手术史，无输血史，无传染病病史，无食物、药物过敏史。

个人及婚育史：生于上海市，久居本地，无疫源疫区接触史，无吸烟嗜酒史。无化学物质、有毒物质及放射物质接触；无冶游史。已婚已育，家人体健。

家族史：否认家族特殊病史及肿瘤病史。

（二）体格检查

双侧肾区对称，无隆起无叩击痛，两侧输尿管走行区无明显压痛，耻骨上区未触及膀胱，外生殖器正常；肛门指检：前列腺约 Ⅱ 度大小，质地硬，可触及质硬结节，中央沟消失。

（三）辅助检查

入院后查血清肿瘤指标提示前列腺特异性抗原（prostate specific antigen，PSA）231.6ng/ml，行多参数前列腺增强 MRI：前列腺癌累及膀胱后壁可能，伴盆腔内左侧髂血管旁淋巴结转移，右侧精囊腺转移可能（病例 37 图 1）。全身骨显像示：T_4、T_{11} 椎体，L_4 椎体放射性分布异常浓聚，结合病史及融合图像，考虑骨转移瘤可能（病例 37 图 2）。行膀胱镜检查＋经会阴前列腺穿刺活检术，术中见前列腺增大，表面多发山丘样隆起，肿瘤侵犯膀胱三角区、左侧壁，左侧输尿管开口无法窥见，膀胱内病灶表面见黏膜活动性出血。行膀胱病灶活检及经会阴系统性前列腺穿刺活检，术后穿刺病理提示前列腺腺癌（Gleason 4+4 ＝ 8，6+/10，ISUP 4 级，肿瘤占比 60% ~ 90%）；膀胱病灶病理：前列腺腺癌（Gleason 4+4 ＝ 8，ISUP 4 级），免疫组化结果：CK7（－），GATA3（－），雄激素受体（＋），PSA（＋）。

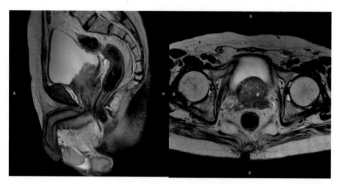

前列腺癌累及膀胱后壁可能，伴盆腔内左侧髂血管旁淋巴结转移，右侧精囊腺转移可能

病例37图1　前列腺MRI

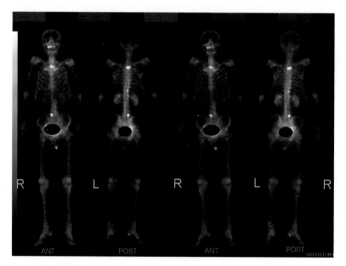

T_4、T_{11}椎体，L_4椎体放射性分布异常浓聚，结合病史及融合图像，考虑骨转移瘤可能性大

病例37图2　ECT全身骨显像

（四）诊断

1. 转移性激素敏感性前列腺癌（$T_4N_1M_1$）。

2. 高血压2级。

3. 冠心病。

4. 2型糖尿病。

（五）诊疗经过

患者年龄大，身体一般情况较差，为转移性激素敏感性前列腺癌，予新型内分泌治疗：皮下注射亮丙瑞林3.75mg Qm，并口服阿比特龙1000mg Qd ＋泼尼松5mg bid。

治疗过程中患者无明显不良反应。治疗 3 个月后患者 PSA 下降至 0.024ng/ml，前列腺增强 MRI 示：前列腺癌内分泌治疗后改变，病灶较前明显缩小（病例 37 图 3）。全身骨显像示：T_4、T_{10}、T_{11} 椎体，L_4 椎体放射性分布异常浓聚，与 3 个月前对比放射性明显变淡（病例 37 图 4）。患者病情对当前治疗方案反应良好，继续同前方案治疗。其后患者规律随访，无明显临床进展，PSA 处于低值。2 年后复查 PSA < 0.006ng/ml，前列腺增强 MRI 示：前列腺结构不清，未见明显异常信号及强化影；双侧精囊腺较小；膀胱充盈尚可，膀胱壁未见明显异常增厚及强化改变；腹膜后未见明显肿大淋巴结影（病例 37 图 5）。全身骨显像示：右侧第 3 ~ 4 前肋、T_4、$T_{8 ~ 11}$ 椎体，L_4 椎体放射性分布异常浓聚，结合病史与融合图像，考虑右侧第 3 ~ 4 肋骨折后改变，T_4、$T_{8 ~ 11}$ 椎体，L_4 椎体退行性改变可能，右侧髂骨放射性分布异常浓聚（病例 37 图 6）。患者当前病情控制可，继续治疗及随访。

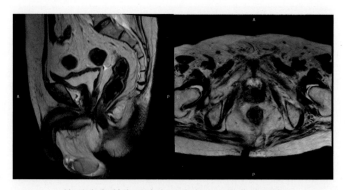

前列腺癌内分泌治疗后改变，少量盆腔积液

病例37图3　前列腺MRI

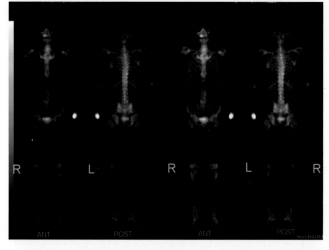

T_4、T_{10}、T_{11}椎体，L_4椎体放射性分布异常浓聚，与之前对比放射性明显变淡

病例37图4　ECT全身骨显像

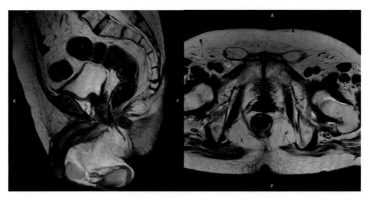

前列腺结构不清，未见明显异常信号及强化影；双侧精囊腺较小；膀胱充盈尚可，膀胱壁未见明显异常增厚及强化改变；腹膜后未见明显肿大淋巴结影；盆腔内未见明显积液征象

病例37图5　前列腺MRI

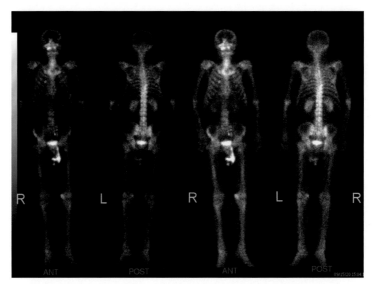

右侧第3～4前肋、T_4、$T_{8～11}$椎体，L_4椎体放射性分布异常浓聚，结合病史与融合图像，考虑右侧第3-4前肋骨折后改变，T_4、$T_{8～11}$椎体，L_4椎体退行性改变可能，右侧髂骨放射性分布异常浓聚

病例37图6　ECT全身骨显像

（六）随访

术后定期规律随访，复查 PSA ＜ 0.2ng/ml，影像学检查肿瘤病灶及转移灶缩小。

二、病例分析

患者为老年男性，因反复肉眼血尿就诊，门诊初诊考虑膀胱肿瘤可能。入院后完善血清肿瘤标志物检测，发现患者 PSA 明显升高，进一步行前列腺增强 MRI 检查提示前列腺癌伴膀胱侵犯可能性较大，ECT 全身骨显像亦显示胸腰椎骨转移灶，遂考虑原发灶为前列腺癌。为明确诊断，行前列腺行穿刺活检术及膀胱病灶活检，病理结果证实为前列腺癌侵犯膀胱。该患者就诊时即为晚期前列腺癌，为转移性激素敏感性前列腺癌（$T_4N_1M_1$），局部侵袭性强，依照治疗指南可行雄激素剥夺治疗，同时联合多西他赛化疗或阿比特龙新型内分泌治疗，但患者年龄较大，且存在多种心脑血管合并症，一般情况欠佳，化疗耐受性差，告知病情，遂予雄激素剥夺治疗联合阿比特龙新型内分泌治疗。经治疗后患者，PSA 保持在低限水平，原发灶及转移灶较前明显缩小。

三、疾病介绍

前列腺癌是我国老年男性的常见肿瘤之一，部分患者初诊时即为晚期，呈激素敏感性前列腺癌（metastatic hormone sensitive prostate cancer，mHSPC）[1, 2]。由于发病隐匿，部分患者可无特异性临床表现，多数患者因排尿不畅检查肿瘤指标提示 PSA 显著高于正常水平，部分患者因骨相关事件如骨痛、病理性骨折表现而就诊，而少部分患者可因前列腺癌侵犯膀胱出现血尿或侵犯直肠时影响排便就诊[3]，研究显示中老年男性定期检测 PSA 变化水平对早期诊断前列腺癌具有重要临床意义[4]。mHSPC 患者查体多可触及质地明显增硬的前列腺，部分局部浸润患者前列腺常固定。影像学检查可发现多数患者伴有骨转移，部分患者存在局部脏器侵犯（如膀胱、直肠及盆壁），极少部分患者可合并实质脏器转移[3]。mHSPC 主要治疗目标在于延长患者总生存期，推迟患者疾病进展，并且延缓发展至转移性去势抵抗前列腺癌（metastatic castration-resistant prostate cancer，mCRPC）的时间，同时改善患者临床症状，减少疾病本身及药物相关并发症发生率，提升生活质量[5, 6]。手术或药物去势联合雄激素受体拮抗剂是 mHSPC 经典的治疗方式，治疗后多数患者病情可得到较好的控制，但在大部患者在治疗 1 ~ 2 年后会进展为 mCRPC，使得治疗较为棘手[7]。因此，提高治疗效果并延长进展至 mCRPC 的时间是当今研究热点。

多西他赛作为细胞分裂 M 期周期特异性抑制剂，可加强微管蛋白聚合及抑制微管解聚作用，导致形成稳定的非功能性微管束，从而破坏肿瘤细胞的有丝分裂。多西他赛抗肿瘤谱相对较广，是前列腺癌有效的化疗药物。临床试验（STAMPEDE 研究）显示多西他赛联合内分泌治疗 mHSPC 患者中位生存期达 5.4 年，而单纯内分泌治疗组为 3.6 年，患者生存获益具有显著差异[8]。因此，对于 mHSPC 患者如其身体情况耐受可予以 4 ~ 6 周期多西他赛化疗以改善患者预后。随着新型内分泌治疗药物阿比特龙、阿帕他胺及恩扎鲁胺的临床应用，mHSPC 患者的预后得到进一步改善。阿比特龙治疗 mHSPC 临床试验（LATITUDE 研究）显示阿比特龙组和对照组在影像学无进展生存时间（33.0 个月 VS 14.8 个月），HR = 0.47（95% CI：0.39 ~ 0.55），$P < 0.0001$ 以及

总体生存时间上（53.3 个月 VS 36.5 个月），HR = 0.62（95% CI : 0.51 ~ 0.76），$P <$ 0.0001 上具有显著优势，同时联合治疗组在疼痛缓解、骨相关事件、开始后续治疗时间等全部次要研究终点上也均获得显著获益。此外，在高肿瘤负荷组中，阿比特龙组与对照组的中位总生存期分别是 49.7 个月和 33.3 个月（HR = 0.62，$P <$ 0.0001）[9]。阿帕他胺作为新一代的雄激素受体拮抗剂，可直接与雄激素受体的配体结合域结合。阿帕他胺可抑制雄激素受体核转位及 DNA 结合，并阻止雄激素受体介导的转录，临床试验（TITAN 研究）显示他胺联合雄激素剥夺治疗治疗相对安慰剂联合雄激素剥夺治疗治疗显著延长了 24 个月的总生存（OS），死亡风险降低了 33%（HR = 0.67；95% CI : 0.51 ~ 0.89；$P =$ 0.005）[10]。目前在研的恩扎鲁胺临床试验（雄激素受体 CHES 研究）显示恩扎鲁胺联合雄激素剥夺治疗治疗可降低影像学进展及死亡风险，同时延迟骨相关事件、去势抵抗以及疼痛等事件的发生时间[11]。

由上可知，对于高危转移性前列腺癌患者若不能耐受多西他赛化疗时早期应用雄激素剥夺治疗联合新型内分泌治疗药物可改善患者预后。本例患者由于年龄较大、合并症多，不能耐受多西他赛化疗，同时患者为高危 mHSPC，因此采用阿比特龙联合雄激素剥夺治疗治疗，取得良好治疗效果。目前多西他赛以及二代内分泌治疗药物的应用为晚期前列腺癌患者带了新的希望，但不同疾病状态下具体药物的选择、药物使用时序以及费用经济性方面仍有待进一步评估，以使患者在治疗过程中获益达到最大化。

四、病例点评

mHSPC 是我国老年男性常见的疾病，由于老年患常存在多种合并症，身体一般情况较差，因此在治疗方案的制订上因尽量做到个体化，以提高治疗效果及减少并发症发生率。本例患者发病较隐匿，经病理活检后最后诊断为晚期前列腺癌合并膀胱侵犯，属于高危 mHSPC，结合患者自身存在心脑血管疾病病史，一般情况较差，遂予以阿比特龙联合雄激素剥夺治疗治疗，最终取得满意的治疗效果。

参考文献

[1]Chen W，Zheng R，Baade PD，et al.Cancer statistics in China，2015[J].CA Cancer J Clin，2016，66（2）：115-132.

[2] 叶定伟，朱耀 . 中国前列腺癌的流行病学概述和启示 [J]. 中华外科杂志，2015，53（4）：249-252.

[3]Litwin MS，Tan HJ.The diagnosis and treatment of prostate cancer : a review[J].JAMA，2017，317（24）：2532-2542.

[4]Fenton JJ，Weyrich MS，Durbin S，et al.Prostate-specific antigen-based screening for prostate cancer：evidence report and systematic review for the US preventive services task force[J].JAMA，2018，319（18）：1914-1931.

[5]Cornford P，van den Bergh R，Briers E，et al.EAU-EANM-ESTRO-ESUR-SIOG guidelines on prostate cancer.Part Ⅱ-2020 Update：treatment of relapsing and metastatic prostate cancer[J].Eur Urol，2021，79（2）：263-282.

[6]中国抗癌协会泌尿男生殖系肿瘤专业委员会.2018版转移性前列腺癌诊治中国专家共识[J].中华外科杂志，2018，56（9）：646-652.

[7]Kurth KH.Maximum androgen blockade in advanced prostate cancer：an overview of the randomised trials.Prostate cancer trialists'collaborative group[J].Lancet，2000，355（9214）：1491-1498.

[8]James ND，Sydes MR，Clarke NW，et al.Addition of docetaxel，zoledronic acid，or both to first-line long-term hormone therapy in prostate cancer（STAMPEDE）：survival results from an adaptive，multiarm，multistage，platform randomised controlled trial[J].Lancet，2016，387（10024）：1163-1177.

[9]Fizazi K，Tran N，Fein L，et al.Abiraterone acetate plus prednisone in patients with newly diagnosed high-risk metastatic castration-sensitive prostate cancer（LATITUDE）：final overall survival analysis of a randomised，double-blind，phase 3 trial[J].Lancet Oncol，2019，20（5）：686-700.

[10]Chi KN，Agarwal N，Bjartell A，et al.Apalutamide for Metastatic，Castration-Sensitive Prostate Cancer[J].N Engl J Med，2019，381（1）：13-24.

[11]Armstrong AJ，Szmulewitz RZ，Petrylak DP，et al.ARCHES：A randomized，phase Ⅲ study of androgen deprivation therapy with enzalutamide or placebo in men with metastatic hormone-sensitive prostate cancer[J].J Clin Oncol，2019，37（32）：2974-2986.

第七章 尿路修复与整形

病例38 前尿道狭窄

一、病历摘要

（一）基本信息

患者：男性，26岁。

主诉：留置导尿后，排尿困难7年。

现病史：患者于7年前因右肾结石在当地医院行右肾切开取石术，留置导尿4天后导尿管滑脱，后再行导尿困难，予尿道扩张后重新留置导尿。拔除尿管后患者自觉排尿费力、尿线变细，6年前外院行尿道内切开术（具体不详），当时即发现"右肾变小"，但未处理。内切开术后排尿尚可，后尿线逐渐变细，但未继续治疗。今年因再次排尿困难当地医院就诊，CT提示"尿道结石可能，右肾体积缩小"，留置导尿失败，收入院，全麻下行尿道狭窄扩张＋尿道结石钬激光碎石术，术中见前尿道狭窄，术后留置F14导尿管一根。现导尿管已拔除，排尿自解，为求进一步就诊来我院，为进一步诊治收入院。患者自发病以来，精神可，胃纳、睡眠可，大便正常，体重无明显变化。

既往史：平素体健，右耳失聪，否认高血压、心脏病病史，否认糖尿病、脑血管疾病、精神疾病史；否认肝炎、结核、疟疾病史；预防接种史随当地；手术史见现病史；否认输血史；否认食物、药物过敏史。

个人史：生于安徽省宿州市，久居当地，无疫源接触史，无粉尘及毒化学物品接触史无吸烟、饮酒史。

家族史：否认家族性遗传性及传染病史。

（二）体格检查

体温36.7℃，脉搏80次/分，呼吸18次/分，血压127/60mmHg。发育正常，营养良好，正常面容，表情自如，自动体位，神志清楚，精神状态良好，查体合作。双肾区对称，右腰部见陈旧性手术瘢痕，无隆起，无叩击痛。阴毛呈男性分布，阴茎发育正常，尿道外口无溢血。双侧睾丸、附睾形态、大小正常，无触痛。

（三）辅助检查

尿道造影：前尿道狭窄（病例 38 图 1）。

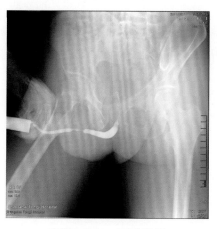

病例38图1　尿道造影

（四）诊断

1. 前尿道狭窄。

2. 右肾萎缩。

（五）诊疗经过

1. 术前准备，用药，术前注意事项　术前常规抗感染治疗，注意患者尿常规、尿培养情况。

2. 治疗或手术要点/特点（病例 38 图 2），包括治疗或者术中的经验教训及处理过程　患者因前尿道狭窄，长期排尿不畅，已造成上尿路梗阻的并发症，目前急需治疗尿道狭窄。目前患者前尿道狭窄，长度尚可，患者包皮条件尚可，拟行阴茎带蒂皮瓣代尿道成形术。

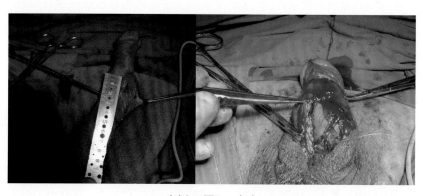

病例38图2　术中

手术要点：距尿道外口约 5cm，行阴茎腹侧纵向切口，逐层切开皮肤、皮下、充分游离尿道海绵体，患者狭窄段尿道位于阴茎阴囊交界处，呈条索状，长约 5.0cm，将狭窄段尿道自中线劈开，远近端分别到正常尿道黏膜，切除明显瘢痕组织，取阴茎腹侧带蒂皮瓣 5.0cm×2.0cm 大小，5-0 可吸收线与剖开段尿道行侧侧吻合，扩大重建尿道，远近端分别与正常尿道黏膜吻合，留置 14F 号导尿管，检查吻合口无张力，检查创面无活动出血，清点器物无误，逐层关闭切口。

（六）随访

术后患者 1 个月后拔出导尿管，排尿畅，自诉勃起和射精功能良好。术后 3 个月及半年，复查无明显变化。

二、病例分析

该病例是典型的前尿道狭窄。前尿道狭窄治疗的术式繁多，可以应用带蒂皮瓣、游离黏膜等来进行尿道重建[1, 2]。该患者阴茎皮肤条件良好，狭窄段长度适合，故选择最为简单、手术成功率高的阴茎带蒂皮瓣尿道成形术来进行尿道重建。

三、疾病介绍

前尿道狭窄是尿道狭窄中最为常见的类型，治疗的方法和术式繁多，争议也较多。究竟何种术式是最佳的前尿道重建的最好选择，目前也没有达成共识[3, 4]。但对于每一个尿道重建的术者来说，根据患者的基本状态和术区条件，应用自己最为熟悉和擅长的术式应该是相对合理的选择[5]。

四、病例点评

1. 1983 年 Devine 将前尿道狭窄分为六型　①黏膜皱褶；②膜状缩窄；③轻度狭窄（尿道海绵体部分受累纤维化）；④中度狭窄（尿道海绵体全层受累纤维化）；⑤重度狭窄（尿道海绵体外受累，炎症，纤维化）；⑥复杂性尿道狭窄（合并尿瘘、假道等病变）[6]。

2. 诊断和评价

（1）梗阻性排尿困难症状或尿路感染。

（2）确定尿道狭窄的位置、深度及程度。①体格检查：前尿道表浅，可触及狭窄段尿道僵硬，僵硬段尿道长度，可能是需要手术替代或重建的长度，一般会比尿道造影显示的狭窄段更长。②尿道造影（逆行、排泄性）：提示尿道狭窄长度，是否存在尿瘘，假道等。③尿道镜：如果没有膀胱造瘘，镜检困难。④尿道超声：诊断和治疗的有益辅助检查，对于明确瘢痕厚度和长度有一定意义。

3. 前尿道手术特点　术式繁多，见解不一。

4. 带蒂皮瓣尿道成形术的适应证。

（1）尿道外口狭窄或尿道外口劈开后。

（2）阴茎段尿道狭窄（＞1cm）。

（3）球部狭窄（＞2cm）。

（4）阴茎段合并球部长段狭窄（1～10cm）。

5. 带蒂皮瓣尿道成形术注意事项

（1）外口皮瓣成形，类似于尿道下裂中 MAGPI 术式。

（2）纵形阴茎带蒂皮瓣可取长度，根据腹侧无毛区范围确定，一般可取至 5～6cm 左右。

（3）环形包皮内板，成人一般可取长度在 7～10cm 左右，可用于长段尿道狭窄重建。

（4）带蒂皮瓣重建尿道，一般行 ONLAY，扩大重建，简便，效果确实；成人行成管重建较少。

（5）带蒂皮瓣可取的长度一般都较长，可取到 7～10cm 不等。

（6）带蒂阴茎皮肤应用于尿道重建（onlay），效果良好，失败率低。（个人推荐）

（7）带蒂阴囊中隔皮瓣（因毛发生长等问题，已较少使用）。

6. 带蒂皮瓣尿道成形术手术操作原则

（1）术前中段尿培养无菌原则。

（2）带蒂皮瓣取材，减少血管蒂损伤或扭转原则。

（3）带蒂皮瓣取材大小，应以阴茎勃起状态为准原则。

（4）吻合时黏膜对皮瓣原则。

（5）吻合时无张力原则。

（6）成管吻合时，斜面吻合原则。

（7）留置尿管，宁细勿粗原则。

参考文献

[1]Simonato A，Gregori A，Ambruosi C，et al.Lingual mucosal graft urethroplasty for anterior urethral reconstruction[J].Eur Urol，2008，54（1）：79-85.

[2]Chapple C，Andrich D，Atala A，et al.SIU/ICUD consultation on urethral strictures：the management of anterior urethral stricture disease using substitution urethroplasty[J].Urology，2014，83（3 Suppl）：S31-S47.

[3]Andrich DE，Mundy AR.What is the best technique for urethroplasty ？ [J]Eur Urol，2008，54（5）：1031-1041.

[4]Fuchs JS，Shakir N，McKibben MJ，et al.Changing trends in reconstruction of complex anterior urethral strictures：from skin flap to perineal urethrostomy[J].Urology，2018，122：169-173.

[5]Wessells H，Angermeier KW，Elliott S，et al.Male Urethral stricture：american urological association guideline[J].J Urol，2017，197（1）：182-190.

[6]Jordan GH，Devine CJ，Devine PC.An anatomic approach to urethral stricture disease[J].J Urol，1986，135（4）：A210-A210.

病例39　长段前尿道狭窄

一、病历摘要

（一）基本信息

患者：男性，42岁。

主诉：排尿费力20年，加重排尿困难3年余。

现病史：患者于20余年前行阑尾切除术时因留置导尿导致尿道损伤，拔除尿管后出现尿流变细、尿流费力，随后患者症状逐渐加重，并出现一过性尿潴留现象，3年前于外院行手术治疗（具体术式不详），术后排尿困难稍好转，后又逐渐加重，为进一步治疗拟"尿道狭窄"收入院。患者自发病以来，精神可，胃纳、睡眠可，大便正常，体重无明显变化。

既往史：平素体健；否认高血压、心脏病病史，否认糖尿病、脑血管疾病、精神疾病病史；否认肝炎、结核、疟疾病史；预防接种史随当地；20年前行阑尾切除术。否认其他手术外伤史；否认输血史；否认食物、药物过敏史。

个人史：生于安徽省寿县，久居当地，无疫源接触史，无粉尘及毒化学物品接触史无吸烟、饮酒史。

家族史：否认家族性遗传性及传染病史。

（二）体格检查

体温37.0℃，脉搏82次/分，呼吸18次/分，血压115/81mmHg。发育正常，营养良好，正常面容，表情自如，自动体位，神志清楚，精神状态良好，查体合作。右下腹手术瘢痕，腹部柔软，无压痛、反跳痛，腹部无包块。双肾区对称，无隆起，无叩击痛。阴毛呈男性分布，阴茎发育正常，尿道外口无溢血，外口无明显狭窄。双侧睾丸、附睾形态、大小正常，无触痛。

（三）辅助检查

尿道造影：前尿道长段狭窄，后尿道无特殊（病例39图1）。

（四）诊断

前尿道狭窄。

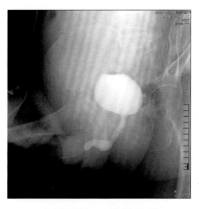

病例39图1　尿道造影

（五）诊疗经过

1. 术前准备，用药，术前注意事项　术前予患者常规抗感染，注意尿常规及患者排尿梗阻情况。

2. 治疗或手术要点/特点，包括治疗或者术中的经验教训及处理过程（病例39图2）。

（1）患者术前准备完善后，行一期尿道内劈开术。

（2）手术要点：前尿道狭窄明显，予以纵向劈开尿道，将尿道黏膜与内板间断缝合，无活动性出血后，油纱布覆盖，丝线固定；检查后尿道通畅，顺利置入26F尿道扩张器。术后恢复情况。

患者一期术后尿道板上皮化恢复可，二期成形术，行直接卷管重建术。留置带槽导尿管，引流尿液和尿道分泌液，

二期手术后情况：术后1个月，拔出导尿管后，排尿通畅（病例39图3）。

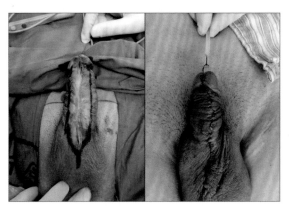

病例39图2　术中

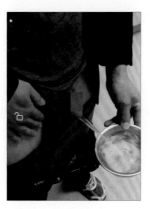

病例39图3　术后1个月，拔出导尿管后，排尿通畅

（六）随访

术后 1 个月、3 个月及半年随访，排尿通畅。

二、病例分析

该病例是比较典型的前尿道狭窄，在外院经过治疗后，阴茎周围皮肤条件较差，再次取带蒂皮瓣进行手术的可能性非常小。而患者又不能接受取舌黏膜等口腔内黏膜的方式，来进行尿道重建。因此，和患者充分沟通后，决定采取分期手术的方式来进行手术。一期狭窄段尿道劈开，半年到一年后，行二期手术，利用劈开部位上皮化的尿道床，重新行尿道重建手术。当然，可能存在尿道狭窄段劈开后，因为瘢痕体质等原因，造成尿道床上皮化条件不佳，仍需取游离黏膜重建尿道床的可能。因此，术前和患者的充分沟通和交流非常重要。

三、疾病介绍

该病例是典型前尿道狭窄，但是属于经过手术治疗失败后特殊情况。无论阴茎皮肤条件和局部瘢痕情况，可能都要比初发的前尿道狭窄要复杂和严重。在手术方式的选择上，会比初发的、局部条件良好的前尿道狭窄病例更为有限，对术者各方面的要求会更高。在制订手术方案时，需充分评估和准备各种预案。

四、病例点评

分期尿道成形术，多用于重度尿道下裂，尿道下裂手术失败后或尿道狭窄手术失败后，一般阴茎皮肤局部条件较差，瘢痕严重，也可能存在阴茎弯曲未矫直，尿道床条件差，无法行一期手术成形的患者。

分期手术主流多采用游离黏膜或皮片预置。一般术后 6 个月，再行第二次手术，尿道重建成形。这种操作方式可能存在以下问题：

1. 一期手术后可能出现补片的挛缩，而需要再次取材。

2. 文献报道，口腔黏膜的挛缩率在 12% ~ 30%；原因可能和湿润的补片暴露于干燥的空气中有关。分期手术的另一种方式是一期行尿道狭窄段劈开，不预置游离黏膜或皮片；二期根据尿道劈开处上皮化情况，选择直接卷管重建或取游离黏膜或皮片重建尿道 [1 ~ 3]。

当然，一期行尿道狭窄段劈开，不预置游离黏膜或皮片，也可能会出现再次的瘢痕挛缩（可能与瘢痕切除不彻底或瘢痕体质等有关），从而导致二期手术时也需要取游离组织重建尿道 [4 ~ 7]。

总结：

1. 长段前尿道狭窄因手术方法多样，取材种类和长度可选择多样，大多数患者均可一次手术成形。

2. 对于严重尿道下裂或手术失败后的尿道狭窄患者，二期手术成形是一种比较安全的选择。

3. 分期尿道成形，建议一期可先尝试劈开，瘢痕切除，不预置游离黏膜；根据劈开后，尿道板恢复情况，再决定二次手术方式（如尿道板上皮化良好，则不用额外取舌黏膜等其他部位游离组织，减少取材创伤）[8 ~ 10]。

4. 分期术式缺点：增加了患者手术次数；如患者瘢痕体制，易形成局部瘢痕疙瘩和尿道板上皮化不良，二期仍有需要取其他部位游离黏膜风险；术后尿瘘风险略高。

5. 分期手术学习曲线短，易掌握，是常规皮瓣尿道成形，游离组织尿道成形等术式的一种有益补充；如患者局部条件较差，主观愿意接受分期手术，可以作为一种尝试。

参考文献

[1]Xu YM，Song LJ，Wang KJ，et al.Changing trends in the causes and management of ale urethral stricture disease in China：an observational descriptive study from 13 entres[J].BJU Int，2015，116（6）：938–944.

[2]Wessells H，Angermeier KW，Elliott S，et al.Male urethral stricture：American urological association guideline[J].J Urol，2017，197（1）：182–190.

[3]Mori RL，Angermeier KW.Staged urethroplasty in the management of complex anterior urethral stricture disease[J].Translational Andrology Urology，2015，4（1）：29–34.

[4]Mangera A，Chapple C.Management of anterior urethral stricture：an evidence–based

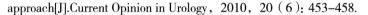

approach[J].Current Opinion in Urology，2010，20（6）：453-458.

[5]Suda R，Mitsui T，Fukasawa M，et al.Two-staged anterior urethroplasty using skin flap outside the scrotum：A case report[J].Urology Case Reports，2020，32：101227.

[6]Verla W，Oosterlinck W，Waterloos M，et al.Perineal urethrostomy for complicated anterior urethral strictures：indications and patient's choice.An Analysis at a Single Institution[J].Urology，2020，138：160-165.

[7]Selim M，Salem S，Elsherif E，et al.Outcome of staged buccal mucosal graft for repair of long segment anterior urethral stricture[J].BMC Urology，2019，19（1）：38.

[8]Martins FE，Kulkarni SB，Joshi P，et al.Management of Long-Segment and Panurethral Stricture Disease[J].Advances in urology，2015，2015：853914.

[9]Jing-Dong Xue，Hong Xie，Qiang Fu，et al.Single-Staged improved tubularized preputial/penile skin flap urethroplasty for obliterated anterior urethral stricture：long-term results[J].Urologia internationalis，2016，96（2）：231-237.

[10]Engel O，Soave A，Rink M，et al.Reconstructive management with urethroplasty[J]. European Urology Supplements，2016，15（1）：13-16.

病例40　后尿道闭锁

一、病历摘要

（一）基本信息

患者：患者，男性，39岁。

主诉：骨盆骨折尿道损伤，不能排尿13个月。

现病史：患者于13个月前因外伤致骨盆骨折，当时予留置导尿失败，遂行耻骨上膀胱造瘘术；伤后3个月因排尿不能，在外院行尿道内切开术，拔除导尿管后再次出现不能排尿；后又多次于当地行冷刀尿道内切开术，仍无法排尿，留置耻骨上膀胱造瘘管至今，伤后有勃起和射精功能障碍，为求进一步治疗于收入院。患者自发病以来，精神可，胃纳、睡眠可，大便正常，体重无明显变化。

既往史：平素体健；否认高血压、心脏病病史，否认糖尿病、脑血管疾病、精神疾病病史；否认肝炎、结核、疟疾病史；预防接种史随当地。13个月前车祸外伤史，手术史见现病史；有输血史，无输血反应；否认食物、药物过敏史。

个人史：生于河南省商丘市，久居当地，无疫源接触史，无粉尘及毒化学物品接触史无吸烟、饮酒史。

家族史：否认家族性遗传性及传染病史。

（二）体格检查

体温36.0℃，脉搏80次/分，呼吸18次/分，血压120/80mmHg。发育正常，营养良好，正常面容，表情自如，自动体位，神志清楚，精神状态良好，查体合作。双肾区对称，无隆起，无叩击痛。耻骨上膀胱造瘘，骨盆区可见手术瘢痕。阴毛呈男性分布，阴茎发育正常，尿道外口无溢血。双侧睾丸、附睾形态、大小正常，无触痛。

（三）辅助检查

尿道造影：后尿道闭锁（病例40图1）。

（四）诊断

1. 创伤性尿道狭窄。

2. 骨盆骨折术后。

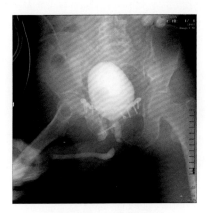

病例40图1　尿道造影

（五）诊疗经过

1. 术前准备，用药，术前注意事项　术前患者已行膀胱造瘘，予无痛碘膀胱冲洗，常规抗感染治疗，注意尿路感染、尿培养情况。

2. 治疗或手术要点/特点（病例40图2），包括治疗或者术中的经验教训及处理过程　患者为后尿道闭锁，既往因患者行尿道内切开2次，术中瘢痕明显较重，拟行后尿道端端吻合术。

手术要点：行会阴部倒"Y"形切口，以两根20F尿道探杆分别经尿道口及膀胱造瘘口探查尿道，见球膜部约5cm长尿道狭窄，切除狭窄段尿道及周围瘢痕组织，耻骨下缘部分切除，扩大操作空间，尿道两断端背侧均纵向切开5mm，间断预置8针4-0进口可吸收线，插入18F双腔导尿管，再结扎预置缝线，使尿道两断端形成端端吻合，检查吻合口无张力，再以3-0进口可吸收线间断缝合尿道海绵体，进一步减张，逐层关闭切口，置20F双腔导尿管作膀胱造瘘。

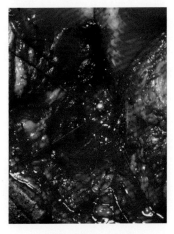

病例40图2　术中

221

（六）随访

术后 1 个月，拔除尿管，患者排尿通畅。术后 3 个月及半年，复查无明显变化。

二、病例分析

该病例是典型的骨盆骨折引起的后尿道闭锁，是尿道狭窄病例中比较常见的病例。对于后尿道狭窄或闭锁，一般手术治疗的手段统一。后尿道端端吻合术是后尿道狭窄或闭锁治疗的金标准。因此，该病例采用了此种经典的术式进行尿道重建。

三、疾病介绍

该病例是典型的后尿道闭锁。尿道狭窄（或闭锁）可以简单分为前尿道狭窄和后尿道狭窄。前尿道狭窄手术方法众多，领域内的不同专家，可能会根据自己的擅长选择自己熟悉的术式来进行尿道重建。而对于后尿道狭窄来说，会达成比较一致的选择，也就是经典的后尿道端端吻合术。但选择相对单一，并不代表此种术式简单。相反，和前尿道重建手术相比，后尿道重建手术难度更大，风险更高。而且，在应用后尿道端端吻合术进行治疗时，需要具备各种应变技术，比如阴茎中隔切开、耻骨下缘切除，甚至耻骨劈开、阴茎转位等各种补救措施，术者都应该在能够掌握上述技术的前提下，再开展此类手术会相对安全。

四、病例点评

后尿道狭窄或闭锁绝大多数是由骨盆骨折引起的尿道损伤或断裂所导致的，微创腔镜手术的普及和发展，医源性损伤引起的后尿道狭窄日益增多。尿道损伤程度将决定膀胱、尿道移位的程度及其后尿道狭窄的长度[1~4]。

后尿道狭窄或闭锁一般可简单分为以下两类：①单纯性后尿道狭窄：后尿道缺损长度＜3cm，且未合并其他并发症。②复杂性后尿道狭窄：A. 无论有无合并症，狭窄段长度超过 3cm；B. 狭窄不论长短，而伴有结石、憩室、尿瘘、假道、括约肌损害、严重骨盆畸形、接近膀胱颈的高位狭窄等以上几种情况之一[5~7]。

在进行后尿道狭窄或闭锁患者的诊断和治疗时，可以按照流程化的程序来进行。

1. 详细了解病史　了解尿道狭窄患者病因，受伤当时的治疗方法，曾经的手术方法和次数，现在的性功能状态等。

2. 认真查体　了解患者的基本情况（受伤区域的瘢痕部位和程度，是否存在骨折和下肢畸形改变，双下肢是否可正常抬起、分开，外生殖器是否过分短小，会阴部皮肤一般情况如何等）。

3. 术前膀胱软镜检查的意义

（1）近端尿道显影不良时，确定近端尿道的长度和膀胱颈口的状态。

（2）可以诊断膀胱内其他病变（结石，肿瘤等）。

（3）可以诊断是否存在假道、瘘道等情况。

4. 术前准备

（1）尿流改道，膀胱造瘘：①利于控制难治性感染；②利于膀胱尿道造影和膀胱软镜的检查；③利于手术中近端尿道的位置判断。

（2）膀胱冲洗：0.5% 或 1% 碘伏溶液冲洗膀胱，一般 3～5 天。

（3）静脉应用抗生素 1～3 天。最终目的是：中段尿培养无菌生长。

5. 切口的选择

（1）以探杆受阻处作为倒"Y"形切口的 Y 字中点。

（2）宁低勿高，利于术区的暴露和操作。

6. 远端尿道的游离

（1）如术区粘连较轻，建议以剪刀锐性游离，快捷、方便。

（2）如有多次手术史，粘连严重，瘢痕僵硬，建议电刀联合剪刀游离。

（3）远端尿道可以游离多少？

①远端尿道一般需游离至阴茎根部，增加游离度，尽量减少吻合张力；

②远端尿道最多甚至可游离至冠状沟，一般不会引起尿道缺血坏死。

7. 近端尿道的游离[8, 9]

（1）通过膀胱造瘘口置入探杆，进入尿道内口后，导引下游离。

（2）如有假道或合并瘘道，术中建议通过膀胱软镜，确认正道位置，避免吻合至假道。

（3）如近端尿道位置较深，暴露不清，可能需要耻骨下缘切除，增加暴露和操作空间。

（4）如近端尿道周围瘢痕严重，怀疑与直肠有粘连时，术中肛诊判断直肠与近端尿道之间厚度和距离关系，避免损伤直肠。

（5）近端尿道周围瘢痕组织，务必彻底清除，至近端尿道黏膜颜色红润，可用镊子轻易提起为满意。

8. 近端尿道游离过程的常见出血

（1）在分离球部尿道时，一般会造成球部动脉的损伤，引起出血。

（2）在离断尿道后，分离近端尿道时，经常会造成会阴动脉分支的损伤，引起出血。

（3）在向深部游离近端尿道，如接近膀胱颈部，容易造成盆腔静脉丛的损伤，造成出血。

9．远近端尿道的吻合

（1）先吻合背侧 4 针，后吻合腹侧 4 针；利于导尿管的放置，避免缝线缠绕尿管的发生。

（2）如狭窄段过长，近端尿道位置过深，可选择应用 5/8 弧度鱼钩针，利于吻合；特殊情况下，可应用直针进行吻合。

（3）远近端尿道黏膜吻合后，需进一步缝合尿道海绵体组织加固减张及止血。

（4）尿道海绵体两侧可作减张缝合。

10．吻合三原则[10]

（1）远近端瘢痕切除干净、彻底。

（2）黏膜对黏膜吻合。

（3）吻合无张力。

11．术后处理

（1）尿道吻合后，建议留置负压引流管：避免皮片引流造成的敷料潮湿，减少感染概率。

（2）建议以弹力绷带或者布胶加压包扎切口，减少术后出血。

（3）负压引流管一般术后第三日拔除。

（4）导尿管根据情况，可选择留置 2 ~ 4 周。

（5）雌激素抑制勃起。

参考文献

[1]Xu YM，Song LJ，Wang KJ，et al.Changing trends in the causes and management of ale urethral stricture disease in China：an observational descriptive study from 13 entres[J].BJU Int，2015，116（6）：938-944.

[2]Wessells H，Angermeier KW，Elliott S，et al.Male urethral stricture：American Urological Association guideline[J].J Urol，2017，197（1）：182-190.

[3]Engel O，Soave A，Rink M，et al.Reconstructive management with urethroplasty[J].European Urology Supplements，2016，15（1）：13-16.

[4]Burks FN，Santucci RA.Complicated urethroplasty：a guide for surgeons[J].Nature Reviews Urology，2010，7（9）：521-528.

[5]Reyblat P，Boyd，SD.Urethral reconstruction of intractable posterior urethral strictures. Journal of Urology，2010，183（4）：16-17.

[6]Rios E，Luis Martinez–Piñeiro，Alvarez–Maestro M.Posterior urethral stricture repair following trauma and pelvic fracture[J].Arch Esp Urol，2014，67（1）：68–76.

[7]Pierce JM Jr.Posterior urethral stricture repair[J].Journal of Urology，1979，121（6）：739–742.

[8]Horiguchi A.Management of male pelvic fracture urethral injuries：review and current topics[J].International Journal of Urology，2019，26（6）：596–607.

[9]Sandler C，Harris J，Corriere J，et al.Posterior urethral injuries after pelvic fracture [J].Ajr American Journal of Roentgenology，1981，137（6）：1233–1237.

[10]Johnsen NV，Moses RA，Elliott SP，et al.Multicenter analysis of posterior urethroplasty complexity and outcomes following pelvic fracture urethral injury[J].World Journal of Urology，2020，38（4）：173–1079.

病例41 经闭孔尿道中段悬吊术后并发吊带侵蚀尿道的处理

一、病历摘要

（一）基本信息

患者：女性，63 岁。

主诉：尿道中段悬吊术后 3 年余，吊带取出术后再发漏尿半年余。

现病史：患者于 3 年余前因"压力性尿失禁"在当地医院行经闭孔尿道中段悬吊术，术后控尿可、排尿通畅，无漏尿。但约 1 年余前起，患者反复出现尿频、尿急等尿路刺激症状，尿常规白细胞（+），考虑为"泌尿系感染"，予口服抗生素对症支持治疗，疗效不佳。去年 8 月在当地医院行膀胱镜检查示吊带侵蚀尿道（病例 41 图 1），9 月 25 日在全麻下行吊带部分取出＋尿道修补术，术后留置导尿 1 个月。拔除导尿管后患者再次出现漏尿，表现为走路、咳嗽等腹压增加时出现不自主尿道口漏尿，并较术前加重，伴尿频尿急。外院复查行阴道内亚甲蓝试验（－）。经介绍来我院就诊，考虑为"压力性尿失禁"，并进一步治疗收住入院。

既往史：否认心、脑、肾等慢性病病史。否认肝炎、结核病等传染病病史。正常预防接种。否认药物、食物和其他过敏史。手术史见现病史，否认外伤及输血史。否认高血压及糖尿病病史。

个人及婚育史：生于山东省宁阳县，后久居江苏昆山。未到过疫区及地方病流行区。生活较规律，居住条件较好。无吸烟及饮酒史。否认药物依赖、麻醉毒品等不良嗜好。否认工业毒物、粉尘、放射性物质接触史。否认性病及冶游史。25 岁结婚，配偶体健。13 岁月经来潮，月经周期 27 ~ 29 天，每次月经持续 4 ~ 5 天，48 岁已绝经。绝经前月经量中等，颜色正常，无血块，无痛经。怀孕 2 次，生育 1 子 1 女，均顺产。

家族史：父母已故，否认家族性、遗传性疾病史。

（二）体格检查

双肾区无压痛及叩击痛。双侧输尿管体表走行区无压痛。膀胱区无隆起。阴道前壁距尿道外口约 1cm 处可见横向手术瘢痕，长约 2cm，质软；咳嗽漏尿试验（+）。

（三）辅助检查

尿动力检查：压力性尿失禁（ISD 型，重度），ALPP 43cmH$_2$O（病例 41 图 2）。膀胱镜检查：3 ~ 7 点处瘢痕改变，局部黏膜表面凹凸不平（病例 41 图 3）。

（四）诊断

尿道中段悬吊术后，尿道网片侵蚀。

（五）诊疗经过

我院行经耻骨后无张力尿道中段悬吊术（使用 TVT-E 吊带）。患者留置导尿出院。2 周后拔除导尿管，控尿、排尿可，无漏尿。术后 3 个月复查，患者排尿通畅，最大逆流率 27ml/s、尿失禁完全消失，疗效满意，无出血、感染、尿瘘等。

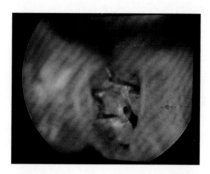

病例41图1　TVT–O吊带侵蚀尿道

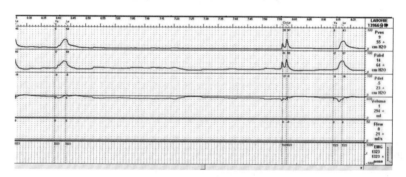

病例41图2　尿动力检查

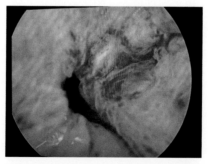

尿道3 ~ 7点处瘢痕改变，局部黏膜表面凹凸不平

病例41图3　膀胱镜检查

（六）随访

术后 3 个月复查，患者排尿通畅、尿失禁消失。

二、病例分析

尿道中段悬吊术后并发吊带侵蚀尿道发生率较低，相关临床处理经验较少，本例患者已在外院行一期行开放吊带取出，并行美蓝试验证实无尿道阴道瘘等并发症发生。但患者经阴道行多次手术治疗，阴道局部条件不佳，需在术前仔细评估患者尿失禁的类型、严重程度和局部组织条件，决定具体治疗方案。患者术前行尿动力检查证实为Ⅲ型重度压力性尿失禁，再行经闭孔术式效果不佳；但阴道瘢痕较软，尿道与阴道间虽可能因术后瘢痕存在粘连、分离困难，但仍可尝试经阴道术式，以避免开放手术带来更大的创伤、减少医患矛盾的发生。本例行经耻骨后无张力尿道中段悬吊术（使用TVT-E 吊带）治疗过程顺利，术后随访疗效满意，后期疗效仍需进一步随访证实。

三、疾病介绍

压力性尿失禁的治疗以手术治疗为主，手术方式较多，其中经阴道无张力尿道吊带手术是目前国内外流行的手术方式[1]。其在尿道中段形成无张力悬吊作用，有效地控制了女性压力性尿失禁的发生，且创伤小、安全性高、简单易学。但随着吊带手术的普及，其并发症的报道亦不断增加，如术中尿路损伤、术后疼痛、排尿困难、尿失禁复发、吊带侵蚀阴道、膀胱或尿道等。其中吊带侵蚀的发生率为 0 ~ 7.3%[2, 3]，吊带侵蚀尿道更属罕见并发症。

吊带侵蚀的发生可能原因较多[4, 5]。①吊带材质：资料显示，合成材料（聚丙烯等）吊带比生物材料（自体或异体）吊带发生侵蚀的概率大 15 倍。此外，吊带可塑性及编制方式不佳，过硬和过厚都会导致尿道慢性损伤、吊带侵蚀。②尿道血供：盆腔放疗史、尿道手术史或绝经后雌激素水平下降、尿道萎缩导致尿道血供不佳，致伤口愈合不良。③术中操作不当引起尿道慢性损伤：阴道前壁切口太深伤及尿道；术中吊带牵拉过紧且术后不及时处理，会引起尿道慢性损伤；术中吊带扭曲、调整不当，对尿道产生一定的切割力，且组织难以长入吊带；穿刺路径过高，即大腿根部吊带出口位置过高，使吊带悬吊角度减小、张力增大。④术后处理不当：伤口感染、早期尿道扩张、间歇导尿；过早恢复性生活等。

发生尿道侵蚀的患者可在术后出现尿路刺激征、反复尿感、血尿、排尿困难、盆腔感染等症状，最终确诊还需尿道膀胱镜检查。取出吊带的术式多样[6]，可在直视下组织剪剪除；尿道膀胱镜下应用内镜剪刀剪除、应用激光或等离子吊带切除术；经阴道开放切除和尿道重建等，可根据患者局部条件和吊带材质等选择合适的术式。

如取出吊带术后出现尿失禁复发，3～6个月后可视情况再次给与尿失禁吊带手术治疗，或尿道周围填充物注射、人工尿道括约肌植入术等治疗。

四、病例点评

对于中重度 SUI 患者，无张力尿道中段吊带术是国际公认的一线治疗方法，主要包括经耻骨后、经闭孔及单切口吊带术等多种方式。这些吊带手术虽并发症较少，但仍是泌尿外科医师不可忽视的问题。常见并发症包括术中尿路损伤、术后疼痛、排尿困难、尿失禁复发以及吊带侵蚀等，临床医师需结合自身手术经验，知晓并学会采取最合适的方法预防和处理这些并发症，只有这样才能最大限。

参考文献

[1]Morling JR，Mcallister DA，Agur W，et al.Adverse events after first，single，mesh and non-mesh surgical procedures for stress urinary incontinence and pelvic organ prolapse in Scotland，1997-2016：a population-based cohort study[J].Lancet（London，England），2017，389（10069）：629-640.

[2]Blaivas JG，Purohit RS，Weinberger JM，et al.Salvage surgery after failed treatment of synthetic mesh sling complications[J].The Journal of urology，2013，190（4）：1281-1286.

[3]Berger AA，TAN-KIM J，Menefee SA.Long-term risk of reoperation after synthetic mesh midurethral sling surgery for stress urinary incontinence[J].Obstetrics and gynecology，2019，134（5）：1047-1055.

[4]刘树瀚，谈宜傲，周林玉.经闭孔无张力阴道吊带术后并发吊带侵蚀尿道（1例报告并文献复习）[J].微创泌尿外科杂志，2018，7（1）：45-49.

[5]吕坚伟.女性压力性尿失禁吊带手术并发症相关热点研究进展[J].现代泌尿外科杂志，2016，21（12）：904-907.

[6]中国医促会泌尿健康促进分会，中国研究型医院学会泌尿外科学专业委员会.女性压力性尿失禁手术安全共识[J].现代泌尿外科杂志，2019，24（8）：605-613.

病例42 尿道憩室

一、病历摘要

（一）基本信息

患者：女性，46岁。

主诉：反复尿频、尿急、尿痛伴性交疼痛1年。

现病史：患者于1年前无明显诱因下出现尿频、尿急、尿痛，无明显血尿入院，无腰酸、腰痛。1年中反复就诊，考虑尿路感染，对症处理后好转。1年中患者时常伴有性交疼痛感，无法完成满意性生活。

既往史：否认心脑肾等慢性病病史，否认肝炎、结核病等传染病病史，否认药物、食物和其他过敏史，否认输血史。

个人史：生于安徽，久居当地。未到过疫区及地方病流行区。否认吸烟史，否认药物依赖、麻醉毒品等不良嗜好。否认工业毒物、粉尘、放射性物质接触史。否认性病及冶游史。

家族史：否认家族性、遗传性疾病史。

（二）体格检查

查体可于尿道后壁、阴道前壁触及囊性肿物，直径约3cm，伴有轻微压痛，挤压后有少许脓血性液体流出。

（三）辅助检查

B超及尿道造影提示尿道憩室。入院后行尿道镜检查，于尿道7点方向可见开口，挤压有液体流出。

尿道造影提示尿道憩室（病例42图1）。

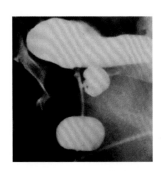

病例42图1 尿道造影

（四）诊断

尿道憩室。

（五）诊疗经过

患者手术方案行全麻下经阴道尿道憩室切除术。术中将尿道憩室完整切除。术中将尿道壁、筋膜组织、阴道壁分层缝合。术后阴道内纱布填塞。

（六）随访

术后1周拔出导尿管，患者排尿良好。术后1个月可完成正常性生活。

二、病例分析

本例患者从初次发病至确诊，反复发病，历时1年。期间一直被当成尿路感染，反复应用抗生素治疗，虽然短期好转，但病情仍反复进行性加重。通过简单的查体后，高度怀疑尿道憩室可能。之后通过进一步B超、尿道造影、尿道镜等检查明确诊断。在明确诊断后，拟定了合适的手术治疗，最终解决了患者的困扰。术中通过经阴道尿道憩室切除，完整切除憩室及瘘道，分三层缝合，尿道壁、筋膜组织、阴道壁依次缝合，最初达到了圆满的疗效。

三、疾病介绍

女性尿道憩室比较少见。主要是先天或后天通过尿道周围筋膜形成的尿道突出物，可发生于任何年龄段。该病临床中的发病率为0.6%～6%[1, 2]。其病因目前尚不清楚，目前主要认为一个或多个尿道旁腺导管的阻塞造成腺体内潴留囊肿形成，继发感染，脓肿形成并破裂回尿道腔，形成尿道憩室。

尿道憩室常见临床表现为：排尿困难、排尿滴沥和性交困难，部分患者症状可表现为反复的尿路感染，包括尿频、尿急、尿痛，症状无特异性。容易与其他疾病混淆，耽误治疗的时机。对于反复下尿路症状的年轻女性，持续治疗后无明显好转，需考虑本病的可能[3]。尿道憩室通过体格检查往往能发现端倪。憩室一般位于尿道腹侧，阴道前壁，距离尿道口2～3cm。阴道前壁可触及有包块，压痛明显。挤压有尿液或者脓血性液体排出是典型体征。尿道镜作为一项侵袭性检查，可明显尿道情况和憩室开口部位，但有时候不易发现憩室开口。尿道造影可显示憩室形态。如果有充盈缺损，提示憩室内合并有结石、肿瘤或者炎性肿块可能[4, 5]。目前有部分学者建议双气囊尿道造影[6]，更容易显现出憩室的形态，防止漏诊。双气囊尿道造影主要是通过双气囊导尿管，堵住尿道内外口，在隔离的尿道内加压注入造影剂，从而显示憩室。经阴道B超无创，安全，可作为首选检查，能了解憩室及周围情况。同时术中B超可了解憩室壁厚及憩室与尿道距离，避免损伤尿道壁及膀胱颈部。经阴道超声可对全段尿道进行检查，能较清晰的显示病变部位、性质、大小及血流情况。腔内探头频率高、分辨率高，可以明显提高诊断及准确率。尿道憩室再超声中的表现可有单纯囊性、复杂囊性，当憩室存在反复感染后可表现为囊实性，甚至实性回声。MRI可明确诊断，提供三维信息，有助于手术计划的制订[7]。

在诊疗过程中尿道憩室需与宫颈管囊肿、膀胱突出、尿道突出、阴道囊肿、尿道囊肿和巴氏囊肿等进行鉴别，其中鉴别难点是阴道囊肿及尿道囊肿[8]。前者常位于阴道的后壁下段或侧壁的阴道壁组织内，而尿道憩室与尿道关系密切，不位于阴道组织内。后者为在尿道上未见明显开口和无明显的临床症状。这需要在检查过程中需结合患者病史资料综合诊断，必要时可行尿路造影或其他影像学检查。

对于无症状患者一般可随访观察，无需治疗[9]。有症状的患者初始阶段可使用抗生素及抗胆碱能药物对症治疗，部分患者甚至可以用排尿后指压缓解症状。但是大部分患者需要进一步手术治疗。手术方式目前主要是通过阴道的尿道憩室切除术。该手术方式视野清除，憩室可完全切除，术中可多层缝合，避免术后感染及瘘道产生，术后复发率低。手术当天预防性使用抗生素。术中阴道前壁行"U"形切口，切口顶端位于憩室远端，游离阴道前壁。在憩室表面分离尿道周筋膜，充分暴露憩室直至尿道开口。如果开口不明显，可结合尿道镜，从尿道内置入尿道探杆指引。完整的将憩室切除，尽量避免对尿道造成严重的伤害。无张力多层次缝合尿道壁、筋膜、阴道壁[10]。

目前也有部分学者采用经尿道憩室内切开联合经阴道尿道成形术[11]。主要方法是经尿道将电切镜置入完成膀胱探查，观察膀胱内有无病变。退至尿道明确尿道壁憩室口位置，阴道指检压迫憩室，辨认尿道括约肌和憩室口毗邻关系。电极进入憩室口后沿尿道及憩室间隔行环形切开，切开时垂直尿道长轴，保证憩室完全敞开，充分电凝破坏憩室壁。阴道尿道成形术用阴道拉钩有效暴露阴道前壁，将电切镜置入尿道内，肠线紧密缝合尿道憩室对应阴道前壁缩窄尿道。尿道内憩室切开具备手术时间短、创伤小、术后并发症的优点，但是容易复发，同时对尿道的损伤更难评估。

四、病例点评

女性尿道憩室临床表现多样，非常容易被忽视。对于下尿路症状持续存在切治疗无效的患者，需考虑本病可能。只要想到了该病，通过体格检查一般能明确诊断。憩室较小，无症状，可考虑保守治疗，较大或者症状明显需手术[12]。

手术过程中，需避免尿道括约肌的损伤，引起尿失禁，术中需加强尿道的保护，分离过程中应该紧贴憩室壁以避免损伤。切口选择要恰当，能充分暴露病灶，术中留置导尿管不但可减少尿道损伤的机会，还能帮助术中局部的解剖、分离，如有尿道损伤则选用可吸收线作尿道修补。阴道内填塞碘仿纱条既有局部消炎、引流作用，又有加压、止血作用，有利于手术修复后的残腔闭合，术后周拔除碘仿纱条时阴道伤口各层可达到较为紧密的愈合。术后留置的 18 ～ 20F 优质硅胶双腔气囊导尿管对尿道刺激较小，除能有效引流膀胱尿液确保尿道愈合、预防尿道憩室复发外，还对并发尿道狭窄有预防作用[14]。

术后复发是常见的并发症。术中完全、彻底的切除并且分层缝合，关闭无效腔，一般再复发概率可显著降低。术中可保留较多的纤维结缔组织，有利于多层缝合，避免术后窦道的产生。部分学者采用在经阴道尿道憩室切除后，利用带蒂大阴唇皮下脂肪垫转移方式填塞残腔，从而增加手术的成功率[15]。填塞组织增加了尿道后外侧壁与阴道前壁之间的组织厚度，增强了局部的组织修复能力从而增加手术成功率。带蒂大阴唇皮下脂肪垫游离方便，有良好的血供，转位移植时无张力及扭曲，是尿道憩室手术中可选用的合适的移植修复材料，不仅能积极预防术后尿道阴道瘘的发生，也能有效预防尿道憩室的术后再复发。目前临床上补片也可以尝试使用，在尿道开口及阴道壁之间垫入生物材料，可减少术后复发的概率[16]。

参考文献

[1]Dubey D，Kumar A，Bansal P，et al.Substitution urethroplasty for anterior urethral strictures：a critical appraisal of various techniques[J].Br J Urol，2003，91：215-218.

[2]Elliott SP，etro MJ，McAnich JW.Long-term follow-up of the ventrally placed buccal mucosa onlay graft in bulbar urethral reconstruction[J].J Urol，2003，169：1754-1757.

[3]Kellner DS，Fracchia JA，Armenakas NA.Ventral onlay buccal mucosal grafts for anterior urethral strictures：long-term follow-up[J].J Urol，2004，171：726-729.

[4]Ganabathi K，Leach GE，Zimmern PE，et al.Experience with the management of urethral diverticulum in 63 women[J].J Urol，1994，152：1445-1452.

[5]Allen D，Mishra V，Pepper W，et al.A single-center experience of symptomatic male urethral diverticula[J].Urology，2007，70：650-653.

[6]Romanzi LJ，Groutz A，Blaivas JG.Urethral diverticulum in women：diverse presentations resulting in diagnostic delay and mismanagement[J].J Urol，2000，164：428-433.

[7]Kibar Y，Coban H，Irkilata HC，et al.Anterior urethral valves：an uncommon cause of obstructive uropathy in childen[J].J Pediatr Urol，2007，3：350-353.

[8]Maiti SK，Raghuvanshi PDS，Divya M.et al.Surgical correction of urethral diverticulum in a female prudo-hermaphrodite crossbred calf[J].Iran J Vet Res，2018，19（1）：57-59.

[9]Trill J，Simpson C，Webley F，et al.Uva-ursi extract and ibuprofen as alternative treatments of aduh female unnary tract infection（ATA-FUTI）：study protocol for a randomised controlled trial[J].Trials，2017，18（1）：421.

[10]Chung ASJ，Mccammon KA.Incidence and management of lower uri-nary tract symptoms after urethral stricture repair[J].Current Urol Rep，2017，18（9）：70.

[11]Lo TS，Jaili SB，Ibrahim R.A complicated urethrovaginal fistula following an inappropriate urethral diverticulum management[J].Taiwan J Obstet Gynecol，2017，56（4）：534-537.

[12]Reeves FA，Inman RD，Chapple CR.Management of symptomatic urethral diverticula in women：a single-centre experience[J].Eur Urol，2014，66（1）：164-172.

[13]El-Nashar SA，Bacon MM，Kim-Fine S，et al.Incidence of female urethral diverticulum：a population-based analysis and literature review[J].Int Urogynecol J，2014，25（1）：73-79.

[14]Hey W.Practical observations in surgery[M].Humphreys J，1805：303-305.

[15]Greenwell TJ，Spilotros M.Urethral diverticula in women[J].Nat Rev Urol，2015，12（12）：671-680.

[16]Ockrim JL，Allen DJ，Shah PJ，et al.A tertiary experience of urethral diverticulectomy：diagnosis，imaging and surgical outcomes[J].Bju Int，2009，103（11）：1550-1554.

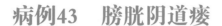

病例43 膀胱阴道瘘

一、病历摘要

（一）基本信息

患者：女性，59 岁。

主诉：全子宫切除术后阴道内流液 1 年余。

现病史：患者于 1 年前因宫颈癌于外院行经腹腔镜下全子宫切除＋双侧附件切除术，术后病理提示宫颈非角化型鳞癌。术后 1 个月发现阴道内有尿液流出，无自主排尿。外院检查 CTU 提示膀胱阴道瘘。

既往史：既往体健。否认心、脑肾等慢性病病史。否认肝炎、结核病等传染病病史。否认药物、食物和其他过敏史。否认输血史。既往因左下肢骨折手术，现恢复良好。

个人史：生于江苏，久居当地。未到过疫区及地方病流行区。否认吸烟史，否认药物依赖、麻醉毒品等不良嗜好。否认工业毒物、粉尘、放射性物质接触史。否认性病及冶游史。已婚育，家人体健。

家族史：否认家族性、遗传性疾病史。

（二）体格检查

入院腹部可见膀胱造瘘中，腹部可见原手术瘢痕，余无殊。

（三）辅助检查

入院后行膀胱造影提示膀胱阴道瘘。膀胱镜检查在膀胱三角区 7 点方向可见瘘口，直径约 2cm。双侧输尿管开口距离瘘口约 4cm。从阴道内置镜观察发现距离阴道口 5cm 处阴道闭锁位置见瘘口（病例 43 图 1）。

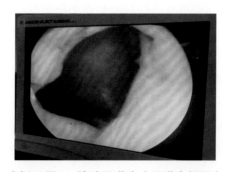

病例43图1　膀胱阴道瘘（阴道内视野）

（四）诊断

膀胱阴道瘘。

（五）诊疗经过

患者在充分准备后行全麻下经阴道膀胱瘘修补术。术中用尖刀片沿瘘口切开一圈，将膀胱黏膜与阴道黏膜分开。直视下分三层缝合膀胱黏膜、纤维结缔组织、阴道黏膜。

（六）随访

术后 8 周左右拔出导尿管，患者自行排尿，未有再次阴道内漏尿情况发生。

二、病例分析

本例属于典型妇科疾病术后膀胱阴道瘘。患者在妇科手术后 1 个月发现膀胱阴道瘘。在术后 3 个月炎症、水肿消退后入我院行瘘修补术。术前行膀胱镜和阴道镜明确瘘口位置、大小及瘘口与输尿管开口相对位置。该患者瘘口距离阴道较浅，直径约 2cm，膀胱内瘘口位置位于膀胱颈部。术前进行了充分的准备，膀胱内每日无痛碘冲洗，在尿培养明确无菌后择期手术。术中采用经阴道途径修补瘘口，创伤小，愈合快。对于瘘口的缝合比较确切，采用多层交叉缝合，手术成功率较高。该患者因为瘘口比较表浅，所以在切开瘘口分离膀胱和阴道时直接选择了尖刀片切开，增加手术的成功率。对于比较深的一些瘘口，本中心常会选择电切镜环形切开瘘口。

三、疾病介绍

膀胱阴道瘘目前最常见于妇科肿瘤术后，考虑术后热损伤引起可能性较大[1]。本中心其他少见的发病原因包括：顺产、阴道内长期异物、肿瘤盆腔放疗。膀胱阴道瘘一旦发生，对患者的身心健康、夫妻关系影响重大，并造成较大的社会负担，需要积极治疗[2, 3]。

膀胱阴道瘘的诊断一般结合病史，膀胱造影及膀胱镜均能明确诊断。但同时需要与输尿管阴道瘘鉴别，对于一些阴道内流液，但是膀胱内未发现瘘口的患者需高度警惕输尿管阴道瘘的存在。术前可以通过 CTU 检查明确是否合并输尿管阴道瘘。术前膀胱及阴道镜对于膀胱阴道瘘患者起着重要的作用。通过镜检需要明确瘘口的数量、大小、位置，与双侧输尿管开口的关系及瘘口在阴道内的位置。如果瘘口距离输尿管开口较近，术前需置入支架保护输尿管开口，防止缝合时损伤输尿管口。同时也需要评估患者瘘口周围组织的条件，是否具备修补的条件。尤其是放化引起瘘，膀胱镜能很明显观察到瘘口周围组织僵硬，修补的失败率较高。这类患者可适当延缓手术时机。大部分患者的瘘口比较明显，对于一些比较小的，不易观察的瘘口，可通过亚甲蓝实验从阴道内观察瘘口。

早期发现的较小的单纯膀胱阴道瘘可尝试保守治疗，保守治疗的主要原则是充分膀胱引流、加强营养及抗感染。持续导尿应维持至少 3 ~ 4 周，若保守治疗 1 个月无效可考虑手术治疗。保守治疗是否成功取决于瘘口大小、瘘形成时间距治疗时间、导尿的时间、瘘形成的原因。

目前膀胱阴道瘘的手术方法主要分为经阴道和经腹部两种手术入路[4]。部分学者也建议在腹腔粘连不明显的情况下腹腔镜也是一种较好的选择。经阴道途径可适用于大部分膀胱阴道瘘患者，手术相对创伤小，愈合快，无手术并发症，而且可以重复多次[5]。本中心有过 2 例患者 2 次修补成功，1 例 3 次修补成功。瘘口由大到小，最后由小到无。术中对于瘘口的切开分离，首选尖刀片锐性切开，尽量保证创面的新鲜。部分较深的瘘口，可选择针状电极，环形切开瘘口分离膀胱及阴道壁。分离过程中尽可能游离充分，保证缝合时候无张力。但是经阴道也面临手术视野的局限性。尤其当瘘口位置较深时，往往手术缝合难度大。本中心对这类患者，尝试应用单孔腹腔镜技术。经阴道应用单孔腹腔镜器械进行缝合，部分患者也取得了较好的疗效。同时本中心也开创性的尝试经膀胱内瘘口修补，希望将来能更好的服务这类患者。

手术修补的时机早期如果能在 72 小时内发现，此次仍有修复的机会。但是大部分患者发现都是损伤后数周，甚至数月。此时损伤部位出现炎症反应，水肿，瘢痕化。这时候需要等瘘口周围炎症、水肿消退后，窦道形成才可手术。一般认为需要 3 ~ 6 个月以后手术修补才能取得良好的效果。放疗引起的瘘由于局部情况差，膀胱、阴道壁组织薄、血运差、纤维化严重，可进一步延长至 1 年，待组织恢复好转后方可手术。

放疗引起的膀胱阴道瘘较难处理[6]。放疗容易引起组织广泛的破坏，瘢痕修复，而且放疗常常引起各种各样的并发症，包括放射性膀胱炎、血尿、肠梗阻等等。这部分患者再次腹部手术的机会极其渺茫，经阴道手术因为组织的僵硬、乏血管化常常也无法起到良好的效果。我院成功修补过 2 例患者，一例患者经过 3 次经阴道修补后才成功。一例患者因组织僵硬无法暴露瘘口视野，尝试使用改良阴道闭锁术，直接将阴道末端分层缝合，将残留阴道成为膀胱的一部分。虽然术后患者排尿功能紊乱，但不再漏尿，生活质量得到了改善。

四、病例点评

膀胱阴道瘘是膀胱和阴道之间的异常通道。目前关于膀胱阴道瘘修补术的手术方式多样。经阴道手术已经成为治疗膀胱阴道瘘的主要手术方法[7]。适用于大部分患者。但是对于部分复杂性膀胱阴道瘘患者不能行经阴道修补，转而行经腹部修补[8]。目前定义的复杂性膀胱阴道瘘满足以下一项或多项条件：①涉及尿道括约肌的瘘；②合并输尿管损伤或瘘口引起上尿路积水严重，需要行输尿管再植者；③涉及直肠等周围器官；④

因癌症、结核、放疗等引起的瘘；⑤瘘口巨大者；⑥曾有修补失败经历者。但各种情况并不绝对，需个体化进一步制定适合患者的治疗方式[9,10]。

手术时期一般时间为妇产科手术 3 ~ 6 个月后，术前和术中应采取有效措施预防术后并发症的发生，提高手术的成功率，总结如下：①术前膀胱造瘘，保持引流通过，同时膀胱内无痛碘冲洗，尽量再术前保证尿液内无菌。②对于老年患者或行卵巢切除时间过长的患者，可口服雌激素促使瘢痕组织软化，使分离更容易进行。③术中充分游离瘘口周围的阴道壁及膀胱壁组织。分离应使瘘口周围组织充分松弛。尽可能清除窦道及周围不良组织。分离的方式可选用尖刀片直接切开。对于部分较深的瘘口可选用电切镜环形切开瘘口。④保证缝合无张力。缝合采用分层，垂直交叉的缝合方式。⑤如果有较好的组织物填塞，比如经腹手术采用大网膜组织覆盖能加强瘘口的物理强度，提高手术成功率。目前组织工程进展方面，有部分填塞的材料，可以加速促进组织纤维化，加快瘘口的闭合[11, 12]。

术后的围术期选择敏感抗生素控制感染，加强营养。同时要务必确保导尿管通通畅。术后导尿管可以选择 20F 号，防止因为导尿管堵塞导致膀胱过度充盈引起手术失败。术后抗胆碱能药物的使用应作为常规，频繁的膀胱痉挛会极大影响瘘口的愈合。术后拔除导尿管时间一般 4 ~ 8 周左右。

参考文献

[1]Luo DY，Shen H.Transvaginal repair of apical vesicovaginal fistula：a modified latzko technique-outcomes at a high-volume referral center[J].Eur Urol，2019，76（1）：84-88.

[2]Lee D，Zimmern P.Vaginal approach to vesicovaginal fistula[J].Urol Clin North Am，2019，46（1）：123-133.

[3]Miklos JR，Moore RD，Chinthakanan O.Laparoscopic and roboticassisted vesicovaginal fistula repair：a systematic review of the literature[J].J Minim Invasive Gynecol，2015，22（5）：727-736.

[4]Doherty S，King J.Management of a complex vesicovaginal fistula：a case report[J].Aust N Z J Obstet Gynaecol，2019，59（48）：76-77.

[5]Bragayrac N，Azhar RA，Fernandez G，et al.Robotic repair of vesicovaginal fistulae with the transperitoneal-transvaginal approach：a case series[J].Int Braz J Urol，2014，40（6）：810-815.

[6]Fouad LS，Chen AH，Santoni CJ，et al.Revisiting conservative management of vesicovaginal fistula[J].J Minim Invasive Gynecol，2016，24（4）：514-515.

[7]Yuh LM，Rothschild JG.Complications and Long-Term sequelae of bladder fistula repair[J].Current Bladder Dysfunction Reports，2016，11（4）：317-324.

[8]Theofanides MC，Sui W，Sebesta EM，et al.Vesicovaginal fistulas in the developed world：an analysis of disease characteristics，treatments，and complications of surgical repair using the ACSNSQIP database[J].Neurourol Urodyn，2017，36（6）：1622-1628.

[9]Pshak T，Nikolavsky D，Terlecki R，et al.Is tissue interposition always necessary in transvaginal repair of benign，recurrent vesicovaginal fistulae？[J].Urology，2013，82（3）：707-712.

[10]Bodner-Adler B，Hanzal E，Pablik E，et al.Management of vesicovaginal fistulas（VVFs）in women following benign gynaecologic surgery：a systematic review and meta-analysis[J].PLoS One，2017，12（2）：e0171554.

[11]Ghosh B，Wats V，Pal DK.Comparative analysis of outcome between laparoscopic versus open surgical repair for vesicovaginal fistula[J].Obstet Gynecol Sci，2016，59（6）：525-529.

[12]Wong C，Lam PN，Lucente VR.Laparoscopic transabdominal transvesical vesicovaginal fistula repair[J].J Endourol，2006，20（4）：240-243.

病例44　前列腺癌术后尿道狭窄

一、病历摘要

（一）基本信息

患者：男性，79岁。

主诉：进行性排尿困难半年。

现病史：患者于1年前因前列腺癌（$T_2N_0M_0$）行腹腔镜前列腺癌根治性切除术，术后病理前列腺癌，Gleason评分4＋4，术后恢复良好，2周左右拔出导尿管。拔出导尿管后无明显排尿困难及尿失禁。半年前患者逐渐开始出现进行性排尿困难，无腰酸、腰痛，无恶心、呕吐，无血尿。来我院就诊，PSA未升高，B超残余尿55ml，最大尿流率8ml/s。门诊予以定期尿道扩张后略有好转。近2周排尿困难再次加重，查B超提示有膀胱结石，拟"尿道狭窄，膀胱结石"收入院进一步治疗。

既往史：平素体健，无高血压及糖尿病病史。既往有肝癌手术史，恢复良好。否认肝炎、结核病等传染病病史。预防接种史不详。否认药物、食物和其他过敏史。否认外伤及输血史。否认心、脑肾等慢性病史。

个人史：生于上海，久居当地。未到过疫区及地方病流行区。生活较规律，居住条件较好。否认药物依赖、麻醉毒品等不良嗜好。否认工业毒物、粉尘、放射性物质接触史。否认性病及冶游史。25岁结婚，子女体健。

家族史：家族中无同类疾病患者。

（二）体格检查

体格检查无明显异常。

（三）辅助检查

B超：双肾积水，左侧集合系统分离14mm，右侧集合系统分离19mm，膀胱内见小房小梁形成，见一强回声，直径约9mm，伴声影，残余尿162ml。尿道造影提示后尿道狭窄（病例44图1）。

（四）诊断

前列腺癌根治术后，尿道狭窄。

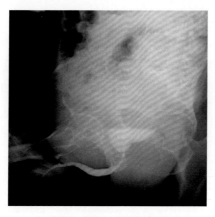

病例44图1　尿道造影

（五）诊疗经过

患者于 2019 年 8 月 20 日全麻下行尿道瘢痕切除＋碎石术，术中见吻合口狭窄针尖样大小，置入安全导丝后将瘢痕切开，将管腔扩大，并且用曲安奈德联合氟脲嘧啶瘢痕内注射。膀胱内结石碎石后冲出。留置 20F 导尿管，术后 3 周左右拔出导尿管。

（六）随访

患者术后排尿明显好转，目前狭窄无复发，但有轻微的尿失禁，目前随访至今良好。

二、病例分析

本患者为腹腔镜前列腺癌术后 1 年内发生膀胱颈、尿道吻合口狭窄，在疾病进展过程中引起慢性尿潴留，继发双肾积水及膀胱结石。初始治疗通过尿道扩张取得一定的疗效，之后效果越来越差。入院后通过微创手术直视下内切开及药物注射联合取得了良好的疗效。

三、疾病介绍

前列腺癌术后尿道狭窄的发病率为 7% ~ 17%，是一种比较常见的并发症，其处理是泌尿外科的难点[1]。不同手术方式出现狭窄的概率也有较大区别，机器人辅助前列腺癌根治术后尿道狭窄复发率仅为 0.6% ~ 3%。前列腺癌接受外放射治疗后手术出现尿道狭窄的发病率会明显提高至 25%，治疗难度也更大。一般术后狭窄发生的时间在 4 ~ 10 个月，大部分患者在术后 1 年以内出现排尿困难[2]。前列腺癌术后发生狭窄的危险因素非常多，包括：感染、留置导尿时间、前列腺体积、瘢痕体质、年龄、肿瘤体积、包膜侵犯、淋巴结转移、精囊受累及肿瘤复发等。对于既往曾经行 TURP 术的患者根治术后是否增加尿道狭窄发生率目前存在争议。目前公认吻合技术与狭窄的复发有密切的关系。吻合的关键是要保证黏膜与膀胱黏膜无张力吻合。精准的缝合术后狭窄的复发率会明显降低。目前缝合针数与狭窄的关系并不明确。缝合过少容易漏尿，漏尿引起的炎性刺激会增加再狭窄的概率。缝合过多导致局部缺血，也可引起狭窄。缝合过程中进行适当的减张，将膀胱前壁与尿道周围筋膜组织缝合有一定概率降低术后尿道狭窄的发生。

前列腺癌术后狭窄的诊断比较容易，尿道造影及尿道镜可以明确，但是要警惕合并其他部位的尿道狭窄 [3]。同时需要在治疗过程中注意因为肿瘤局部复发从而引起尿道狭窄的情况。

前列腺癌术后尿道狭窄的治疗可采用尿道扩张，包括金属探条、球囊扩张等，但容易复发。目前球囊扩张的争议性较大，有学者认为球囊扩张效果显著，可作为术后狭窄的首选治疗，但也有学者报道没有明显的优越性。球囊扩张目前一般选用 30F 球囊，术后置入 22F 导尿管。部分学者认为即使术后瘢痕部分回缩，尿道内径仍较粗，不影响患者的排尿。球囊扩张过程中不建议时间过长，一般 3 ~ 5 分钟即可，长时间的扩张也会引起尿道黏膜缺血，增加术后尿道狭窄复发的概率。直视下尿道内切开（direct vision internal urethrotomy，DVIU）目前作为比较普遍的方法应用在此类患者。该技术操作简单，损伤小，不良反应小，而且可以重复操作。但是成功率差异明显，在 25% ~ 73%，不同的学者报道差别较大。反复手术有部分患者可受益，但是反复手术是否会增加开放手术的难度，同时多次手术是否会增大尿道狭窄的复杂性都是目前需考虑的问题。内切开可以考虑应用冷刀、激光、电切镜等。运用电切镜的过程需尽可能将瘢痕组织完全切除。在手术切除过程中，需密切注意损伤直肠可能，尽量避免引起这类严重的并发症的可能。同时因为手术扩大管腔，术后出现尿失禁的情况的比率也会明显升高。

目前很多学者都在尝试切除瘢痕后将药物注射于组织内，起到抑制瘢痕生长的作用，增加手术的成功率，已经取得初步成效 [4]。目前应用的药物包括曲安奈德、5- 氟尿嘧啶等。曲安奈德是一种皮质类固醇激素可抑制细胞的有丝分裂和 DNA 合成，从而抑制瘢痕组织内的成纤维细胞增生，减少胶原合成，增加胶原酶活性，加快胶原降解。同时，通过影响糖和蛋白质的代谢抑制血管的增生，使瘢痕组织逐渐萎缩，起到预防和治疗的效果。5-FU 是一种广谱抗肿瘤药物，主要通过抑制细胞 DNA 的合成，从而达到抑制肿瘤细胞增生的目的 [5, 6]。近年来发现 5-FU 对瘢痕形成有一定的抑制作用，在手术后局部运用 5-FU 能有效预防瘢痕的复发。其抑制瘢痕形成的作用机制仍不十分明确，可能是通过竞争性抑制阻断 DNA 的合成和转录，抑制成纤维细胞增生；抑制成纤维细胞中诱导 I 型胶原基因表达的 B 转化生长因子（TGF-β），降低成纤维细胞胶原合成和分泌能力；诱导成纤维细胞凋亡；抑制瘢痕内局部血管增生 [7]。目前临床应用

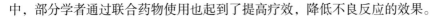

中，部分学者通过联合药物使用也起到了提高疗效，降低不良反应的效果。

对于多次微创手术均无效的患者可以考虑开放手术[8]。但是采用开放手术治疗前列腺癌根治术后尿道狭窄的报道极为少见。一方面因为手术难度极大，另一方面再经过多次治疗后，肿瘤患者的预期寿命通常不长，这种情况下可能考虑更为保守的长期留置导尿可能更容易接受。开发手术入路部分学者采用经腹部，也有采用经会阴途径，但手术难度都不小。可根据医生的手术经验综合选择。但是开放手术后尿失禁的概率往往会非常大，而且之后再次安装人工尿道括约肌的难度也会提高[9]。

目前尿道镍钛合金前列腺三角支架的产生给临床提供了新的思路，对于部分患者可考虑永久性尿道支架置入。尿道支架置入可采用局麻状态下置入，安装简单，迅捷，不良反应小。但费用较高，而且临床上仍然需要更多的长期临床随访观察资料。

四、病例点评

前列腺癌术后尿道狭窄目前治疗顺序：首先尿道硬性探杆扩张，然后考虑球囊扩张；无效后考虑 DVIU，可联合药物注射；再无效考虑尿道镍钛合金支架，最后考虑开放手术重建尿道。具体手术方式根据各地的医疗水平及医生熟悉的手术技巧综合判断。

参考文献

[1]Beck V，Apfelbeck M，Chaloupka M，et al.Stricture of the vesicourethral anastomosis after radical prostatectomy[J].Urologe A，2018，57（1）：29–33.

[2]Browne BM，Vanni AJ.Management of urethral stricture and bladder neck contracture following primary and salvage treatment of prostate cancer[J].Curr Urol Rep，2017，18（10）：76.

[3] 张启发，徐丹枫，阴雷，等 . 腹腔镜前列腺癌根治术中两种膀胱尿道吻合方法的比较研究 [J]. 临床泌尿外科杂志，2012，27（1）：8–11.

[4]Song J，Eswara J，Brandes SB.Postprostatectomy anastomosis stenosis：a systematic review[J].Urology，2015，86（2）：211–218.

[5] 郝冬月，李小静 .5- 氟尿嘧啶在病理性瘢痕治疗中的应用进展 [J]. 中华医学美学美容杂志，2010，16（4），286–288.

[6] 武晓莉，刘伟，曹谊林 . 低浓度 5- 氟尿嘧啶抑制血管增生在瘢痕疙瘩综合治疗中的作用初探 [J]. 中华整形外科杂志，2006，22（1），44–46.

[7]Davison SP，Dayan JH，Clemens MW，et al.Efficacy of intralesional 5–fluorouracil and triamcinolone in the treatment of keloids[J].Aesthet Surg J，2009，29（1），40–46.

[8]Altinova S, Serefoglu C, Ozdemir J, et al.Factors affecting urethral stricture development after radical retropubic prostatectomy[J].Int Urol Nephrol, 2009, 41（4）: 881-884.

[9]Giudice CR, Lodi PE, Olivares AM, et al.Safety and effectiveness evaluation of open reanastomosis for obliterative or recalcitrant anastomotic stricture after radical retropubic prostatectomy[J].Int Braz J Urol, 2019, 45（2）: 253-261.

病例45 前列腺癌术后膀胱直肠瘘

一、病历摘要

(一)基本信息

患者：男性，66岁。

主诉：肛门内尿液漏出1年余。

现病史：患者于2年前因前列腺增生行经尿道前列腺电切术，术后病理提示前列腺癌（$T_{1c}N_0M_0$）。半年后进一步行腹腔镜下前列腺癌根治性切除术。术后3个月发现肛门内有尿液流出。外院行膀胱造瘘及结肠造瘘后于我院进一步治疗。患者合并有尿失禁，性功能障碍，无排尿困难。

既往史：既往体健。有糖尿病病史，平素口服二甲双胍，皮下注射胰岛素，控制好。否认心、脑肾等慢性病史。否认肝炎、结核病等传染病病史。预防接种史不详。否认药物、食物和其他过敏史。否认外伤及输血史。

个人史：生于上海，久居当地。未到过疫区及地方病流行区。生活较规律，居住条件较好。否认吸烟史，否认药物依赖、麻醉毒品等不良嗜好。否认工业毒物、粉尘、放射性物质接触史。否认性病及冶游史。已婚育，家人体健。

家族史：否认家族性、遗传性疾病史。

(二)体格检查

腹部可见结肠造口及膀胱造瘘中。

(三)辅助检查

膀胱造影提示膀胱直肠瘘（病例45图1）。膀胱镜检查在膀胱三角区近颈部截石位6点方向可见瘘口（病例45图2），直径约0.5cm。双侧输尿管开口距离瘘口约3cm。从肛门内置镜观察发现距离肛管3cm处12点方向瘘口，直径约0.3cm。

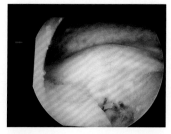
病例45图1 术前膀胱造影检查

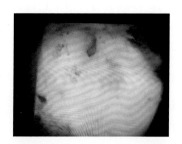
病例45图2 膀胱镜检查瘘口

（四）诊断

膀胱直肠瘘。

（五）诊疗经过

患者于 2020 年 9 月 27 日全麻下行经肛门膀胱直肠瘘修补术。术中用电切镜沿瘘口切开一圈，将膀胱黏膜与直肠黏膜分开。直视下分三层缝合膀胱黏膜、纤维结缔组织、直肠黏膜。

（六）随访

术后 6 周左右拔出导尿管，患者自行排尿，未有再次肛门内漏尿情况发生。

二、病例分析

本例属于典型的前列腺癌术后膀胱直肠瘘。瘘口位置位于吻合口附近，瘘口较小。术前尿、粪分离，准备工作充分。术中采用经肛门途径修补瘘口，对于瘘口的缝合比较确切，采用多层交叉缝合，术后再次出现瘘的概率较小。

三、疾病介绍

前列腺癌根治术后直肠瘘国外各中心报道发生率不等，高者可达 11%，国内亦有小宗病例报道[1, 2]。如前列腺癌根治术中发现直肠损伤，在术前肠道准备的情况下可立即修补。但继发于前列腺根治术的尿道直肠瘘患者多于手术 48 小时后发现，失去立即手术修补的时机。此时可根据瘘口大小决定是否进行尿、粪改道[3]。

尿、粪改道在经肛门修补术前的准备中具有重要意义。膀胱造瘘能降低引流管对膀胱三角区的刺激，减少膀胱痉挛，同时更有易于膀胱冲洗。肠造口则可有效减少膀胱内感染，更利于伤口愈合。为明确瘘口情况、清除膀胱内杂质，术前常规应进行膀胱镜检查。粪石存在之处往往即为瘘口所在，因粪石常附着于黏膜，且双频激光、钬激光碎石效率均不理想，因此清理较为困难。粪石清理干净后，可较好暴露瘘口，此时可借助膀胱软镜检查，在膀胱内注入亚甲蓝后，经肛门观察以明确瘘口数目、大小、位置等信息[4]。

如术前已行肠造口，则术后可在早期恢复饮食，保证营养支持，促进伤口愈合。因术中灌洗液等刺激，易使肠道产生黏液，在引流净肠道积存气、液后即可拔除肛管，鼓励患者起床活动，但活动时注意保持动作轻柔，避免会阴部张力过大。术后早期足量应用解痉药物对伤口愈合有关键作用，应充分向患者说明膀胱痉挛的感觉及注意事项，同时注意鉴别因血块造成的膀胱造瘘管堵塞。出院前应嘱咐患者及时更换集尿袋，必要时行膀胱冲洗，以减少尿路感染，为伤口愈合创造有利条件[5]。

四、病例点评

尿道直肠瘘的手术修补入路包括经会阴、经括约肌、经腹、经肛门及联合路径等[6~8]。手术方法各有优缺点，Youssef 等报道使用经会阴路径修补，成功率100%，经会阴路径是泌尿外科医师最为熟悉的手术入路，能更好地暴露瘘口，同时处理尿道狭窄等，利用游离周围组织瓣嵌入瘘口，可能获得更好的修补成功率[9]。但对术后控尿及勃起功能的影响是本方法的限制。York-Mason 术式即为经典的经括约肌路径修补，Dal Moro 等以此术式治疗 10 例前列腺癌根治术后患者均获成功[10]，此组患者修补术前均行膀胱造瘘及结肠造口，术后未发现尿失禁及大便失禁。此术式出血少，但无法获取足够的组织瓣嵌入，同时可能伴术后肛门狭窄或大便失禁。经腹路径便于获取网膜、腹膜等组织进行瘘口隔离，对高位、瘘口较大的瘘有一定价值，但由于手术创伤大、骨盆内操作困难等，临床应用少，Sotelo 等通过经腹路径腹腔镜下修补 3 例前列腺癌根治术后患者获得较满意效果[11]。Latzko 术式为较早报道的经肛门路径手术方法，Noldus 等用此方法对 6 例前列腺癌根治术后瘘的患者进行修补，手术均获成功[12]。

经肛门路径操作空间有限，可以借助电切镜，首先将瘘管及周围瘢痕组织切除，并利用电切襻物理分离尿道及直肠壁。缝合可采用 3-0 可吸收线，尽量选择 4/8 弧度以上的缝针，便于狭小空间操作，同时注意分层错位缝合，以减小同一垂直位置渗漏的可能。

经肛门路径尿道直肠瘘修补术式具有创伤小、并发症少、可重复手术等特点，是低位、瘘口较小、未经放疗病例的可选择治疗方式。但个体手术方式须根据患者病情及手术医师对各术式的熟练程度综合决定。

参考文献

[1]Hechenbleikner EM，Buckley JC，Wick EC.Acquired rectourethral fistulas in adults：a systematic review of surgical repair techniques and outcomes[J].Dis Colon Rectum，2013，56（3）：374-383.

[2]Thomas C，Jones J，Jäger W，et al.Incidence，clinical symptoms and management of rectourethral fistulas after radical prostatectomy[J].J Urol，2010，183（2）：608-612.

[3]Harris CR，McAninch JW，Mundy AR，et al.Rectourethral fistulas secondary to prostate cancer treatment：management and outcomes from a multi-institutional combined experience[J].J Urol，2017，197（1）：191-194.

[4]Lassen PM，Kearse WS.Rectal injuries during radical perineal prostatectomy[J].

Urology，1995，45（2）：266–269.

[5] 邱志磊，梁鑫，徐立柱，等 . 腹腔镜下根治性前列腺切除术后膀胱直肠瘘二例报告 [J]. 中华泌尿外科杂志，2015，（10）：792–793.

[6]Ram í rez–Mart í n D，Jara–Rasc ó n J，Renedo–Villar T，et al.Rectourethral fistula management[J].Curr Urol Rep，2016，17（3）：22.

[7]Elliott SP，McAninch JW，Chi T，et al.Management of severe urethral complications of prostate cancer therapy[J].J Urol，2006，176（6 Pt 1）：2508–2513.

[8]Choi JH，Jeon BG，Choi SG，et al.Rectourethral fistula：systemic review of and experiences with various surgical treatment methods[J].Ann Coloproctol，2014，30（1）：35–41.

[9]Youssef AH，Fath–Alla M，El–Kassaby AW.Perineal subcutaneous dartos pedicled flap as a new technique for repairing urethrorectal fistula[J].J Urol，1999，161（5）：1498–1500.

[10]Dal Moro F，Secco S，Valotto C，et al.Twenty–year experience with surgical management of recto–urinary fistulas by posterior sagittal transrectal approach（York–Mason）[J].Surgery，2011，150（5）：975–979.

[11]Sotelo R，Mirandolino M，Trujillo G，et al.Laparoscopic repair of rectourethral fistulas after prostate surgery[J].Urology，2007，70（3）：515–518.

[12]Noldus J，Fernandez S，Huland H.Rectourinary fistula repair using the latzko technique[J].J Urol，1999，161（5）：1518–1520.

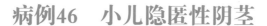

病例46 小儿隐匿性阴茎

一、病历摘要

（一）基本信息

患者：男性，10岁。

主诉：自幼发现阴茎包裹，包皮过长。

现病史：患者自幼发现阴茎包裹，包皮过长，当时未予重视，随着患者发育，发现阴茎短小，发育异常，无溃疡，无流脓及分泌物，无包皮及龟头红肿、瘙痒，无寒战高热，无尿频、尿急、尿痛。当时于外院就诊，外院未予处理，今为进一步治疗来我院就诊，门诊以"隐匿性阴茎"收入院。自发病以来，患者精神状态良好，体力情况良好，食欲、食量良好，睡眠情况良好，体重无明显变化，二便正常。

既往史：平素身体状况一般，否认高血压、糖尿病、脑血管疾病及精神疾病史；否认肝炎、结核及疟疾病史；预防接种史随当地；否认外伤手术史；否认输血史；否认药物及食物过敏史。

个人史：生于安徽宿州，久居当地，无疫源疫区接触史，无吸烟嗜酒史。无化学物质、有毒物质及放射物质接触史；无冶游史。

家族史：否认家族性遗传性及传染病史。

（二）体格检查

体温36.2℃，心率86次／分，血压119/66mmHg，呼吸18次／分；双肾区对称，无叩痛。双侧腹股沟区淋巴结未触及，阴茎发育异常，包皮覆盖阴茎头，呈鸟嘴样，外口狭窄，不能翻开显露阴茎头（病例46图1），无渗出及溃疡。双侧睾丸附睾未及异常。

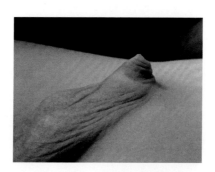

病例46图1 术前外阴侧面观

（三）辅助检查

心电图、血常规、尿常规、血生化检查正常。

（四）诊断

隐匿性阴茎。

（五）诊疗经过

患者入院后，完善各项检查，排除禁忌证，经过充分评估局部情况及术前讨论，全麻下行阴茎矫治术＋带蒂皮瓣移植术。术中见阴茎隐匿于皮下，阴茎发育尚可，尿道开口于阴茎头前端。距冠状沟 8mm 处切开包皮内板，沿 bucks 筋膜表面向根部分离，证实隐匿性阴茎诊断。切除异常附着筋膜，分离至耻骨前，于 2 点、10 点方位固定白膜后将阴茎归位。切除部分阴茎背侧皮肤转移至腹侧，切开阴茎阴囊处皮肤，6 点方位固定阴茎防止回缩，重建阴茎阴囊角，确切止血后 5-0 可吸收缝线缝合伤口，留置导尿（病例 46 图 2），伤口加压包扎。术后患者预防性使用抗生素预防伤口感染，无发热等表现，恢复顺利。术后第三天拔除导尿管，自主排尿畅，色清。术后第四天出院。

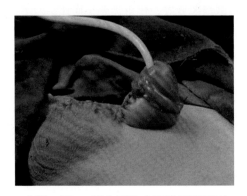

病例46图2　阴茎矫治术后外阴侧面观

（六）随访

术后随访，外观满意，排尿畅，无尿瘘。

二、病例分析

患者为青少年男性，自幼发现阴茎包裹，年龄增长后发现阴茎外观显露差，包皮能翻开或不能翻开，无包皮及龟头红肿、瘙痒、溃疡。尿道口无流脓及分泌物。阴茎通过牵拉后长度较正常。根据术前体格检查及术中手术解剖，排除了男性假性畸形、小阴茎、阴茎瘢痕挛缩等。阴茎矫治术＋带蒂皮瓣移植术完全恢复阴茎正常外观，治疗效果理想，无并发症。病史特点清晰，属于典型隐匿性阴茎病例，无混淆因素。诊断及治疗路线清晰，可作为典型示教病例。

二、疾病介绍

隐匿性阴茎是指阴茎隐匿于皮下，外观短小，其在我国青少年中的发病率约为2.5%[1]，较以往统计结果有所升高[2]。包皮呈鸟嘴样包住阴茎，与阴茎体不附着，将阴茎周围皮肤后推，可显露出正常阴茎体。部分隐匿性阴茎与肥胖有明显的联系，耻骨联合处大量脂肪垫会造成暂时性的隐匿阴茎，有可能随着年龄的增长和运动的增加而自愈。除了肥胖和后天性包皮外口瘢痕形成导致的阴茎束缚外，隐匿性阴茎的具体发生机制仍未完全阐明，可能是因胚胎时期发育异常，阴茎肉膜短缩，dartos 筋膜失去弹性，阴茎的皮肤没有锚定在深筋膜，限制了阴茎的外伸，使阴茎固定于耻骨联合下方[3]。隐匿性阴茎的诊断根据体格检查并无难度，但应注意有无并发尿道上裂等尿道畸形，如有并发尿道上裂，通常可于阴茎头部背侧触及一浅沟。

对隐匿性阴茎的治疗及手术年龄有较大的争议，如隐匿性阴茎症状可随着年龄的增长而好转，或能正常上翻包皮暴露阴茎头，可保守治疗。手术的适应证：①反复包皮感染；②伴有排尿困难；③年龄较大、包皮口狭小而外翻包皮困难。手术的目的是扩大包皮口，暴露阴茎头。禁忌只做单纯的包皮环切术，以免减少阴茎皮肤。隐匿性阴茎的矫正手术方式较多[4]，矫治重点包括异常增生的阴茎肉膜的切除、阴茎根部固定、外阴皮肤整形、去除耻骨上赘生的脂肪组织等，术式各具优缺点，但没有一种术式能达到所有要求。手术的重点在于须将阴茎深筋膜充分分离至阴茎根部，显露阴茎悬韧带，重新固定于耻骨前。手术的难点主要在隐匿性阴茎的特点是外板少、内板多，阴茎背侧皮肤短、腹侧长。进行外阴皮肤整形时，有时需随机应变将腹侧带蒂包皮瓣转向背侧修复缺损的皮肤，甚至有部分阴囊皮肤替代阴茎皮肤的做法[5]，但应避免术后包皮外口狭窄。

四、病例点评

隐匿性阴茎是小儿泌尿系统常见疾病，其临床表现明显，临床诊断并不难，须避免简单诊断为包皮过长而行包皮环切术，但手术过程较复杂，伴一定创伤，需具有一定经验的医师操作方能缩短手术时间，减少并发症的发生。

参考文献

[1] 王文，史慧静，李丹，等. 上海市中小学男生隐匿阴茎流行现状及其与肥胖的关系 [J]. 中国儿童保健杂志，2012，20（9）：797–799.

[2] 梁朝朝，王克孝，陈家应，等. 合肥地区 5172 名男性青少年外生殖器疾病的流

行病学调查 [J]. 中华医学杂志，1997，77（1）：15-17.

[3]Brisson P，Patel H，Chan M，et al.Penoplasty for buried penis in children：Report of 50 cases[J].J Pediatr Surg，2001，36（3）：421-425.

[4]Alter GJ，Ehrlich RM.A new technique for correction of the hidden penis in children and adults[J].J Urol，1999，161（2）：455-459.

[5] 黄盛松，吴登龙，袁涛，等 . 应用阴囊皮瓣矫治小儿隐匿阴茎 [J]. 中华整形外科杂志，2012，28（4）：260-263.

病例47　阴茎硬化性苔藓样变

一、病历摘要

（一）基本信息

患者：男性，45岁。

主诉：进行性排尿困难1年。

现病史：患者于1年前开始出现排尿不畅，伴有包皮、阴茎瘙痒感，无排尿疼痛，无腰酸、腰痛，无血尿。来我院就诊，包皮及龟头皮肤干燥、萎缩，呈白斑样变化，阴茎皮肤上尚可。尿道外口隐约可见，呈针尖样大小。门诊起始治疗予以尿道外口扩张，同时外用激素软膏，患者排尿症状短期好转后再次进行性加重，为进一步手术治疗住院。

既往史：平素体健。否认心、脑肾等慢性病史。否认肝炎、结核病等传染病病史。预防接种史不详。否认药物、食物和其他过敏史。否认外伤及输血史。

个人史：生于上海，久居当地。未到过疫区及地方病流行区。生活较规律，居住条件较好。否认药物依赖、麻醉毒品等不良嗜好。否认工业毒物、粉尘、放射性物质接触史。否认性病及冶游史。

婚育史：已婚育，子女体健。

家族史：家族中无同类疾病患者。

（二）体格检查

包茎，包皮与龟头粘连，无法完全上翻。包皮及龟头皮肤干燥、萎缩，呈白斑样变化，阴茎皮肤上尚可。

（三）辅助检查

尿道造影提示前尿道狭窄，长约4cm（病例47图1）。

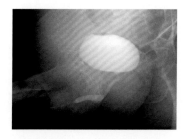

病例47图1　术前尿道造影

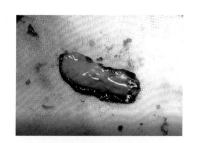

病例47图2　舌黏膜

（四）诊断

阴茎硬化性苔藓样变。

（五）诊疗经过

患者住院后查尿道造影提示前尿道狭窄，长约4cm。于2020年11月7日全麻下一期行舌黏膜尿道重建术。术中取舌背侧黏膜约5cm×4cm（病例47图2）。将异常尿道板及瘢痕组织完全切除后，黏膜固定于尿道狭窄部位扩大成形。病理表现为表皮过度角化，基底层细胞空泡样变形、真皮层水肿，胶原纤维硬化伴透明样变性。术后2周拔出导尿管，排尿通畅。尿流率检查最大尿流率20ml/s。

（六）随访

随访至今无明显异常。

二、病例分析

患者临床诊断通过病史、体征明确为硬化性苔藓。长期的疾病发生发展中，累计了前尿道，引起了尿道狭窄。术前尿道造影提示前尿道狭窄。术中采用游离物替代，口腔黏膜，一期重建尿道，术后取得了良好的效果。

三、疾病介绍

阴茎硬化性苔藓样变性（lichen sclerosus，LS）是一种慢性的、淋巴细胞介导的皮肤病，常累计皮肤表面，但更多见于男性或女性肛周及生殖器周围，常累及男性包皮、阴茎头和尿道口[1, 2]。绝大多数男性有包茎病史，具有一定的癌变风险，恶变率为2.3%～5.8%[3]。本病的发病具有种族差异性，主要以白种人最多见，目前报道本病的发病率在0.1%～0.3%。包茎患者患病率明显上升，高达40%。有研究表明，出生即行包皮环切术的人群无此病发生。

LS起病早期无任何症状，初期累及包皮和龟头，患者自觉瘙痒、疼痛、烧灼感，包皮内板及阴茎头黏膜皮肤肥厚，包皮难以翻下；进展期包皮内板反复溃疡形成，可伴有分泌物，之后局部黏膜干燥萎缩，阴茎头部及尿道口出现扁平苔藓、白斑和硬皮样变等。性生活时容易包皮破裂[4]。长期慢性刺激可继发阴茎癌。随着疾病进展，累及远端尿道和阴茎皮肤，出现排尿困难等症状，进一步病情加重，可引起上尿道路积水及肾功能损害[5]。LS累及尿道起始于尿道外口，长期病变可导致尿道黏膜及海绵体损害并进一步影响近端后尿道。

目前LS的病因并不明确，存在很多假说。可能和自身免疫紊乱、感染、局部创伤和雄激素代谢异常有关。LS有学者提出作为一种癌前病变。患有LS的患者，阴茎癌发生率明显提高。LS的诊断通过临床表现，典型的外观基本可以明确。但病理结果仍然是金标准。对于早期患者，及时、规范的活检尤为重要，而且可以避免肿瘤的遗漏。病理组织学特点是：上皮细胞扁平、角化过度、基底细胞空泡变性、胶原均质化、弹性纤维减少、毛细血管扩张、表皮萎缩、真皮大量淋巴细胞浸润。不过约 1/3 具有典型症状患者的的组织学检查却缺乏特异性。因此 LS 的诊断需要临床医生综合判断。

LS 的治疗目标主要时减轻症状，阻止疾病的进展，主要时尿道狭窄及癌变。药物治疗主要时以类固醇激素外用为主。类固醇具有抑制慢性炎症，减轻早期症状和延缓疾病进展的作用。推荐使用 0.05% 的丙酸氯倍他索，每天 2 次，持续使用 2 ～ 3 个月。对于目前 LS 的药物治疗还有钙调神经磷酸酶抑制剂他克莫司和阿达姆单抗、维 A 酸等，但目前都是作为二线治疗用于激素应用效果不佳的患者，而且再使用时需考虑药物不良反应，包括恶化的风险等。

LS 早期患者可进行包皮环切术，主要针对累及包皮或累及阴茎头但无明显瘢痕和溃疡形成的包茎患者。环切后部分累计阴茎头患者甚至可恢复至正常。切除皮病变部位，可以有利于阴茎头部外露并保持干燥，减少了尿液刺激。当然目前认为包皮环切术不仅作为一种治疗方案，通过术后病理检查还可以减低 LS 的漏诊率。

LS 累及尿道引起狭窄或勃起疼痛一直是泌尿外科的难点之一 [6]。尿道扩张对于轻度尿道外口狭窄患者可有效缓解梗阻症状，但是目前大部分学者认为对于 LS 引起的尿道狭窄尿道扩张不但治疗效果不理想，反而会加重、加快病情的进展，增加了后期手术治疗的难度，因此并不推荐。尿道外口狭窄患者，可采用腹侧尿道外口整形或者 "V" 形尿道重建成形 [7]。术前、术后联合激素类药物的治疗可以提高手术的成功率，降低术后狭窄的复发率。长段尿道狭窄需要采用移植物替代技术 [8]。目前游离移植物是治疗 LS 前尿道狭窄的有效办法，最常用的是口腔黏膜。舌头侧面和底面没有特殊功能，而且取材方便，并发症较少、组织学特点优越，从而成为尿道重建的理想首选替代材料。口腔黏膜上皮组织较厚，可抵抗尿液刺激，富含弹性纤维，黏膜固有层薄，移植后容易血管化和成活。徐月敏等用口腔黏膜 I 期治疗 LS 相关尿道狭窄的成功率高达 88.9%，可见口腔黏膜是修复 LS 相关尿道狭窄的一种可靠替代材料。其他游离移植物包括颊黏膜、结肠黏膜、膀胱黏膜等，但是因为创伤较大，取材不易，临床使用较少 [9]。LS 因为是慢性皮肤病变，阴茎皮瓣可能已有病变或潜在病变，因此不建议阴茎皮瓣用于尿道重建的替代材料。随着组织工程技术的发展，小肠黏膜下脱细胞基质（small intestinal submucosa，SIS）和膀胱黏膜下脱细胞基质（bladder acellular matrix graft，BAMG）逐渐被临床使用，但目前仍然需要大样本的临床数据。对于部分长段尿道狭窄的特殊患者，单纯会阴造口也不失为一种合适的治疗方案 [10]。

四、病例点评

LS 作为一种慢性炎症性疾病，常引起尿道狭窄，包茎是疾病发生的重要病因。应用局部类固醇药物可缓解疾病进展。包皮粘连的患者部分行包皮环切术后可得到较号的疗效。怀疑阴茎硬化性的患者常规进行病理诊断，早期发现，同时避免癌变的风险。LS 累计尿道的患者首选游离移植物尿道重建，口腔黏膜为首选。具体手术方式根据术中的经验选择。

参考文献

[1]Das S，Tunugnutla HS.Balanitis xerotica obliterans–a revlew[J].world J Urol，2000，18（6）：382–387.

[2]Bunker C，Shim T.Male genital lichen sclerosus[J].Indlan J Dermatol，2015，60（2）：111.

[3]Kiss A，Kiraly L，Kutasy B，et al.High incidence of balanitis xerotica obliterans in boys with phimosis：prospective 10 year study[J].Pediatr Dermatol，2005，22（4）：305–308.

[4]Neison DM，Peterson AC.Lichen sclerosus：epidemilogical distribution in an equai access health care system[J].J Urol，2011，185（2）：522–525.

[5]Bunker C，Patei N，Shim T.Urinary voiding symptomatoIogy（micro–incontinence）in male genital lichen sclerosus[J].Acta Dermato VenereoIogica，2013，93（2）：246–248.

[6] 金重睿，徐月敏 . 阴茎硬化苔藓样变性及累及尿道病变的诊疗现状 [J]. 临床泌尿外科杂志，2010，25（12）：951–954.

[7]Fistaroi SK，Itin PH.Diagnosis and treatment of lichen sclerosus[J].Am J clin Dermatol，2013，14（1）：27–47.

[8]Riddell L，Edwards A，Sherrard J.Clinical features of lichen sclerosus in men attending a department of genitourinary medicine[J].Sex Transm Infect，2000，76（4）：311–313.

[9]Lowenstein EB，Zeichner JA.Intralesional adalimumab for the treatment of refractory baIanitis xerotica obiterans[J].JAMA Dermatol，2013，149（1）：23–24.

[10]Xu Y，Feng C，Sa Y，et al.Outcome of l–stage urethroplasty using oral mucosal grafts for the treatment of urethral stric tures associated with genital Iichen scierosus[J].Uroiogy，2014，83（1）：232–236.